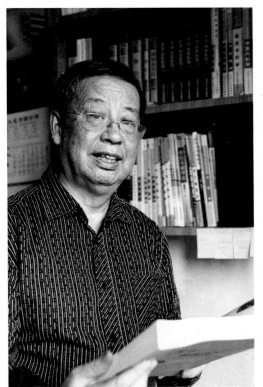

▲严石林教授

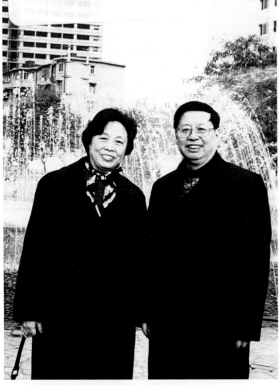

▲严石林、李正华夫妇合影

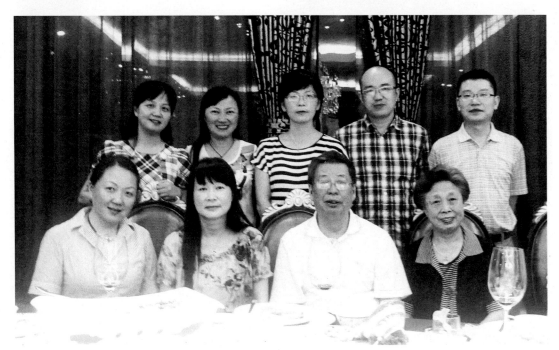

▲严石林教授与博士研究生合影

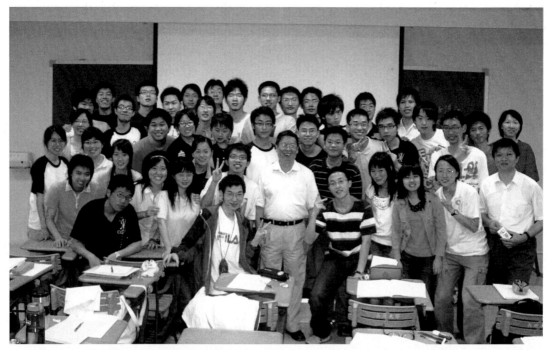

▲严石林教授在中国台湾长庚大学讲学

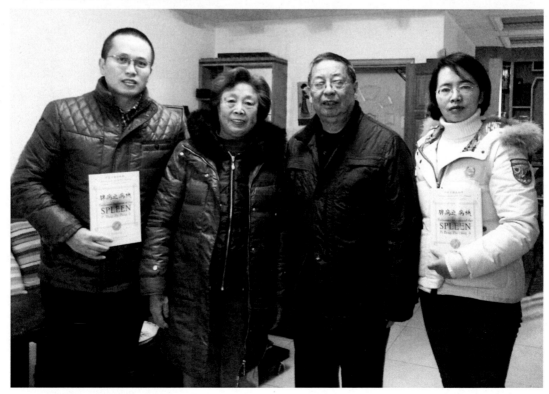

▲严石林教授与师承弟子合影

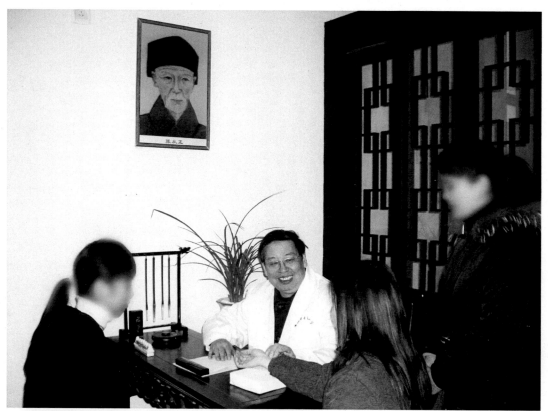

▲严石林教授在门诊

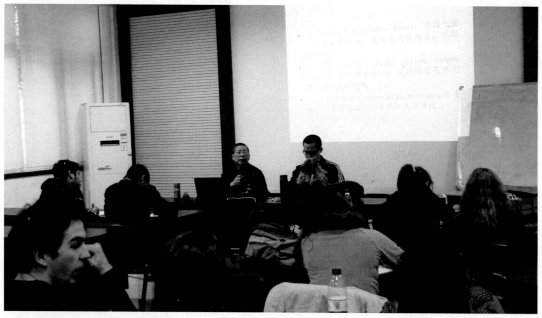

▲严石林教授为留学生授课

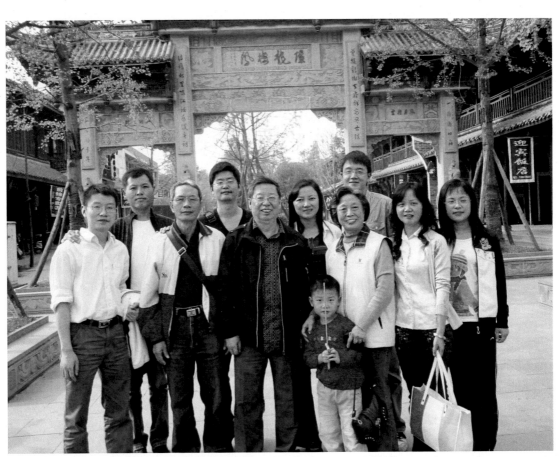

▲严石林教授与博士研究生合影

严师医悟

严石林学术思想与临床经验荟萃

四川省社会科学重点研究基地——地方文化资源保护与开发研究中心资助课题

『四川省名中医严石林《中医诊断学》学术思想及临床经验研究』（DFWH 2019-009）作品

主 审　李正华

主 编　严 梅

副主编　鲁法庭　李炜弘

科学技术文献出版社

SCIENTIFIC AND TECHNICAL DOCUMENTATION PRESS

·北京·

图书在版编目（CIP）数据

严师医悟：严石林学术思想与临床经验荟萃 / 严梅主编. —北京：科学技术文献
出版社，2021.4（2023.8重印）
ISBN 978-7-5189-7519-8

Ⅰ．①严… Ⅱ．①严… Ⅲ．①中医临床—经验—中国—现代 Ⅳ．① R249.7

中国版本图书馆 CIP 数据核字（2020）第 257988 号

严师医悟——严石林学术思想与临床经验荟萃

策划编辑：李 丹 责任编辑：李 丹 责任校对：王瑞瑞 责任出版：张志平

出 版 者	科学技术文献出版社	
地 址	北京市复兴路15号 邮编 100038	
编 务 部	（010）58882938，58882087（传真）	
发 行 部	（010）58882868，58882870（传真）	
邮 购 部	（010）58882873	
官方网址	www.stdp.com.cn	
发 行 者	科学技术文献出版社发行 全国各地新华书店经销	
印 刷 者	北京虎彩文化传播有限公司	
版 次	2021 年 4 月第 1 版 2023 年 8 月第 4 次印刷	
开 本	787×1092 1/16	
字 数	317千	
印 张	19.5 彩插4面	
书 号	ISBN 978-7-5189-7519-8	
定 价	59.00元	

弘扬国粹

传承岐黄

石林 教授

马寿椿 敬题

全美中医药学会顾问
成都中医药大学客座教授

▲马寿椿博士 题词

深切缅怀著名中医学家平石林教授
热烈祝贺《平恒悟语》一书付梓

岐黄良术愈疾顽，
育英培末美名传；
德高功深人敬仰，
誉满杏林步圣贤。

国家重点基础研究"973"计划项目首席科学家
国家中医药领军人才（岐黄学者）
天府杰出科学家、四川省十大名中医
成都中医药大学原校长、首席教授

▲梁繁荣教授 题词

编委会

严石林小传

严石林（1943—2016 年），男，成都中医药大学教授，博士研究生导师。四川省宜宾市高县人。祖父严怀卿早年留学日本攻读物理学，后回国在家乡创办公立学校"符江县（现高县）忠诚小学"；父亲严树瑛自四川大学物理系毕业后留校任教，母亲冉隆光一生从事幼少教育，享年 103 岁。

严石林先生 1943 年 8 月生于四川省成都市，1948 年随母至高县。少时勤勉聪颖，1961 年以优异成绩毕业于高县一中。原拟继承家学，因时代原因未能如愿，于同年考入泸州医学院，其间拜入川南名医张君斗先生门下学习中医，尽得其真传。

1965 年自泸州医学院毕业后，严先生先在泸州医学院附属医院中医科工作，数月后响应国家号召，到四川省南充市南部县从事基层中医临床工作 15 年，积累了大量临床经验。在基层工作时，不畏艰辛，自背中药包袱在农村巡回医疗，深受当地群众的欢迎。

1980 年考入成都中医药大学内科专业，为著名脾胃病专家冉品珍教授的硕士研究生，毕业后留校中医诊断教研室任教，1998 年受聘为教授，2000 年受聘为中国台湾长庚大学客座教授。历任四川省卫生厅学术技术带头人，四川省《中医诊断学》精品课程负责人，成都中医药大学基础医学院中医基础系主任、硕士研究生导师、博士研究生导师，国家自然科学基金项目评审专家，国家教委考试中心中医专业特聘命题教师，成都市政协第十届、第十一届政协委员。曾任中华中医药学会中医诊断学分会顾问、世界中医药学会联合会中医诊断学专业委员会第一届理事会顾问。2009 年被授予"四川省名中医"称号，并多次获四川省大专院校"三下乡"临床社会实践优秀奖等荣誉。撰写专著、教材及教学参考书 30 余部，发表学术论文 200 余篇。其中，主编《中医五脏病机学》系列丛书《心病之病机》《肝病之病机》等 5 部学术专著用中英文对照方式由标登出版社（Paradigm Publications）在美国出版发行。

严石林先生长期致力于八纲、脏腑辨证规律和脏腑病机的研究。在学术观点上，开创性地提出"寒火""同证异治""脏腑辨证细化分型"等重要理论，形成三方面学术见解：一是根据许多疑难复杂的证候，在外表现一派火热的症状，内在本质却是纯寒无热，从而提出"寒火"理论，这是寒热真假辨证的进一步发展；二是根据病机大体相似的同一证候，细证有别，应使用不同的治法或方药，提出新的"同证异治"思想，这是治疗大法不变前提下的具体治法和方药的改变，是对辨证论治体系的补充和完善；三是认为现行教科书中的许多证候是"基础证""复杂证""理论证""笼统证"，属于"总证"或"母证"范畴，受疾病等诸多因素影响，在临床运用时将形成"具体证"、"细证"或"子证"，从而提出"脏腑辨证细化分型"新观点，并提出五脏细化分型的新模式，使中医辨证体系更为客观、规范，定位、定性及针对性更强，从而提高辨证的准确性和可操作性。

临床方面，严石林先生长于辨证论治，擅长治疗中医内科疑难病和多发病。例如，用独创的寒火理论结合李东垣补土派的思想治疗脾胃病；运用扶正活血法治疗放化疗后期癌症患者，在提高生活质量、延长生存期方面取得显著疗效。

严石林先生一生致力于传承岐黄。20世纪60年代后期，在南部县新政区医院培养赤脚医生；1975年，借聘南充地区医院西学中班讲授中医一年，获得极高评价；1978—1980年兼任南部县卫校中医班讲师，讲授中医知识。1992年，作为总主编主持《高等教育自学考试中医专业辅导用书》一套丛书出版，帮助数万考生通过自考获得大专文凭，为基层培养了大量中医医生。除带本、硕、博学生临床见习外，还带数十名外籍学生临床实习，把中医传播到世界各地。

王大淳教授序

严君石林，我的同窗挚友，横舍相交，已四十年。1980年年中，我从凉山来蓉，就读于成都中医学院，与其相识，道相近，年相若，且经历相似，故过从较密。数十年间，目睹其心无旁骛，孜孜不倦，在古今文献中学，在临床中用，精思细察，一步步走到今天，达到很高的水平，在当代医坛，可谓凤毛麟角。天妒英才，不假其年，可惜之馀，不揣固陋，略序于后。

自20世纪50年代以来，为适应中医教育的需要，统一编纂了一套教材，对中医学术体系，从理论至临床构造了一个基本的框架，使用至今，已数次修订，对中医学的教学和普及发挥很大的作用。为了规范和便于使用，却过多地阉割和破坏了中医学整体，造成许多负面影响，如果中医学的内容仅此而已，可能早就消亡殆尽了。中医药学是伟大的宝库，这是指历代中医药学家给我们留下的中医典籍，当中有他们对中医的思考和在临床实践中得到的经验和教训，离开这些，"学习中医学"就成了一句空话。石林君正是明白了这一点，在教学和临床工作之外，遍读中医古籍就成了他最经常做的事情，在大量阅读中，触发灵感，开拓眼界，扩充知识，寻求方法。正如《礼记·中庸》"博学之，审问之，慎思之，明辨之，笃行之"所说，这是他能在中医学术和临床中飞速提高的一个重要因素。

救死扶伤是医生的天职，而临床又是积累知识的重要途径。在临床工作中，永远没有和书上一模一样的患者，面对这些证候各异的患者，要作出正确的诊断和恰当的治疗，对每一名医生而言都是严峻的考试，而只有在多次这样的考试中，才能发现问题和知识的缺如、方法的短少，促使自己去总结、去积累，提高学术水平，逐渐建立起自己的诊疗体系。石林君极为重视临床工作，认真对待每一位患者，尤其是在碰见疑难病证时，决不轻言放弃，而是殚精竭虑，日夜思索，分析异同，辨别真假，以求一个满意的结果。正是在这样的过程中，让他不仅在患者中建立起极高的信誉，同时也在一次次的探索中，提高了自己。

中医学作为中国传统文化的一部分，要想学好并掌握其学术体系，决不是单纯地读点医书、上上临床就能做到的。而是要在长期而广泛的阅读中去思考、去领会、去提炼、去超脱，并在临床工作中去观察、去比对、去检验，去总结，以去除杂芜，得其精髓，古人所谓"得道""明理"，使学术水平升华到一个更高的境界，这就叫"悟"，即"觉悟"，佛家称作"成佛"，达至这个境界的人，将在任何医事活动中左右逢源，应付裕如，即所谓"得其圜中，以应无穷"。

石林君走得太早，也走得太快，他留下了大量的文稿和医案，这本该由他自己来总结、深化的珍贵的经验，却没有留下丝毫嘱咐，便一去不返。他的夫人李君正华和女儿严梅等将其遗作整理成本书，凝结心血顺利付梓，让我们能够看到石林君所取得的学术成就和工作概况，体会到他在学术探索中的心路历程，提供了第一手的原始资料，这是极为可贵的。

南怀瑾先生所谓："风月无古今，情怀自深浅。"其中意味，就在读者自己了。

学弟 王大淳

宋兴教授序

> 严谨治学不为名，
>
> 石心待人意率真。
>
> 林下痛失论道友，
>
> 好了一曲送英灵。

这是学长严教授石林翁驾鹤西归，盍然永诀，我率门下硕士、博士研究生去灵前祭送时献上的挽歌。诚如斯也！诚如斯也！严石林教授天性淡泊，志趣高远，毕生探求岐黄妙理，长期执教中医诊断，培养中医英才无数，门墙桃李，遍布天下。实学子之幸，亦严君之慰。

严君治学，精益求精，这在他的"寒火论"中多有体现。"寒火"之说，看似矛盾，实别有新意，特指"本质为寒，表面似火"的证候而言。为明"寒火说"学术旨趣，作者首先宗《内经》之论，以阴阳为纲，揭示寒热本质，谓："寒热者，阴阳之化也。阴不足，则阳乘之，其变为热；阳不足，则阴乘之，其变为寒。故阴胜则阳病，阴胜为寒也；阳胜则阴病，阳胜为热也。热极则生寒，因热之甚也；寒极则生热，因寒之甚也。"进而明确指出："寒象可见于热证中，热象可见于寒证中"，且有上热下寒、上寒下热，表热里寒、表寒里热，寒热错杂种种不同，绝不能见寒认作寒，见热认作热；也不必以"假热"解说寒证中的热象。只要守定辨证论治原则，通过舌、脉、形、症全面深入地对比分析，就能直接从火热病象中求得寒证真情，而且有助于更深刻地理解热象产生的所以然之理。真知灼见，开悟后学心智。作者还类列鉴别症状，详指"寒火"辨证要点，并以各科病症为实据，援引古今名家高论，深刻阐明临床各类"寒火"证治的所以然之理。真知吐露，无私无隐。

严君治学，重实效而不尚空谈，无论是经典研究还是历代名家学术经验继承，都主张追求实用。既潜心精研经典、虚心师法先贤，又绝不盲崇经典、迷信前贤，更不照搬套用前人经验。如对前人"异病同治"之说，严君认为此说过于笼统，还需进一步严格界定，细化区分，明确指出"异病同治"的前提是"病"虽"异"而"证"必"同"，脱离了这个基本条件，就没有"同治"可言。同时又深刻强调："证"不是一个简单概念，其下还有"基础证、复杂证、理论证、笼统证等多重含义"。"证同治同"只是个方向性大原则，"同证"之下还有关于病情、病位的不少细节区分，"证"虽同而具体"治法"未必"尽同"，更不等于选方用药全同。并以"肾阳虚证"为例，说明"同证"之下，还包含多种不同病症，临床治疗当根据具体病情选方用药，而不能以一方统百病。如"阳失温煦，引起腰膝酸痛，治宜右归丸；火不生土，引起腹泻，治宜附子理中汤；气化不行，引起水肿，则用真武汤；命门火衰，引起阳痿，则选赞育丹；肾阳不固而遗尿，则用巩堤丸，治法和处方都有较大差异，绝非一个肾气丸能够通治"。论治语语中的，用药丝丝入扣，于临床治疗启发良多。

严君治学，朴实无华，不虚吹夸大，不文过饰非，无论是讲台论道还是临床带教，都实事求是地把自己辨证论治的曲折思路历程展现得淋漓尽致，这在本书医案中也有充分体现。如所载某中年女性牙龈肿痛案，既详述其诊治过程，详列其诊治方案，还详析其诊治得失之因。坦诚指出初诊被"热盛"表象所惑，犯了热象主热证的定势思维错误。二诊时又只见月经淋漓之现象，未得阳虚气陷之病本，以致劳而无功。三诊时经详察细审，才通过患者腰腹肢冷、便溏完谷、夜尿频多等症状勘定阳虚阴盛病机，而用右归丸合潜阳丹加减获效。并引张锡纯"气海元阳大虚，其下焦又积有沉寒锢冷，逼迫元阳如火之将灭，而其焰转上窜者"之说，对本案病机本质做了深刻揭示。案中无一字虚饰，无一语浮夸，朴实学风中透出求实求真的高洁人品。

学非博通不能明事理之万殊，术非精专不能得变化之至巧，德非忠厚不能守诚朴之本分，性非正直不能剖自身之灵魂。严君四美兼具，卓识睿智，令人钦佩！高风亮节，令人景仰！故乐为之序。

宋兴

主审简介

李正华，女，80岁，严石林教授夫人。成都中医药大学副教授，原成都中医药大学成人教育学院常务副院长。历任全国中医药成人教育学会常务理事、全国中医药成人教育学会高等教育委员会副主任、四川省高等成人教育学会常务理事。

出身中医世家，毕业于泸州医学院，先后师从川南名医张君斗先生和儿科专家熊梦周先生。1965年毕业后留校工作，同年响应国家"医疗工作重点放到农村去"的号召，到四川省阆中县、南部县从事基层中医临床工作19年。1981年晋升主治中医师，每天接诊数十名病员，成为一名全科中医师。践行医者仁术，救死扶伤，荣获南部县"先进工作者"奖，"中西医结合治疗白喉"获县科技成果奖。

从事中医临床、教学、科研工作56年，对中医内、妇、儿科的常见病、疑难杂病有着丰富的临床经验，主编专著、教学参考书6部，发表论文20余篇。先后荣获四川省科研成果三等奖，成都市先进德育工作者奖、成都市优秀女知识分子奖、成都中医药大学教学成果三等奖2次。2020年获"四川省卫生健康从业五十年"荣誉奖章。

与严石林教授相识相伴近60年，临床上经验互用、疗效分享；学术上交流探讨、著书立说，共同主编《脉经》、中医五脏病机学《心病之病机》《肝病之病机》等。夫妻琴瑟和鸣，获得全国妇联"五好家庭"荣誉称号。

主编简介

严梅，四川大学新闻学硕士。出身于中医世家，为"四川省名中医"严石林教授和中医内科专家李正华副教授之女。师承家学，长期跟诊学习于父母身畔，其中医基础理论与临床知识皆为父母言传身教，对严师学术思想与临床经验有独到心得。

现任成都中医药大学讲师。主要研究方向为中医药文化传播，发表科研论文6篇，主持四川省厅局级科研课题1项，参研厅局级课题3项。

副主编简介

　　鲁法庭，1976年生，籍贯湖北，中医诊断学博士，副教授。严石林教授的博士研究生。现任成都中医药大学伤寒教研室主任，成都中医药大学基础医学院教授委员会委员，中华中医药学会仲景学说分会常务委员，四川省中医药学会学术流派传承专业委员会常务委员，四川省中医药管理局巴蜀伤寒学术流派传承工作室负责人，四川省中医药学会仲景学说专业委员会秘书、委员，中华中医药学会仲景学术传承与创新联盟第一届理事会理事。

　　参编"十三五"普通高等教育本科国家级规划教材《伤寒论讲义》《伤寒论选读》，全国高等中医药院校研究生规划教材《伤寒论理论与实践》《伤寒论研读》，高等中医药院校西部精品教材《伤寒论讲义》。作为副主编编写《中西医结合执业医师资格考试习题集》《中医经典等级测试指南》。作为编委参编《成都中医药大学名老中医药专家学术经验选编》。发表各类学术论文50余篇。

副主编简介

李炜弘，博士，二级教授，博士研究生导师，中国中医科学院博士后。2000年，作为硕士研究生拜入导师严石林教授门下，此后一直跟随严老从事中医诊断学教学、科研和临床诊疗工作，得以聆听严老的谆谆教诲和耳提面命，奠定了一生的治学基础。在严老的指导下，长期从事肾阳虚证体生物学基础与防治机制研究，并在临床上形成以病机为核心的辨治风格，疗效明显，深受患者欢迎。

先后入选教育部新世纪优秀人才支持计划、四川省杰出青年科技人才培养计划等。现任四川省学术技术带头人、四川省中医药管理局学术技术带头人、中华医学会中医诊断学分会委员、世界中医药联合会中医诊断学专业委员会常务委员、中华中医药学会亚健康分会常务委员等。承担国家科技部重点研发计划"中医药现代化研究专项"课题1项、国家自然科学基金课题6项，承担教育部、四川省科技厅等部省级课题4项。发表学术论文140余篇，参编教材3部，获部省级科技进步奖5项、发明专利1项。

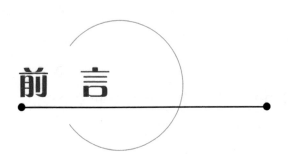

前言

父亲生于书香之家，面圆润，心宽阔，志高远而性随和，生平所喜之事有三：行医、治学、传承岐黄。

父亲一生淡泊名利，潜心医术，尤以辨证精准、疗效显著见长，我自幼耳闻父亲治愈的疑难杂病俯拾皆是。20世纪90年代，一位旅居美国的华人因患"垂体胶质瘤"回国求治，经友人介绍至父亲处时，肿瘤压迫神经已导致她吞咽功能失调，无法进食，靠腹壁安置胃管维持生命。父亲以扶正祛痰活血化瘀之法治疗四个月后，患者自觉症状消除，前往重庆第三军医大学附属医院进行核磁共振成像复查，证实肿块消失。患者回到美国，除去胃管，恢复正常的工作和生活，二十余年过去，患者至今仍然健康生存。父亲亦治愈了数例同类型颅脑肿瘤患者。在书稿整理工作即将完成之际，我在父亲留下的资料中惊喜地发现了他当年所写、详尽记录该病案全貌的旧文。为统一全书体例，取名"脑瘤"收录于本书第五章"医案集锦"一节。

父亲医术精湛，得益于他始终将理论与临床实践紧密结合，从临证获得的经验里去探寻其中蕴藏的规律，再用理论指导实践。而父亲扎实的理论功底来源于他严谨的治学态度。他在主编《中华大典·医药卫生典·医学分典·诊法总部》时，电脑尚未被普及，为尽可能完整地收集文献，仅手工摘录卡片就达上万张，几乎囊括中医古籍中有关辨证诊断的内容，圆满地完成编撰任务。正是这种勤奋求实的治学精神，为父亲学术体系的形成和治疗经验的积累提供了坚实的理论基础。

父亲重视临床，这源于他对医疗工作的热爱和对患者的极度负责，同时，他还深切地领会到，中医学本身就是一门实用的学科，离开了临床，就不可能学好中医学。在我刚学医不久，父亲就要求我到临床跟诊，以形成对疾病的直观认识。父亲告诫我："行医不能以获利为目的。作为医者，面对的是一个个真实的生命，只有做到'见彼苦恼，若己有之'，始终以解除患者病痛为行医目的，医术才真正具有存在的价值。"在临证中，证候反应千差万别，病因病机复杂交错，我不仅体会到书本理论与临床实际之间的显著差异，学习到父亲辨证施治的精妙之处，更深切感受到疾病带给患者身心的伤痛和疾病治愈后发自内心的喜悦。而父亲的临证教育进一步增强了我学习中医和继承父亲事业的决心。

除课堂传授外，父亲前后带教数百名学生于临床跟诊，诊余又主动找时间为学生们进行义务专题讲座，本书中收录李晗整理的《严石林教授应用乌梅丸辨治肝阳虚的临床验案赏析》（本书第五章"乌梅丸辨析及对肝阳虚相关病证治验"）一文即源于讲座内容。我曾开玩笑抱怨父亲对学生倾囊相授，而不像有的中医世家医术核心仅传于嫡系。父亲回答："如果没有张仲景的《伤寒论》，孙思邈的《千金方》，还有历代医家的著述，我们又怎么能学到前人的经验？"父亲的毕生心愿是将一身医术传于后学，惠及世人。如今慈父远行，我已没有机会再聆听教诲，然言犹在耳，铭记于心，不敢擅忘，这也是我整理本书的初衷与缘起。

本书以父亲所撰作品和学生在其指导下发表的论文为基础归纳整理而成，包括"寒火理论及实践""脏腑辨证细化分型理论与实践""倡导病机为核心的临床辨证观""证候的客观化研究""临证医话医案""中医诊断学教研感悟"等六章内容，力图全面反映父亲的学术思想体系和临床经验。其中，"临证医话医案"的第二节"医案集锦"收录医案二十则，凡署名者均属跟诊学生整理后首次对外展示内容。因本书源于论文，各章之间难免有重合之处，为保持文章原意，并未一一删改。加之于我而言，整理本书的过程既是继承也是学习，而我学医时日尚浅，受水平所限，书中谬误之处难免，恳请各位同道不吝批评斧正。

在本书编写过程中，得父亲生前好友、同事——马寿椿博士与梁繁荣教授为本书题词，成都中医药大学王大淳教授、宋兴教授为本书作序；全书由父亲的学生鲁法庭、李炜弘协助整理，于宏波、王浩中、汤朝晖、沈宏春、陈为、赵琼、高泓、陶怡等参与编写；四川省泸州市名中医刘裕民副教授参与编审；父亲的其他学生也承担了本书的校对、编辑、医案撰写等大量工作。在此，谨向所有帮助和参与本次图书出版工作的前辈与学友深表谢意。

父母劬劳，我之良教，独坐思往昔，亲手传承岂偶然。

严梅

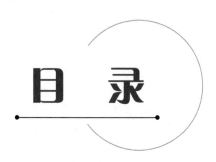

目 录

第一章　寒火理论及实践 ……………………………………001

　第一节　寒火理论的提出与发展 ……………………………001

　　一、寒热之象与寒热之证 …………………………………001

　　二、详辨寒证热证相互的复杂关系 ………………………006

　　三、对真寒假热证中"假热"的商榷及"寒火"概念的提出 ……010

　　四、"寒火"与"实火""虚火"辨析 …………………………021

　　五、寒热真假鉴别方法探讨 ………………………………022

　第二节　寒火理论临证应用 …………………………………025

　　一、脾阳虚"寒火"证辨证论治 ……………………………025

　　二、阳虚口苦病机探讨及临证应用 ………………………031

　　三、肾阳虚"寒火"证辨证论治 ……………………………034

　　四、辨治肾阳虚"寒火"证病例探究 ………………………039

　　五、郑钦安《医法圆通》寒火证辨证规律 …………………043

第二章　脏腑辨证细化分型理论与实践 ……………………050

　第一节　脏腑辨证细化分型的提出及发展 …………………050

　　一、脏腑辨证细化分型的概念 ……………………………051

　　二、脏腑辨证细化分型的理论依据："同证异治" …………051

　　三、脏腑细化分型的原则 …………………………………077

　　四、脏腑辨证细化分型证候命名规律 ……………………078

　　　　五、脏腑细化分型的意义 ……………………………………081

　　第二节　脏腑辨证细化分型临证应用…………………………082

　　　　一、肾阳虚证细化分型证治 ………………………………082

　　　　二、肾阳虚型高血压辨证细化分型论治 …………………087

　　　　三、肝郁挟痰证辨证细化分型论治 ………………………091

　　　　四、肺病便秘辨证细化分型论治 …………………………095

第三章　倡导病机为核心的临床辨证观………………………… 100

　　一、诊病辨证核心是辨识病机 ……………………………… 100

　　二、从心辨证治失眠 ………………………………………… 104

　　三、从《金匮要略》探讨恶寒病机 ………………………… 109

　　四、辨识畏寒与恶寒病机的关键是卫气 …………………… 112

　　五、小便失调与肺失肃降的关系 …………………………… 114

　　六、饥不欲食辨析 …………………………………………… 118

　　七、忧思抑郁类便秘的病机 ………………………………… 121

　　八、辨小便余沥不尽 ………………………………………… 124

　　九、四肢逆冷症病机探讨 …………………………………… 126

第四章　证候的客观化研究 …………………………………………130

　　第一节　证候调查量表评判操作标准 …………………………130

　　　　一、肾虚证辨证因子等级评判操作标准 …………………131

　　　　二、肾阳虚证半定量化操作标准的研究 …………………137

　　　　三、寒证辨证因子等级量化操作标准 ……………………141

　　　　四、证候调查量表临床运用反馈问题分析 ………………144

　　　　五、从辨证思维探讨中医证候量表存在的问题及对策 …148

第二节　新的证素辨证建构 …………………………………………………153

　　一、构建新的证素辨证设想 …………………………………………153

　　二、新的辨证"证素"症状判断指标 ………………………………157

　　三、证候诊断标准研究存在问题的思考与对策 ………………………163

第五章　临证医话医案 ………………………169

第一节　医话荟萃 ……………………………………………………………169

　　一、从温病两方探讨感冒复杂证型的辨证论治 ……………………169

　　二、运用《伤寒论》方治疗胃脘痛八法 ………………………………171

　　三、脾胃病治疗经验 …………………………………………………174

　　四、反饱作胀的辨证分型治疗 ………………………………………176

　　五、论肝脾气陷证 ……………………………………………………181

　　六、肝脾气陷性痛证的辨证与治疗 …………………………………184

　　七、升肝举脾法治疗前后二阴慢性病证 ……………………………188

　　八、湿郁型抑郁症辨证心悟 …………………………………………189

　　九、从《伤寒论》探讨寒热错杂证候辨治 ……………………………193

　　十、从脾胃升降论舌苔生成与变化原理 ……………………………197

　　十一、顽固性黄腻苔辨治五法 ………………………………………201

　　十二、小建中汤"温中""滋阴"辨 …………………………………204

　　十三、乌梅丸辨析及对肝阳虚相关病证治验 ………………………208

　　十四、方证辨证临床运用评述 ………………………………………214

第二节　医案集锦 ……………………………………………………………218

　　一、脑瘤 ………………………………………………………………218

　　二、五更泻 ……………………………………………………………220

　　三、宫颈癌术后放化疗后脾胃病 ……………………………………222

　　四、经间期出血 ………………………………………………………224

五、感冒 224

六、牙痛 225

七、痤疮 227

八、酒毒 229

九、胆结石 231

十、咽痛 233

十一、失眠 235

十二、眩晕 237

十三、喉痹 238

十四、肺癌术后胸痛 240

十五、厌食 241

十六、痞满 242

十七、腹痛 244

十八、前列腺病 245

十九、性功能障碍 247

二十、红绛舌主寒、痰、湿、瘀案各一则 248

第六章　中医诊断学教研感悟 252

一、谈谈中医辨证体系的完整性 252

二、中诊辨证内容授课模式探讨 255

三、病因及气血津液辨证教学重难疑点研究 260

附录一　严石林教授发表论文目录年编 267

附录二　严石林教授出版著作目录 287

后　记 289

第一章　寒火理论及实践

　　"寒火"是指本质为寒、表面似火的证候。此证外表有一派火热的症状，但本质是纯寒无热。"寒火"有虚实之分。实证分为寒邪侵袭、病理产物停留两类，其中，病理产物停留属因虚致实；虚证有脾阳虚衰（中焦寒火）、肾阳虚衰（下焦寒火）之别。无论虚实，均属假热，纯阴无阳，当选辛温发散或温阳散寒之法，宜用辛温燥热的药物治疗。"寒火"是严师总结多年临床经验而提出的概念。

第一节　寒火理论的提出与发展

一、寒热之象与寒热之证

　　寒热是辨别疾病性质的两大纲领，是阴阳失调反映于外的证候特征①。临床上任何一个病证只有在分清寒热属性的情况下，才能有针对性地治疗，从而取得满意的疗效。但在临床上寒证热证不可能都以典型的证候表现出来，如果寒热症状并不明显，或不能反映疾病本质，甚至以虚假的面貌表现出来的时候，常常导致辨证失误。引起寒热辨证失误主要有三方面因素：一是易把寒象热象与寒证热证的关系混淆；二是对寒证热证的概念、临床表现认识不清，掌握不牢；三是对寒证热证相互的复杂关系分辨不清。

（一）寒象热象与寒证热证的关系

1. 概念

　　（1）寒象和热象：是疾病反映于外的单个症状和体征，如恶寒、口不渴、面白、

---

① 朱文锋. 中医诊断学 [M]. 北京：中国中医药出版社，2007：142.

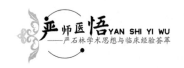

肢冷、小便清稀、大便溏薄、舌淡胖嫩、脉迟或紧或微细等，每一个症状都是寒象；发热、口渴、面目红赤、烦躁不宁、浊涕、黄痰、小便黄赤、大便干结、舌红、苔黄燥、脉数或洪和滑等症状都是热象。

（2）寒证与热证：是对疾病症状、体征辨证分析所得的结论，由多个症状或体征组成，是对疾病发展某一阶段的病因、病位、病性、病势的高度概括。

2. 区别

寒象热象是疾病表面现象，可反映疾病，但不一定代表疾病本质。寒证热证则是疾病本质的反映。

3. 联系

（1）一般情况下，疾病的现象与本质相符合，寒象热象是组成和诊断寒证热证的主要依据。即寒证热证分别主要是由寒象或热象组成，但寒象可见于热证中，热象可见于寒证中。如风寒表证可见发热的热象，风热表证可见恶寒的寒象。有时这一个别的象表现较为突出，可导致寒热性质诊断上的错误。

（2）复杂情况下，即阴阳严重失调时，或疑难杂病中，寒象热象可能掩盖疾病本质，出现真寒假热、真热假寒的证候。

（二）寒证热证诊断依据

寒热形成的原理：

寒热者，阴阳之化也。阴不足，则阳乘之，其变为热；阳不足，则阴乘之，其变为寒。故阴胜则阳病，阴胜为寒也；阳胜则阴病，阳胜为热也。热极则生寒，因热之甚也；寒极则生热，因寒之甚也。阳虚则外寒，寒必伤阳也；阴虚则内热，热必伤阴也。阳盛则外热，阳归阳分也；阴盛则内寒，阴归阴分也。寒则伤形，形言表也；热则伤气，气言里也。故火旺之时，阳有余而热病生；水旺之令，阳不足而寒病起。人事之病，由于内；气交之病，由于外。寒热之表里当知，寒热之虚实，亦不可不辨[1]。

1. 寒证

（1）概念：感受寒邪，阴气偏盛，或阳气虚衰，阴寒内盛，脏腑功能活动衰减所表现的证候叫寒证。

---

[1] 明·张介宾. 景岳全书·寒热篇[M]. 北京：人民卫生出版社，1991.

 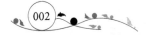

（2）病因：外感寒邪；过服生冷寒凉；内伤久病。

（3）临床表现：

主症：恶寒肢冷，口淡不渴，小便清长，大便溏稀，舌淡苔白滑润，脉迟或紧。

兼症：面色㿠白，踡卧，痰涎涕清稀。

（4）证候分析：

①失于温煦：恶寒喜暖，肢冷踡卧；面色㿠白。

②津液未伤：口淡不渴，或渴喜热饮；痰、涎、涕清稀；小便清长，大便溏稀；舌淡苔白而滑润。

③寒主收引：脉迟或紧。

（5）寒证的特点：寒、凉、稀。

（6）按语：

寒者，阴之类也，或为内寒，或为外寒，寒者多虚[①]。

寒在表者，为憎寒，为身冷，为浮肿，为容颜青惨，为四肢寒厥。

寒在里者，为冷咽，为肠鸣，为恶心，为呕吐，为心腹疼痛，为恶寒喜热。

寒在上者，为吞酸，为膈噎，为饮食不化，为嗳腐，为腹胀，为呃逆。

寒在下者，为清浊不分，为鹜溏，为痛泄，为阳痿，为遗尿，为膝寒，为足冷[②]。

寒证的表现：

身重畏寒，自汗肢冷，面色唇口青紫。

目合神疲，声低懒言。

口吐清水，满口津液，不思水饮，或渴喜热饮。

爪甲青紫，腹痛囊缩，二便自利。

舌青滑润，或淡黄滑润。

脉浮空，细微无力。

2. 热证

（1）概念：感受热邪，阳气偏盛，或阴液亏损，阳气偏亢，脏腑功能亢进所表现的证候叫热证。

---

① 引自《景岳全书·六变辩》。

② 引自《景岳全书·寒热篇》。

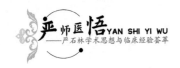

（2）病因：外感热邪或寒邪郁而化热；七情过激，郁而化热；饮食不节，积蓄化热；房劳伤精，阴虚阳亢。

（3）临床表现：

主症：恶热喜凉，口渴喜冷，小便黄赤，大便干结，舌红苔黄燥，脉数。

兼症：面红目赤，烦躁不宁，痰涕黄稠，吐血衄血。

（4）证候分析：

①火热上炎：恶热喜冷；烦躁不宁；面红目赤。

②火热伤津：口渴喜冷饮；痰涕黄稠；小便短赤，大便干结；舌红苔黄而干燥。

③热迫血行：吐血，衄血；脉数。

（5）热证的特点：热、黄、稠。

（6）按语：

热者，阳之类也，或为内热，或为外热，热者多实[1]。

热在表者，为发热、头痛，为丹肿、斑黄，为揭去衣被，为诸痛、疮疡。

热在里者，为瞀闷、胀满，为烦渴、喘结，或气急叫吼，或躁扰狂越。

热在上者，为头痛、目赤，为喉疮、牙痛，为诸逆冲上，为喜冷、舌黑。

热在下者，为腰足肿痛，为二便秘涩，或热痛、遗精，或溲混便赤[2]。

热证的表现：

身轻恶热，或潮热盗汗，面目唇口色红。

烦躁谵语，干咳无痰，精神不倦，张目不眠，声音响亮。

口臭气粗，口渴饮冷，饮水不休，二便不利。

舌苔干黄或黑，全无津液，芒刺满口。

六脉长大有力。

3. 鉴别要点

（1）寒热：寒证恶寒喜暖，热证恶热喜凉。

（2）口渴：寒证不渴或喜热饮，热证渴喜冷饮。

（3）面色：寒证白色，热证红赤。

---

① 引自《景岳全书·六变辩》。
② 引自《景岳全书·寒热篇》。

 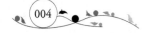

（4）四肢：寒证肢冷，热证肢温。

（5）二便：寒证大便溏稀，小便清长；热证大便干结，小便黄赤。

（6）舌象：寒证舌淡苔白滑润，热证舌红苔黄干燥。

（7）脉象：寒证脉迟或紧，热证脉数。

按语： 程国彭说：一病之寒热，全在口渴与不渴，渴而消水与不消水，饮食喜热与喜冷，烦躁与厥逆，溺之长短、赤白，便之溏结，脉之迟数以分之；假如口渴而能消水，喜冷饮食，烦躁，溺短赤，便结，脉数，此热也；假如口不渴，或假渴而不能消水，喜饮热汤，手足厥冷，溺清长，便溏，脉迟，此寒也[①]。

张景岳说：假寒误服热药，假热误服寒药等证，但以冷水少试之。假热者，必不喜水，即有喜者，或服后见呕，便当以温热药解之；假寒者，必多喜水，或服后反快，而无所逆者，便当以寒凉药解之[②]。

张景岳又说：真寒之脉，必迟弱无神。真热之脉，必滑实有力。

阳脏之人多热，阴脏之人多寒。阳脏者，必平生喜冷畏热，即朝夕食冷，一无所病，此其阳之有余也。阴脏者，一犯寒凉，则脾、肾必伤，此其阳之不足也。第阳强者少，十惟二三；阳弱者多，十常五六。然恃强者多反病，畏弱者多安宁。若或见彼之强，而忌我之弱，则与侏儒观场，丑妇效颦者无异矣[③]。

4. 寒热疑似的鉴别

（1）寒象可主热证：

四肢厥冷：可见于阳热内闭，不达四肢引起的真热假寒证。

口唇青紫：可由热盛血壅，瘀血之色外现所致。

痰白稠黏：可由热邪煎熬而致。

大汗如脱：可由里热炽盛，蒸腾逼迫所致。

欲言不能言，形如夺气：可由痰热蒙神，心神失主所致。

神色昏蒙：可由热入营血或痰热蒙神所致。

---

① 清·程国彭. 医学心悟·寒热虚实表里阴阳辨［M］. 北京：人民卫生出版社，1964.

② 引自《景岳全书·寒热真假篇》。

③ 引自《景岳全书·寒热篇》。

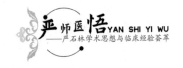

小便清长量多：可见于消渴病，燥热伤阴，阴虚阳亢，膀胱开多合少所致。

大便溏稀：可见于阳明腑实，热结旁流所致。

脉伏不见：可见于热盛气闭证，邪盛闭郁脉气而致。

脉细如丝：可见于热盛伤津，失于充盈所致。

脉迟：可见于阳明腑实，燥屎阻碍脉气。

（2）热象可主寒证：

身有大热：可由阴寒内盛，阳气外浮；或阳虚清阳不升，阳浮肌表所致。

面红如砂：是阴盛于下，阳浮于上所致。

烦躁不宁：是心阳虚，心神失养，心神不宁所致。

口渴喜饮：是阳虚气不化津，津不上承所致。

痰涕稠黄：是虚阳上浮，浮阳煎熬所致。

齿缝流血：是肾阳虚，火不归原，虚火上扰所致；或是气不摄血所致。

咽喉疼痛：是肾阳虚衰，阳虚火浮所致。

气喘痰涌：是肾阳虚，肾气不纳所致。

小便短黄：可因寒湿内阻，郁而色黄。

大便秘结：可由气虚、阳虚失于推动，或阳虚阴寒内盛，寒凝血瘀所致。

舌苔淡黄滑润：是阳虚气不化津，虚阳上浮所致。

舌质红润：可寒凝阳郁或虚阳上浮所致。

脉洪：是虚劳久泻，阳气外浮所致。

脉大：是阴盛于内，虚阳浮越所致。

脉实：是阴盛于内，虚阳浮越所致。

二、详辨寒证热证相互的复杂关系

1. 寒热错杂

（1）概念：在同一患者身上，同一时期，既有热证，又有寒证，寒热交错，即寒热同时并见，叫寒热错杂。寒热双方均反映疾病本质。

（2）分类：

上热下寒：上部见热证，下部见寒证。

 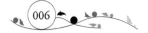

上寒下热：上部见寒证，下部见热证。

表寒里热：寒在表，热在里。

表热里寒：热在表，寒在里。

寒热错杂：同一病位，如胃脘，既见寒证，又见热证。

2. 寒热转化

（1）概念：寒证热证不是同时并见，有出现先后的不同，疾病性质发生根本转变。

（2）分类：

寒证化热：本为寒证，后出现热证，而寒证随之消失，叫寒证化热。又叫"重阴必阳""寒极生热"。是因为误治，过服温燥药；或失治，寒邪未能及时温散，寒邪从阳化热。

热证化寒：本为热证，后出现寒证，而热证随之消失，叫热证化寒。又叫"重阳必阴""热极生寒"。是因为失治，误治，伤阳气，或邪气过盛，耗伤正气，正不胜邪，机能衰退。

3. 寒热真假

概念：当疾病发展到寒极或热极的时候，有时会出现与疾病本质相反的假象，叫寒热真假。

寒热有真假者，阴证似阳，阳证似阴也。盖阴极反能躁热，乃内寒而外热，即真寒假热也；阳极反能寒厥，乃内热而外寒，即真热假寒也。假热者，最忌寒凉；假寒者，最忌温热。察此之法，当专以脉之虚实强弱为主[1]。

寒热真假的发生常见于疾病危重阶段，必须是严重阴阳失调，强者独胜于内，弱者被格拒而浮越于外，歪曲疾病本质，才叫寒热真假。非危重疾病亦可表现一些假象，不属证候真假。

（1）真寒假热：

概念：内有真寒而外见假热的证候。又可视为本质属寒，出现热的假象。又称"阴盛格阳"。

临床表现：

外假热：身热，面红，口渴咽痛，神志烦躁，脉浮大而数五大症状。之所以是假象，

---

[1] 引自《景岳全书·寒热真假篇》。

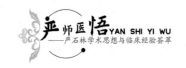

是因为身热反欲盖衣被；面红不是满面通红，而是面红如妆；口渴不欲饮，或喜热饮，饮水不多；咽痛但不红肿，而是微疼漫肿色淡；虽躁扰不宁，但却神疲乏力；脉浮大，按之无力。

内真寒：四肢厥冷，形体倦怠，精神萎靡，下利清谷，小便清长，舌淡苔白。

病机：阴寒内盛，格阳于外，形成虚阳浮越，阴极似阳的证候。

按语：张景岳说：假热者，水极似火也。凡病伤寒，或患杂症，有其素禀虚寒，偶感邪气而然者；有过于劳倦而致者；有过于酒色而致者；有过于七情而致者，有原非火证，以误服寒凉而致者。凡真热本发热，而假热亦发热，其证则亦为面赤、躁烦，亦为大便不通、小便赤涩，或为气促、咽喉肿痛，或为发热、脉见紧数等证。昧者见之，便认为热，妄投寒凉，下咽必毙。不知身虽有热，而里寒格阳，或虚阳不敛者，多有此证。但其内证则口虽干渴，必不喜冷，即喜冷者，饮亦不多；或大便不实，或先硬后溏；或小水清频，或阴枯黄赤，或气短懒言，或色黯神倦，或起倒如狂，而禁之则止，自与登高骂詈者不同，此虚狂也；或斑如蚊迹，而浅红细碎，自与紫赤热极者不同，此假斑也。

凡假热之脉，必沉细迟弱，或虽浮大紧数，而无力无神。此乃热在皮肤，寒在脏腑，所谓恶热非热，实阴证也。凡见此内颓、内困等证，而但知攻邪，则无有不死。急当以四逆、八味、理阴煎、回阳饮之类，倍加附子，填补真阳，以引火归源，但使元气渐复，则热必退藏，而病自愈。所谓火就燥者，即此义也。故凡见身热脉数、按之不鼓击者，此皆阴盛格阳，即非热也。仲景治少阴证面赤者，以四逆汤加葱白主之。东垣曰：面赤、目赤、烦躁、引饮，脉七八至，按之则散者，此无根之火也，以姜附汤加人参主之。《外台秘要》曰：阴盛发躁，名曰阴躁，欲坐井中，宜以热药治之[1]。

俞根初说：寒水侮土证，吐泻腹痛，手足厥逆，冷汗自出，肉瞤瞤，筋惕，语言无力，纳少脘满，两足尤冷，小便清白，舌肉胖嫩，苔黑而滑，黑色只见于舌中，脉沉微欲绝，此皆里真寒之证据。惟肌表浮热，重按则不热，烦躁而渴欲饮水，饮亦不多，口燥咽痛，索水至前，复不能饮；此为无根之阴火，乃阴盛于内，逼阳于外，外假热而内真阴寒，格阳证也，法宜热壮脾阳，附子理中汤救之。

肾气凌心证：气短息促，头晕心悸，足冷溺清，大便或溏或泻，气少不能言，强言则

---

[1] 引自《景岳全书·寒热真假篇》。

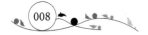

上气不接下气，苔虽黑色直底舌尖，而舌肉浮胖而嫩，此皆里真虚寒之证据。惟口鼻时或失血，口燥齿浮，面红娇嫩带白，或烦躁欲裸形，或欲坐卧泥水中，脉则浮数，按之欲散，或浮大满指，按之则豁豁然空，虽亦为无根之阴火，乃阴竭于下，阳越于上，上假热而下真虚寒，戴阳证也。治宜滋阴纳阳，加味金匮肾气丸救之 [①]。

（2）真热假寒：

概念：内有真热而外见假寒的证候。本质属热，出现寒的假象。又称"阳盛格阴""热深厥亦深"。

临床表现：

外假寒：手足逆冷，恶寒或寒战，神色昏沉，面色紫暗，脉沉迟五大症状。之所以称为假寒，是因为虽肢冷而身热不恶寒，反恶热。脉沉迟而有力。

内真热：胸腹灼热，烦渴喜冷饮，咽干口臭，谵语，小便短赤，大便燥结或热痢下重，舌红苔黄而干。

病机：阳盛于内，格阴于外，阴阳之气不相顺接。

按语：张景岳说：假寒者，火极似水也。凡伤寒热甚，失于汗下，以致阳邪亢极，郁伏于内，则邪自阳经传入阴分，故为身热、发厥、神气昏沉，或时畏寒，状若阴证。凡真寒本畏寒，而假寒亦畏寒，此热深厥亦深，热极反兼寒化也。大抵此证，必声壮气粗，形强有力，或唇焦舌黑，口渴饮冷，小便赤涩，大便秘结，或因多饮药水，以致下利纯清水，而其中仍有燥粪，及矢气极臭者，察其六脉必皆沉滑有力，此阳证也。凡内实者，宜三承气汤，择而用之；潮热者，以大柴胡汤解而下之；内不实者，以白虎汤之类清之。若杂证之假寒者，抑或为畏寒，或为战栗，此以热极于内，而寒侵于外，则寒热之气两不相投，因而寒栗。此皆寒在皮肤，热在骨髓。所谓恶寒非寒，明是热证，但察其内证，则或为喜冷，或为便结，或小水之热涩，或口臭而躁烦，察其脉必滑实有力。凡见此证，即当以凉膈、芩连之属，助其阴而清其火，使内热既除，则外寒自伏。所谓水流湿者，亦此义也。故凡身寒、厥冷，其脉滑数，按之鼓击于指下者，此阳极似阴，即非寒也 [②]。

———————
① 清·俞根初.重订通俗伤寒论·表里寒热［M］.上海：上海科学技术出版社，1959.
② 引自《景岳全书·寒热真假篇》。

俞根初说：凡口燥舌干，苔起芒刺，咽喉肿痛，脘满腹胀，按之痛甚，渴思冰水，小便赤涩，得涓滴则痛甚，大便胶闭，或自利纯清水，臭气极重，此皆里真热之证据。唯通身肌表如冰，指甲青黑，或红而温，六脉细小如丝，寻之则有，按之则无。吴又可所谓"体厥脉厥"是也。但必辨其手足自热而至温，从四逆而至厥，上肢则冷不过肘，下肢则冷不过膝，按其胸腹，久之又久则灼手，始为阳盛格阴之真候，其血必瘀，营卫不通，故脉道闭塞，而肌肤如冰[①]。

（3）寒热真假的鉴别：

假象多出现在四肢、皮肤和面色方面。

本质多表现为脏腑、气血、津液方面的病变，辨证时应以里证、舌象、脉象为依据。

（4）鉴别诊断：

格阳与戴阳证的关系：均属于真寒假热证，其区别在于格阳是阴盛于内，格阳于外；戴阳是阴盛于下，格阳于上。前者为寒热内外拒格，后者是上下拒格。

热极生寒，重阳必阴与阳盛似阴，阳证似阴的区别：前两者为寒热的转化，后两者为寒热的真假。

上热下寒与戴阳证，内寒外热与格阳证的区别：上热下寒、戴阳证均为上见热象下见寒象。但上热下寒为上真热下真寒，属寒热错杂；戴阳证为下真寒上假热，属寒热的真假。内寒外热证是内真寒外真热，为寒热错杂证；格阳证为内真寒外假热，为寒热真假证。

《伤寒论》云："病人身大热，反欲得近衣者，热在皮肤，寒在骨髓也；身大寒，反不欲近衣者，寒在皮肤，热在骨髓也。"

三、对真寒假热证中"假热"的商榷及"寒火"概念的提出

根据证候组成的基本原则，"寒象"（性质属阴的症状、体征）是组成和诊断寒证的主要依据。临床上，寒证中也可兼见"热象"（性质属阳的症状、体征）。一般情况下，证候的诊断结论主要由"寒象"的性质所决定，少数的"热象"对证候诊断的影响可忽略不计。但在危重或复杂的证候中，"热象"可与"寒象"同时并见，如果双方均能反映证候本质，临床称为寒热错杂证。如果只有"寒象"一方反映证候本质，"热象"是因寒而

---

① 引自《重订通俗伤寒论·表里寒热》。

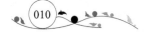

起，证候的性质为纯寒无热，叫作真寒假热证。

邓铁涛（五版）[①]和朱文锋（新世纪二版）[②]主编的全国中医诊断学教材都认为寒热真假是"当病情发展到寒极或热极的时候"才能发生，常见于"病人生死存亡的严重关头"[①]。许多人都理解为除危重病外好像平常不易出现寒热真假的证候，造成很大误解。其实寒热真假证候大量存在于慢性、疑难杂病之中。特别是真寒假热的证候，因为许多表现为假热的症状、体征，本质并不属热，极易误诊，使用寒凉泻火之法过度，导致病情迁延难愈，发展成为慢性疑难病证。当今中医临床受诸多因素影响，面临急性传染、时令病和危重证较过去少，慢性疑难杂病增多，如果不会辨别证候的寒热真假，很难提高临床疗效。

（一）真寒假热的发展源流

寒热真假是八纲寒热证候之间的特殊组成方式，由于假象的掩盖，容易导致诊断失误。真寒假热的学术思想源于古老的《黄帝内经》。《素问·阴阳应象大论》曰："寒极生热……重寒则热。"汉代·张仲景《伤寒论·太阳病篇》从症状阐述云："病人身大热，反欲得近衣者，热在皮肤，寒在骨髓也。"两部经典著作都提出寒极、寒重的病机和该证候同时见到"寒象"和"热象"的表现，并根据热在皮肤、寒在骨髓及患者的喜恶来辨别证候性质，但未直接点出真寒假热的名称。

其后，宋·朱肱《类证活人书》卷第四云："假令身体微热，烦躁面赤，其脉沉而微者，皆阴证也。身微热者，里寒故也。烦躁者，阴盛故也。面戴阳者，下虚故也。若医者不看脉，以虚阳上膈躁，误以为实热，反与凉药，则气消成大病矣。《外台秘要》云：阴盛发躁，名曰阴躁，欲坐井中，宜以热药治之。"金元时期，脾胃病大师李东垣治冯翰林侄阴盛格阳医案云："伤寒，面赤目赤，烦躁引饮，脉七八至，但按之则散，以姜附汤加人参投入，两服之，得汗而愈"（《古今医彻·阴证论》）。由上可见，到了宋、金、元时期，仍然认为"面赤、目赤、身微热、烦躁"等"热象"，其病机为阴盛、为寒，治疗不宜寒凉，而用温热之药，称为"阴证似阳"，也未使用真寒假热的概念进行表述。

从明代开始，著名的医家虞抟在《医学正传》首次提到"病有真假"的概念。直到杰出的医学家、温补学派的代表人张景岳正式点出真寒假热的名称。他在《景岳全

---

① 邓铁涛 . 中医诊断学 ［M］. 上海：上海科学技术出版社，1984：83-84.
② 朱文锋 . 中医诊断学 ［M］. 北京：中国中医药出版社，2007：148.

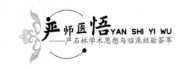

书·传忠录·寒热真假篇》中云："寒热有真假者，阴证似阳，阳证似阴也。盖阴极反能躁热，乃内寒而外热，即真寒假热也。"张景岳系统阐述了假热证的表现，把"热象"定为"假热"，与《内经》《伤寒》的原意有别，大大降低了"热象"对寒证诊断的价值。自清代至今，真寒假热的思想广泛流行。如陈士铎的《石室秘录·论真假》，徐大椿的《医学源流论·寒热虚实真假论》，程钟龄的《医学心悟·入门辨证诀》都有关于真寒假热的不少论述。现代高等中医药院校的教材也以这一思想为指导进行传播，在学术上产生巨大影响。

从临床而言，寒热真假之辨，有利于复杂、疑难证的识别，能提高临床辨证水平。但从寒证的临床表现在外既可见到"寒象"又可见到"热象"而言，把真寒假热证中的"热象"称为"假热"，易对寒热证候的诊断造成一定负面影响。

（二）寒证可见热象

"热象"一般是热证的表现。实热证可见，虚热证也可见。二者虽然有虚实之别，总归属于热象。

寒证也可见到"热象"。特别是虚寒证，阳虚于内，阴寒偏盛，格阳于外，戴阳于上，迫阳于下，虚阳郁结之处，气有余则热，也可以引起许多热象。

1. 戴阳于上

阴盛于下，格阳于上，虚阳上浮，引起头、面、耳、目、鼻、口、咽喉的"热象"，是典型戴阳证的表现。

口苦臭，若见畏寒肢冷，喜着厚衣，不思饮水，舌淡胖嫩，苔淡黄而滑润，脉沉细等症，是阴寒内盛于中，虚阳上升，浮火聚结口中，而见火味之苦，故寒极可见口极苦臭的症状，此乃阳虚火浮。如郑钦安在《医理真传·阳虚症门问答》中云："夫臭为火之气，极臭为火之极甚……系阴盛逼出真火之精气，有脱之之意。"用四逆汤温补命门，可以治愈。

口疮，慢性反复发作者，虽有发热疼痛等火热之象，用清火之法，愈清虚火愈旺。此为脾肾阳虚，阴寒内盛，虚火上炎，煎熬日久，肉腐溃烂而成。用砂半理中汤，或附子理中汤加减可愈[①]。如清·蒋保素《问斋医案·诸窍》云："口糜日久不已，屡服苦寒无效，法当同气相求，衰之以属。制附子、炮姜炭、人参、白术、炙甘草。"

---

① 黄瑜渝，王尔宁. 附子理中汤加味治疗复发性口疮30例 [J]. 福建中医学院学报，1994，4（2）：11-12.

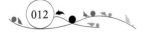

咽喉肿痛，若淡红不肿，微痛反复发作，喉干喜热饮，是因肾阳虚衰，阳浮于上，寒凝血滞，虚火结聚，故引起咽喉肿痛。用四逆汤温阳散寒进行治疗，疗效甚佳[①]。

口干渴饮，若是舌苔干燥，渴喜热饮，饮水量少，或渴不欲饮，病性属寒。如痰饮病、水肿病常见此症。病机为脾阳虚衰，气不化津，津不上承，口失滋润所致。治法宜温阳化饮，升津止渴。方药用苓桂术甘汤加升麻、葛根、干姜，效果满意。

2. 格阳于外

阴盛于内，格阳于外，虚阳外浮，虚阳结聚之处，阳气相对有余，"气有余而是热"，故而引起"热象"。多见于形体外表、四肢末端。

发热，可见全身，不怕冷而反怕热，却欲盖衣被，口淡不渴，口干、口渴喜热饮，汗出如油，手足逆冷，脉微欲绝等症。由于虚阳郁结在表，不仅常见低烧，还可出现高热。但此类发热病程持续时间较长，伤津并不显著，时作时止，发烧时面红娇嫩，不发烧时面色苍白，治疗要用四逆汤、通脉四逆汤等温阳方剂。

手足心发热，一般多为阴虚火旺或脾胃湿热。若夜卧，或午后两足大烧大热，欲踏石上，人困无神；或两手肿大，微痛微红，夜间、午后发烧热难忍，此属阳虚。是肾阳虚衰，阴寒内盛，格阳于外或下所致。四肢为阳气之末，虚阳浮张郁结于手足之心，故有发热之感。午后、夜间，日西而阳气已衰，阴寒更甚，阳气格拒加重，虚阳聚集手足更多，则午后夜间手足发热难忍。此类发热，手足心常欲伸出被外，或欲手摸足踏冷石取凉，但时间稍久，又感手足心发冷，反欲盖衣被取暖。

3. 迫阳于下

脾肾阳虚，阳虚则寒，虚阳不能升清于上，反而下逼，虚阳聚结于下，引起腰腹下肢、二阴及二便失调等"热象"表现。

便秘，可见腹部胀满，大便干燥，几日一次；或大便并不干结，数日一次，便形细小，排便不畅或十分困难。是脾肾阳虚，运化无力，寒凝冰结，水冻舟停所致[②]。用温脾汤、济川煎方可奏效。

小便浑浊、尿短黄赤，是脾肾阳虚，膀胱气化不行，小便运迟，虚阳下迫，尿液蓄积过久所致。正如《景岳全书·杂证谟·论虚火》所云："阳陷于下，而见于便溺二阴之间

① 王聘益. 引火归原法治疗咽喉病举隅［J］. 河南中医，2005，25（10）：37-38.
② 范钦平. 济川煎加减治疗肾阳虚型便秘40例［J］. 河南中医，2008，27（6）：450-451.

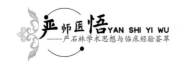

者，此其下虽热而中则寒，所谓失位之火也。"

编者按： 严师认为，临床上有典型的寒证热证，遵照现行寒热的辨证标准，大多数病例都可获得较好的疗效。但有不少慢性、疑难病证，由于不了解寒象也可主热证、热象也可主寒证的道理，看见患者有寒象或热象的表现，就简单地辨为寒证或热证，很容易被假象迷惑，导致辨证结论的错误。

（三）"真寒假热"概念的利弊

朱文锋主编《中医诊断学》第七版教材中，真寒假热证的临床表现为："自觉发热，欲脱衣揭被，触之胸腹无灼热、下肢厥冷；面色浮红如妆，非满面通红；神志躁扰不宁，疲乏无力；口渴但不欲饮；咽痛而不红肿；脉浮大或数，按之无力；便秘而便质不燥，或下利清谷；小便清长（或尿少浮肿），舌淡，苔白。"仔细分析，其中身热、面红、口渴、心烦、咽痛、便秘、脉数等"假热"症状，是最常见的"热象"。临床上如果遇见上述个别或多个"热象"，诊断为热证十分容易，诊断为寒证就比较困难。为了尽量避免此类错误的发生，学术界才有真寒假热之辨。

把这种阴阳格拒的"热象"称为"假热"，虽然对辨别证候寒热的真假很有帮助，但容易带来负面影响。如常把寒证中的"热象"视为虚假症状，不能反映证候本质，属于舍去对象。好像只有依靠"寒象"才能诊断寒证，否认了"热象"对寒证的诊断价值。进而会使人们形成，凡见"热象"，只能诊断为热证，不可能诊断为寒证的错误观念。这样的观念一旦形成，许多真寒假热证都会因其有"热象"的存在而容易错误判为寒热错杂证或热证。如小建中汤，根据《伤寒论·太阳病篇》两条原文的描述，历代医家毫无争议地都认为是温中剂。可是到了《金匮要略·血痹虚劳篇》，由于该方的条文中增加了衄血、梦失精、手足烦热、咽干口燥等"热象"的描述，不少医家因此做出阴虚火旺或血虚失养的判断，认为小建中汤不应为温中剂，而是阴阳、气血双补或滋阴方剂，争议层出不穷。其根本原因还是受"假热"一说的影响，使绝大多数人已经不能认识到"热象"可见于寒证之中，"热象"可主寒证。

由此可以看出，"假热"一说，有利有弊，不可盲从。特别在现代许多慢性病中，不少寒证常常兼见"热象"，容易误断为热证，用寒凉药治疗，使疑难杂证丛生，病情辗转难愈，把"热象"视为"假热"一说难辞其咎。

编者按： 鉴于寒热真假之辨从张景岳提出后已成为中医辨证中较为惯用而十分重要的学术现象，严师提出争鸣，主要希望临床不能盲从。目的在于强调当临床遇到寒证兼有"热象"时，"热象"并不一定完全违背"寒象"所表达的病性，有时对诊断寒证具有辅助的意义。

严师认为，任何症状、体征都是证候的外在反应，都具有辨证的价值。临床上无论对"寒象"还是"热象"，都应进行病机分析，四诊合参，才能定夺，不能轻易取舍。

寒热真假之辨是中医学术上的重大问题，严师之论，只为抛砖引玉，追本穷源，以期推动中医辨证水平的提高。

（四）"寒火"概念的提出

大量"热象"不仅是热证的外在表现，也可能是寒证的外在表现。从病机分析来看，阳虚阴寒内盛，虚阳向上、向外浮张，向下逼迫，可以引起"热象"。故寒证见到"热象"，不仅病机合理，临床上也客观存在。片面用"假热"一词表达，否定在寒证中的意义，不利于全面发挥"热象"在临床中的辨证诊断作用。强调当临床遇到寒证兼有"热象"时，"热象"并不一定完全违背"寒象"所表达的病性，有时对诊断寒证具有辅助的意义。

为了区别真寒假热之"假热"，也为了强调"热象"对寒证的诊断价值，严师明确提出"寒火"概念。"寒火"是指本质为寒、表面似火的证候。此证外表一派火热的症状，但本质只有一个，即纯寒无热。日常生活中有许多这样的实例，如冬天凛冽寒风袭面，脸颊发红；受寒而发冻疮，患处红肿疼痛、发热，表现一派热象，但是遇寒加重，得温则减，可知并非火热，而是寒凝血郁、阴证似阳的结果。

"寒火"有虚实之分。实证分为寒邪侵袭、病理产物停留两类，其中，病理产物停留属因虚致实；虚证有脾阳虚衰（中焦寒火）、肾阳虚衰（下焦寒火）之别。无论虚实，均属假热，纯阴无阳，当选辛温发散或温阳散寒之法，宜用辛温燥热的药物治疗。

（五）寒火证之病机

寒火证有虚实之分。实证多因感受寒邪、寒凝血郁所致。血郁之处，血色外现，郁而生热，易表现红、热等热象，阴证似阳，故为"寒火"；虚证多因阳气损伤，或为脾

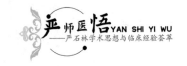

胃虚寒，或为肾阳虚衰，阴寒内盛，阳虚火浮而成。阳虚火浮，浮阳既可向外，又可向上，凡浮阳郁结之处，阳气相对有余，气有余便是火，表现出火热症状，阴证似阳，故也称为"寒火"。寒邪侵袭、津液输布障碍、脾阳虚衰、肾阳虚衰是形成寒火证的四大病机。

1. 实证

（1）寒邪侵袭：

外感寒邪，束于肌表，可引起高热；袭于面肢，可致面红肢热；侵犯于目，可致目赤肿痛；束于咽喉，可致咽喉肿痛；寒滞牙龈，可致牙龈疼痛。

①外感高热：外感风寒而发高烧（体温40℃以上），兼见恶寒无汗、鼻塞清涕、脉浮数等症。高热是个典型的热象，加之脉象浮数，极易误诊为外感风热。实际上此为寒邪束表，卫阳被遏，肌腠无汗，卫阳失宣，气有余而热。病机为寒气郁结，尚未化热。当用辛温解表的麻黄汤或荆防败毒散等方剂，发汗散寒，汗出而热退。若误认为火，用银翘、白虎之类，清热透表，高热势必难除。

②面赤肢红：冬季气候严寒，寒风凛冽，寒气袭面，可使面颊颧红，灼热疼痛；触及冷水，手指发红，灼热而痛；冻疮初起，局部发红肿胀，瘙痒不止，都是寒邪侵犯、气血郁滞所致，均具备遇寒加剧、得温红肿消退、热象得减的特征，故病机为寒火，属寒凝血郁之证。治法宜散寒活血。方选《太平惠民和剂局方》五积散。

③目赤红肿：肝开窍于目，全目红肿疼痛，病机多为肝经风热。此症因寒火而成者，多系外感风寒，寒袭肝经经脉，寒郁血凝，火象外现，而致目睛红赤肿痛。兼见泪多清稀、恶寒头痛，鼻塞清涕，口不渴饮，舌淡苔薄，脉浮紧等症，则为外感风寒所致的寒火证。此属寒邪遏郁，不能辛凉清解，治宜升阳散火，选用《医宗金鉴·外科心法要诀》升阳散火汤。方中羌活、独活、防风疏散风寒，升麻、柴胡、葛根升清散阳，川芎、白芍、香附行气活血，蔓荆子、僵蚕疏风，共奏升阳散火，疏风和营之效。

④咽喉肿疼：兼发热口渴、尿黄便干者，多因实火而致。若咽喉红肿疼痛，咽中有痰，咯之不出，兼见汗出恶风，鼻塞清涕，口不渴饮，舌淡苔薄，脉浮缓等症，则为外感风寒，寒凝咽喉。治法宜辛温解表，散寒利咽。方选桂枝汤合半夏散及汤。

⑤牙龈疼痛：多为肺胃热盛所致。若因外感风寒，见到牙龈肿痛，风吹或遇冷加重，

口吐清水，畏寒肢冷，鼻塞清涕，口不渴饮，舌淡苔薄，脉沉等症，则为寒凝牙龈[1]。治宜散寒止痛。方药宜麻黄附子细辛汤加当归、白芷、花椒、甘草。

（2）津液输布障碍：

属因虚致实。脾肾阳虚，气化不行，津液输布障碍，变为痰饮上犯，则为头痛眩晕；津液不能上布，口舌失滋，则为口舌干燥、渴不多饮、舌苔黄燥等症。

①头痛眩晕：常见于高血压患者。大多数为肝阳上亢所致，病机属肝火上炎，或肝阳上亢。但亦有少许病例，是因脾肾阳虚，气化不行，水湿内停，水气上犯清阳之位，头窍失养；或因脾肾阳虚，阴寒内盛，阳气温运推动无力，寒凝血郁，血失上养所致。无论水气痰湿停留，或寒凝血郁，外周阻力增加，都会引起高血压的发生。此类头痛眩晕，是因寒盛而致，故属寒火，当温阳散寒，宜用真武汤之类方剂治疗。

②口干舌燥：通常引起此症的原因有热盛伤津、阴液亏损、燥邪犯肺，大多为津伤失濡所致。临床也有不少病证由中阳虚衰，气不化津引起，病机是阳虚津液输布障碍，水气内停，津不上承。痰饮病、水肿病常见此症。当用温化寒痰的苓桂术甘汤、温阳化水的真武汤等方剂治疗。

③渴不多饮：多见于热盛伤津，而饮水自救。一般饮水量多，渴喜冷饮才属于热。若是渴喜热饮，饮水量少，或渴不欲饮，则是阳虚气不化津，津不上承所致，亦属寒火。此时清热生津不仅无效，反而损伤阳气，加重气不化津。严师曾治疗一痰饮病患者，咳喘气逆，吐大量清稀泡沫痰，口中燥渴，频频思饮，饮水量多，愈热愈好，舌苔淡黄而燥，初认为痰热壅肺，服大量清热化痰药无效。反复思量，方辨为寒，采用温化寒痰的苓甘五味姜辛半夏杏仁汤治疗，口渴减少，黄燥苔逐渐消退，咳喘吐痰均见好转。

④舌苔黄燥：主热是其常，主寒为其变，是阳虚气不化津，虚阳上浮，郁结舌面所致。

2. 虚证

多为脾肾阳虚，阴寒内盛，格阳于外，格阳于上所致。

（1）脾阳虚衰：

脾处中焦，脾阳虚衰，阴寒内盛，逼迫阳气，寒火上炎，则为口中嘴唇红肿疼痛、生疮溃烂、吞酸吐酸、吐痰黄稠；寒火下移，大小便气化失司，则为小便黄赤、大便干燥。

---

[1] 徐仁. 九味羌活汤治疗外感牙痛27例［J］. 四川中医，2003，21（5）：71.

 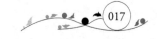

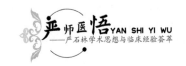

①唇红肿痛：两唇属脾胃，唇红肿痛，当属实火，应当兼见口渴喜冷饮，小便短黄，大便干结，舌红苔黄干燥等症。若是口渴喜热饮，小便清长，大便溏稀，脉虚无力，则非实热，而是脾阳虚衰，阴寒内盛，逼出中宫之阳所致，属于寒火，当用附子理中汤治疗。

②口疮溃烂：突然口腔生疮，红肿溃烂，多为心脾积热。慢性复发性口疮，反复发作，口疮表面色白，周围发红，虽有发热疼痛等火热之象，用清火之法，愈清虚火愈旺。再用养阴清热之剂，更伤其阳。此为脾阳虚衰，阴寒内盛，中宫寒火上浮，宜温暖脾阳，以散寒火，治用砂半理中汤或附子理中汤。

③吞酸吐酸：古人认为木曰曲直而作酸，肝胃郁热是引起吞酸吐酸的主要原因，故刘河间认为此症病机为热。但张景岳则认为有寒，他在《景岳全书·杂证谟·吞酸》中说："且人之饮食在胃，惟速化为贵，若胃中阳气不衰，而健运如常，何酸之有？使火力不到，则其化必迟，食化既迟，则停积不行而为酸为腐，此酸即败之渐也。故凡病吞酸者，多见饮食不快，自食有不快，必渐至中满、痞隔、泄泻等证，岂非脾气不强，胃脘阳虚之病，而犹认为火，能无误乎？"充分说明寒火可致吞酸吐酸。治宜温中散寒，运脾制酸。方选黄芪建中汤加良姜、香附、煅瓦楞、煅牡蛎。

④痰涕黄稠：热邪煎熬津液为痰，故咳痰黄稠者，多因于热。临床上也有因脾胃阳虚，虚阳上浮，浮阳煎熬，痰液变得略带黄稠，常兼形寒肢冷、面色淡白、苔淡黄滑润等症，此则为寒，宜用苓桂术甘汤加半夏、干姜、陈皮治疗。

⑤小便短黄：是诊断实热、湿热的重要体征。也可因寒湿内阻，脾肾阳气虚衰，阴寒内盛，小便郁久而色黄。如阴黄证，面色晦暗如烟熏，小便深黄，病机为寒湿困脾，属寒火，当用温阳散寒除湿方法治疗。方药选茵陈理中汤，或用五苓散温阳行气、利湿通便。此属脾阳虚衰；病机，命门火衰，阴寒下盛，气化不行，水津蓄结。治法：温肾散寒，行气通便。方药：八味地黄丸。此属肾阳虚衰。

⑥大便秘结：是实火常见的症状，也可因为脾肾气虚、阳虚失于推动，或阳虚阴寒内盛，寒凝津液所致，为寒火可见之症。治宜温补脾阳，攻下积冷。方药选《千金要方》温脾汤（人参、干姜、附子、大黄、甘草）；或表现为大便初硬后溏，排出艰难，或大便数日不解，排便干结，小便不利或清长，脘腹冷痛、喜暖喜按，气短懒言，畏寒肢冷，舌淡胖有齿痕，舌苔薄白。病机：肾阳虚衰，阴寒下结。治法：补益肾阳，温润通便。方药：济川煎加补骨脂、附子、酒军。或选《古今录验》五噎丸加减。药用：附子、蜀椒、

干姜、肉桂、吴茱萸、细辛、人参、茯苓、白术、陈皮，加砂仁、白芍、肉苁蓉、当归、何首乌等。也可用精硫磺 0.5～1.0 克，研细末，冲服。

（2）肾阳虚衰：

下焦"寒火"属于虚火范畴，但绝非阴虚火旺，而是阳虚火浮。是各种原因导致肾阳损伤，形成阴盛格阳的证候。格阳郁结之处，阳气相对有余，故表现出火热之象。此为假热，纯属阳虚，当用温阳散寒之法，宜用温热药治疗。

①身发大热：多见于温病气分、营分等实火病证。也可见于寒火证，如阴寒内盛，阳气外浮而身发大热，病机为阴盛于内，格阳于外，浮阳在表，而身发大热。此种身热并不喜冷，反而欲盖衣被，兼见四肢逆冷、尿清便溏等症，属真寒假热中的格阳证，宜用四逆汤回阳救逆。

②面红如妆：大多为风火热毒等实火所致。也可因阴盛于下，阳浮于上，虚阳上扰，面部血络充盈而见此症。如《伤寒论》（317条）说："少阴病，下利清谷，里寒外热，手足厥逆，脉微欲绝，身反不恶寒，其人面色赤。"这是下真寒上假热所致的戴阳证，面红赤则是寒火引起，宜用白通汤、通脉四逆汤治疗。

③口中极臭：臭为火之气，极臭是火之极。若为实火，应兼见热盛伤津、口渴饮水、唇干焦燥、舌红苔黄等症。若舌淡胖嫩，苔淡黄而滑润，不思饮水，则无实火可凭，而是肾阳虚衰，阴寒内盛，阴盛逼阳于上，寒火上炎所致，宜用大剂附子理中汤或潜阳丹（砂仁、附子、龟板、甘草）治疗。

④齿衄牙痛：齿衄是指牙齿缝隙流血，牙痛是指牙龈肿痛，二者多因火热而成，但也有因寒火而起者。表现为上下牙齿肿痛，口流清水不止，下肢畏寒，烤火亦不觉得热，腰膝酸冷，夜尿频多，舌质淡白，苔白滑，脉细无力。病机是肾阳虚衰，虚火上扰，迫血妄行。治法宜温散寒火。方药宜投大剂四逆汤加细辛、白芷、川椒。如郑钦安《医理真传·阴虚症门问答》提问说："满口齿缝流血不止，上下牙齿肿痛，口流清水不止，下身畏寒，烤火亦不觉得热者，何故？"上见齿缝流血，牙齿疼痛等典型热象，下见下肢明显寒冷，烤火不暖等寒象，极易误诊为寒热错杂之候。所以郑氏在回答中强调："此肾中之真阳欲绝，不能统肾中之血液也。"说明此为真寒假热之证，是肾阳虚衰，阴盛于下，阳浮于上，虚火上扰，迫血妄行所致。故不能既清火又散寒，宜投大剂四逆汤，温散寒火，齿衄牙痛自愈。

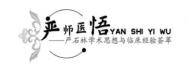

⑤鼻衄出血：临床大多鼻出血症，是热盛逼血妄行所致，故治疗此症多用清热凉血止血药。但凡事不可一概而论，也有因寒火而致者。病机仍是阴盛于下，阳浮于上，虚阳上扰血络，逼血妄行。治法宜温肾摄血。方药可选四逆汤加艾叶、炒蒲黄、侧柏叶。如一女性患者，45岁，反复鼻出血已半年，淋漓不已，遇冷则出血次数增加，面色淡白，气短声低，下肢寒冷，舌质淡白，苔薄白，脉象微细，一派阳虚之象，用四逆汤治之，服药2剂，则鼻衄停止。故不能因见鼻中出血一症，寒热不辨，则认为是热，而施清热凉血止血之剂，贻误治疗。

⑥咽喉疼痛：一般的咽喉肿痛，都是肺胃热毒雍盛所致。若咽喉淡红不肿，微痛反复发作，喉干喜热饮，咽部呈黯红色，咽后壁滤泡增生，晶莹透亮，不喜冷饮、面色㿠白，平素怕冷，舌淡，苔白，脉微细，则是肾阳虚衰，阳虚火浮所致。治宜温阳散寒，宁咽止痛。方药选四逆汤加半夏、桔梗、郁金、赤芍、桂枝进行治疗。

⑦烦躁不宁：热扰心神，神志不安，是引起本症的主要原因。实火虚火均可引起。张仲景在少阴病中所论述的烦躁不宁，不是热邪扰心，而是心肾阳虚，阳气欲脱，心神失养，神志不宁所致。表现为烦躁不宁，常兼神疲乏力，心悸气短，失眠易惊，面色淡白，形寒肢冷，小便清，大便溏，舌淡胖，苔白滑，脉微细。故用四逆汤加人参、远志、龙骨、牡蛎回阳救逆，益气养神，心神自安，烦躁得除。

⑧气喘痰涌：大多为痰热雍肺，肺气上逆所致。但久病咳喘，痰气上涌，则是肾阳虚衰，阳虚火浮，气不归元所致，病机为寒火，宜用桂附地黄丸加补骨脂、黑桃肉、紫河车温阳散寒，纳气平喘。

⑨舌象脉象：舌红既主实热，又主虚热。不少寒火证亦可见到舌质红赤，是寒凝阳郁或虚阳上浮，舌络血郁不畅而致。脉滑数、有力多主实热证。寒火证是因虚劳久泻，阳气外浮，加快血行所致，脉多滑数无力。

编者按：严师于2001年正式提出寒火证病机，此后十年间，严师不断发展完善，此处病机是综合严师十年间发表论文及专题讲座内容整理而成。严师在后期关于"寒火"的讲座中将寒火实证分为寒邪侵袭、病理产物停留两类，并指出，凡是有病理产物停留的都是实证，例如：阳虚之后出现大量水湿、痰饮或瘀血、饮食等病理产物停留，证候性质不是单纯的虚证，而是实证。特别是舌苔厚腻，或患者没有明显精神疲乏困倦、血虚气虚的表现时，是实寒证。湿、水、饮、痰、瘀、食等一系列病理产物都可在人体引起实证，但常是因虚致实。治疗时，应先去实再补虚。

寒火理论的形成，需要经历不断丰富、总结和完善的过程。因此，本书在寒火实证分类时采用严师在讲座中使用的"寒邪侵袭、病理产物停留"两类，而在列举形成寒火的病机时，采用严师论文中的提法，使用"津液输布障碍"一词，其他病理产物停留的研究留待后学进一步发展完善。

四、"寒火"与"实火""虚火"辨析

"寒火"是指本质为寒、表面似火的证候。日常生活中有许多这样的实例，如冬天凛冽寒风袭面，脸颊发红；受寒而发冻疮，患处红肿疼痛、发热，表现一派热象，但是遇寒加重，得温则减，可知并非火热，而是寒凝血郁，是最典型的寒火证。

然而，凡是提到火证，多指"实火"或"虚火"，与"寒火"有着本质的区别。"实火"是指感受温热邪气，或其他邪气、病理产物停留郁而化火，或五志过极化火，或脏腑功能亢进，气有余则是火等原因所致的证候。实火是临床最常见的证候，凡口舌生疮溃烂，咽喉红肿疼痛、牙龈肿痛，面红目赤，鼻流浊涕，口苦口渴，舌红绛、苔黄燥，脉数、滑、洪等均属实火之候。实火表现为阳热亢盛，产热过多，激奋有余，阳气绝对值超过正常水平，当用苦寒清热泻火药，除去偏盛。

"虚火"一般是指阴虚火旺。多系热病伤阴，或汗、吐、下，或脏腑病证伤阴所致。病机为阴精亏损，阴不制阳，阳气偏旺，而致虚热内生。常见口燥咽干、五心烦热、潮热盗汗、颧红骨蒸，舌红少苔乏津、脉细数等症。当用养阴清热之法，除去相对亢盛之火。以上火证，虽然有虚实之别，但其性质终归属热。

"寒火"可见于虚火证，但绝非阴虚火旺，而是阳虚火浮。是因为各种原因导致阳气损伤，形成阴盛于下（内），格阳于上（外），虚阳上（外）扰的证候。浮阳郁结之处，阳气相对有余，故表现出火热之象。此为假热，纯阴无阳，当用温阳散寒之法，宜用辛温燥热的药物治疗。寒火不仅与使用养阴清热治疗的阴虚火旺证有别，也与既有真寒、又有真热，必须苦辛并用治疗的寒热错杂证候有较大差异。

"寒火"还可见于寒邪偏盛引起的实寒证，或因津液输布障碍引起的因虚致实证，则不属于虚火的范畴。

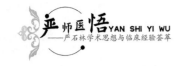

金元时期，李东垣提出"阴火"一词。由于含义不清，曾在二十世纪七十、八十年代中医期刊上引起很大的争论。不过从使用"甘温除热"的方法治疗来分析，大多数人仍认为是气虚发热[1][2]，与"寒火"证阳虚有寒的性质也相差甚远。

五、寒热真假鉴别方法探讨

在临床辨证中，寒热真假的鉴别诊断存在较大的困难。尽管第五版教材提出的鉴别要点是"假象多出现在四肢、皮肤和面色方面。本质多表现为脏腑、气血、津液方面的病变，辨证时应以里证、舌象、脉象为依据。"[3]新世纪第二版也提出"应以表现于内部、中心的症状为准、为真，肢末、外部的症状是现象、可能为假象，故胸腹的冷热是辨别寒热真假的关键，胸腹灼热者为热证，胸腹部冷而不灼热者为寒证。"[4]但在临床运用中，无论是在内部或中心的里证，还是舌象、脉象，均有表现为假象的时候，不可能承担分辨寒热真假的重任。如《温疫论·论阳证似阴》曾指出："凡阳证似阴，外寒而内必热，故小便血赤；凡阴证似阳者，格阳之证也，上（外）热下（内）寒，故小便清白。但以小便赤白为据，以此推之，万不失一。"吴有性提出以小便黄白作为寒热真假的鉴别依据，确实为经验之谈。但小便黄赤也可能是寒凝津停或阳虚膀胱气化不行，小便蓄久而致。已有学者正式提出"小便黄赤非热证"[5]，故以此作为真寒假热的鉴别要点显然值得商榷。

象，是疾病反应于外的单个症状和体征。性质属寒的单个症状或体征，称为寒象，如恶寒、口不渴、面白、肢冷、小便清稀、大便溏薄、舌淡胖嫩、脉迟或紧、微细等。性质属热的单个症状或体征，称为热象，如发热，口渴，面目红赤，烦躁不宁，浊涕，黄痰，小便黄赤，大便干结，舌红，苔黄燥，脉数或洪、滑等。一般情况下，疾病的现象与本质相符合，寒象热象是组成和诊断寒证热证的主要依据，即寒证热证分别主要是由寒象或热象组成。在病情危急或慢性疑难杂病等特殊情况下，寒象可见于热证，热象可

① 刘晓伟. 气虚发热的病机探讨与临床治疗 [J]. 河北中西医结合杂志，1998，7（12）：1942.

② 王兴柱. 浅论阴火 [J]. 江苏中医，2001，22（7）：10.

③ 邓铁涛. 中医诊断学 [M]. 上海：上海科学技术出版社，1984：83-84.

④ 朱文锋. 中医诊断学 [M]. 北京：中国中医药出版社，2007：148.

⑤ 陈为，严石林，赵琼，等. 小便黄赤非热证 [J]. 辽宁中医药大学学报，2008，10（10）：37-38.

见于寒证中，出现真寒假热或真热假寒的错综复杂证候，诊断极易出现失误。严师通过多年理论研究和临床实践，从下列三个方面总结出真寒假热证的鉴别方法，以提供临床辨证参考。

（一）构成证候的寒象热象数量比较

1. 热象数目极少

四诊临床资料中单纯由寒象组成的证候，必然诊断为寒证。如果寒象数量较多，热象数量极少（单个，或 2 ~ 3 个），不足以影响或动摇临床思维的判断，则可直接辨为真寒证。如患者表现为恶寒、发热、清涕、鼻塞、喷嚏、头身疼痛、无汗、口不渴、小便清、大便溏、舌淡红、苔薄白、脉浮紧等症状，其中只有发热 1 个症状为热象，其余均为寒象，不假思索便可以诊断为风寒表证，属真寒证。

2. 热象的数目虽少而程度严重

热象数量少与情况 1 相似，但热象表现程度突出，或辨证分析时所占权重较大，此时应重视对热象的病机分析，再结合其他大量的寒象，揭示假象的属性，才能辨清证候本质。再如上述临床表现中，发热为壮热或高热（体温高达 39 ℃以上），其他寒象依旧不变。此时因体温过高，或患者以高烧待诊，临床经验欠缺者，容易只注意热象而误辨为真热假寒证，做出错误的判断。此时应用病机分析法，结合患者有恶寒、无汗、脉浮紧等寒象，考虑患者是寒邪束表，卫阳抗邪，大量郁结于肌表，气有余而发热；卫阳被遏，阳气不得向外宣泄，故热势很甚。再结合清涕、鼻塞、喷嚏、头身疼痛、口不渴、小便清、大便溏、舌淡红、苔薄白等寒象，仍可诊断为风寒表实证，属真寒证，而不是真热证。

3. 热象多寒象少

热象数量较多，寒象数量较少，或较隐蔽、易被忽视，很容易误诊为真热假寒证。此时必须耐心询问，做详细、深入的临床资料调查，发现隐藏较深、易被忽视的能反映疾病本质的少数寒象，也可做出真寒假热证的判断。如某女性患者，21 岁，自觉咽喉疼痛，有黏痰，带黄色，咳吐不出已 5 年。检查咽部呈暗红色，咽后壁滤泡增生，晶莹透亮，舌质偏红，苔黄厚，脉细数。此为久病入络，痰瘀互结，郁而化热。用化痰活血，清热散结法。选三香汤加莪术、浙贝、赤芍、牡蛎、夏枯草。服药 3 剂后，咽中痰阻，异物感减轻。以前方加减再治，则病情反复。后经仔细询问，发现患者还有畏寒、动则汗出、

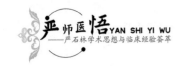

腰痛、不喜冷饮、面色㿠白等肾阳虚之象，改用温补肾阳法，选四逆汤合半夏散及汤加味。附片^{（先煎）}、半夏、茯苓、桂枝、白芍各15克，桔梗12克、陈皮10克，干姜、甘草各6克。连服6剂，咽痛大减，滤泡及异物感消退，怕冷大有改善。此案初诊时见到痰黏，带黄色，不易咯出，咽部色暗红，咽后壁滤泡增生，舌质偏红，苔黄厚，脉细数，很容易判断为热痰，误诊为真热证，服清热化痰方药无效。其后仔细询问，才发现患者还有畏寒、动则汗出、腰痛、不喜冷饮、面色㿠白等肾阳虚之象，从而得出真寒假热的判断，并用温补肾阳而获效。

（二）综合进行信息分析

四诊临床资料中，见到众多的热象，寒象极少，或初诊时容易被忽略，一时找不到诊断寒证的依据，应根据下述原则判断。

1. 病程

发病病程长，为慢性疾病。急性病出现寒热真假的证候多发生于疾病的危重阶段，有寒极或热极的种种表现可资鉴别。一般的急性病或时令病，通过常规治疗，均可获得满意疗效，病向痊愈。不能治愈者，反复发作、病情迁延，尽管有多种复杂的原因，但有不少与证候寒热真假辨识不当有关。因此病程较长、慢性疾病存在需要辨其证候寒热真假的现象。

2. 病性

为疑难杂病。许多慢性疑难杂病，如果症状典型，早已治愈。因为病情十分复杂，症状、体征出现虚假，辨证容易引起失误，经过多位医生治疗，不能获效，转展迁延，成为慢性疑难证候。因此，临床凡见这样的疑难证候，最易具备寒热真假的属性。

3. 治疗反馈信息

询问治疗的经过，结合治疗后回馈的信息，是辨别证候真假的重要方法。传统的中医，没有统一的病案记录，只能根据患者的回述和保存的处方为分析病情提供重要材料。如果患者表现一派热象，前面医生处方中已使用大量苦寒药物治疗，病情不得好转，这些热象可能是假象。必须用逆向思维方法，进一步寻找其他的寒象，考虑是否有真寒假热证的可能。通过溯本求源，去伪存真，辨清证候本质。如某男性患者，63岁，退休工人。反复发作性慢性支气管炎、肺气肿十多年，此次旧病复发已月余，症见咳嗽、气喘、心悸、咳吐大量白色稠黏痰，口干渴，频频饮水，水量不多，且喜热饮，舌质红，舌苔黄厚腻，脉弦滑数。因见舌红、苔黄、痰稠、脉滑数，均诊断为痰饮化热，已用过大量清热化痰、泻肺降逆的中药，病情毫无减轻。复诊时根据治疗反馈的信息，并分析有渴喜热饮、面色淡白、小便清长等典型寒象，诊断为寒饮停肺。断然停止使用任何清热化痰药，改用温化寒痰的苓甘五味姜辛半夏杏仁汤治疗。处方为干姜、细辛、甘草各 6 克，杏仁、五味子各 10 克，桂枝、半夏、茯苓、白芥子、苏子、附子^{（先煎）}各 15 克。初服 4 剂，患者自我感觉较好，口渴略有减轻，但黄苔颜色尚无改变。效不更方，续服前方 8 剂，咳喘大减，口渴已除，黄厚腻苔完全消退，舌质淡红，病情得到控制。

（三）寒象热象属性辨识

象（单个症状、体征）是疾病的表面现象。象可以反映、但不一定反映或代表疾病本质。也就是说，象或症状、体征具有双向属性。特别是通过规范化教材学习而从事临床工作的医生，受针对初学者的教材对症状、体征属性典型化或单一化描述的影响，形成对症状、体征代表属性典型化或简单化的认识。不少临床医生，只知道发热、面红、口渴、尿黄、便秘、舌红、苔黄、脉数等热象主热证，凡见患者有上述症状、体征，不加思考，则判断为热证，他们的知识结构中根本不了解此类热象具有双向属性，即既可主热证，又可主寒证。此类医生很难辨别证候的寒热真假，应当加强经典著作和医案医话的学习，提高对每一个症状、体征病机分析的认识能力，才能去伪存真，分清证候寒热，认识证候本质。

总之，寒火证的辨别，不能依靠对号入座简单地去分析哪些是内部、中心的症状，或哪些代表里证、舌象、脉象。对每个症状、体征的病机的认识必须具备大量的知识积累，临床时详细询问和搜集疾病表现于外的症状、体征，进行综合信息的病机分析，才能辨识证候的寒热真假。

第二节　寒火理论临证应用

一、脾阳虚"寒火"证辨证论治

脾处中宫，执中央以运四旁，脾阳虚衰，阴寒内盛，寒火上炎，则为口唇咽喉肿痛、生疮溃烂、口干舌燥、鼻衄、吐血、吞酸吐酸。寒火外窜，则为肌衄。寒火下迫，气化

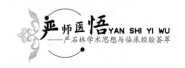

失司，则为尿黄便秘；血不归经，则为尿血便血。

（一）寒火上炎

1. 唇红肿痛

两唇属脾胃，临床上唇红肿痛，当属实火，应当兼见口渴喜冷饮、小便短黄、大便干结、舌红苔黄干燥等症。若是口不渴饮，或渴喜热饮，不喜生冷食物，小便清长，大便溏稀，舌淡红，苔淡黄滑腻，脉虚无力，则非实热，病性属寒。病机为脾阳虚衰，阴寒内盛，逼出中宫，虚阳上炎。治宜温中散寒，降火消肿。方药选附子理中汤加减。

清·郑钦安《医理真传·阳虚证问答》中有"问曰：病人两唇肿厚，色紫红，身大热，口渴喜热饮，午后畏寒，小便清长，大便溏泄，日二三次，脉无力者，何故？答曰：此脾胃之阳。竭于上也。……法宜扶中宫之阳，以收纳阳气为主，方宜附子理中汤。"又如清·谢心焕《得心集医案·下唇生疮》记载："詹盛林，冬月由远地言旋，沿途下唇燥裂，进而干痛，谓为霜风所侵，屡用猪膏涂润，而掣裂反增。质之医者，皆称风火，日与清凉之药，因而糜烂。至家就诊于余，许以一剂可效，再剂而痊，遂疏椒梅附桂连理汤去甘草，果验。"此下唇生疮，因受寒而发，用清凉药无效，口唇属脾，故为脾脏寒火，用桂附理中汤加温中散寒之花椒，辅以乌梅收敛，效如桴鼓。

2. 口疮溃烂

突然口腔生疮，红肿溃烂，多为心脾积热。若慢性复发性口疮，反复发作，口疮表面色白，周围发红，口渴，喜热饮，舌淡红，苔淡黄滑腻，脉细缓。虽有发热、疼痛等火热之象，用清火之法，愈清虚火愈旺。再用养阴清热之剂，更伤其阳。病机为脾阳虚衰，阴寒内盛，虚火煎熬。治法宜温暖脾阳，祛散寒气。方药用砂半理中汤或附子理中汤加减。如清·蒋保素《问斋医案·诸窍》曰："口糜日久不已，屡服苦寒无效，法当同气相求，衰之以属。制附子、炮姜炭、人参、白术、炙甘草。"口糜，即是口舌溃烂，屡用苦寒清热无效，说明不是心脾积热，而是脾阳虚衰，寒火上炎，故同气相求，热因热用，以附子理中汤获效。

3. 口渴舌燥

通常多由燥热伤津，津伤失濡所致。一般舌苔干燥，口干渴，饮水量多，渴喜冷饮才属于热。若是舌苔干燥，渴喜热饮，饮水量少，或渴不欲饮，病性属寒。痰饮病、水肿病常见此症。病机为中阳虚衰，气不化津，津不上承。治法宜温阳化饮，升津止渴。

方药用苓桂术甘汤加升麻、葛根、干姜。

某女性患者，36岁，2008年12月18日就诊。自诉白天晚上皆口干、口渴，饮水较多，唇干，视物模糊，手足发冷，小便黄，大便干，舌红苔薄，脉细。患者手足发冷，为脾中阳气虚衰不能温养四肢所致，中阳不足，气血不能化生，目窍失养，故视物模糊。津液运行障碍，不能向上濡润，则口干唇干，饮多不能解渴。大便干是阳虚推动无力。阳气衰惫，气化不行，津液久贮，故小便变黄。舌脉也皆为阳虚之象，故辨证为痰饮内停，津不上承。另选理中汤合苓桂术甘汤加减：桂枝15克，茯苓15克，生地15克，肉苁蓉15克，葛根15克，荷叶15克，桔梗15克，白术10克，西洋参10克，炮姜10克，升麻10克，知母10克，黄芪30克，甘草6克。患者服3剂后口干口渴大减，诸证好转。

又曾治疗一痰饮病患者，咳喘气逆，吐大量清稀泡沫痰，口中燥渴，频频思饮，饮水量多，愈热愈好，舌苔淡黄、干燥，初认为痰热壅肺，服大量清热化痰药无效。反复思量，方辨为寒，采用温化寒痰的苓甘五味姜辛半夏杏仁汤加桂枝治疗，口渴减少，黄燥苔逐渐消退，咳喘吐痰均见好转。

4. 吞酸吐酸

古人认为木曰曲直而作酸，肝胃郁热是引起吞酸吐酸的主要原因，故刘河间认为此症病机为热。但张景岳则认为有寒，他在《景岳全书·杂证谟·吞酸》中曰："且人之饮食在胃，惟速化为贵，若胃中阳气不衰，而健运如常，何酸之有？使火力不到，则其化必迟，食化既迟，则停积不行而为酸为腐，此酸即败之渐也。故凡病吞酸者，多见饮食不快，自食有不快，必渐至中满、痞隔、泄泻等证，岂非脾气不强，胃脘阳虚之病，而犹认为火，能无误乎？"充分说明寒可致吞酸吐酸。病机为脾阳虚衰，运迟食腐。治法宜温中散寒，运脾制酸。方药用黄芪建中汤加良姜、香附、煅瓦楞、煅牡蛎。

5. 鼻衄

临床大多鼻出血证，是由热盛逼血妄行所致，故治疗此证多用清热凉血止血药。但凡事不可一概而论，也有因寒而致者。表现为突然鼻中出血不止，血色深红，止压不停，口干不欲饮，头目眩晕，面色苍白，手足发凉，舌淡晦黯，脉象细微。一般病程较长，反复发作。

正如《方氏脉症正宗·鼻》曰："有凉衄者，衄出有期，或一月，或半月一发，皆因素受寒邪，致使气弱阴强，衄出时必带冷，或脑中热，出入喉中则凉，缘气弱不能收敛，脉必迟而稍有力。治宜益气分，温中，收敛。"方氏还特别评述时下弊病说："医家每见鼻衄，便以四物汤、六黄汤相继而用，及至不效，则以芩、连、栀、柏清之，误于寒衄者，出时更倍于前也。余于热者清之，寒者温之，皆应手取效。"病机为脾胃阳虚，寒火上逆。治法宜温中散寒，降火止血。方药用金匮柏叶汤（干姜、艾叶、侧柏叶）加黄芪、党参、炒蒲黄、附片。

如治某男性患者，34岁，鼻血反复发作，出血量多，已服清热凉血药多剂，当时稍减，停药又发，愈见加重。此次突然鼻中出血不止，血色深红，止压不停，口干不欲饮，头目眩晕，面色苍白，手足发凉，舌淡晦黯，脉象细微。从病程较长，面白肢凉，舌淡脉微，诊断为寒火上逆。选金匮柏叶汤（干姜、艾叶、侧柏叶）加黄芪、党参、炒蒲黄、附片，服后鼻血顿减。其后仍以原方去附片，加当归、阿胶，调理月余，鼻衄痊愈。

6.吐血

血自胃中从口而出称吐血，多为胃中积热或肝火犯胃所致。但吐血也可因寒引起，早在《金匮要略·惊悸吐衄下血胸满瘀血病脉证治》中就提出了虚寒性吐血的证治。如原文"吐血不止者，柏叶汤主之"。所谓吐血不止，系指使用寒凉药后仍然出血不止。患者当兼见面色萎黄，精神不振，吐血淡红或淡紫，胃脘隐痛，泛吐清水，口干喜热饮，舌质淡白，苔薄润，脉虚缓等表现。如《景岳全书·血证·吐血论治》说："所吐之血，色黑而暗，必停积失位之血，非由火逼而动也。或面白息微，脉见缓弱，身体清凉者，此必脾肾气虚，不能摄血而然，皆非火证。若用凉血之剂，必致殆矣。《三因方》云理中汤能止伤胃吐血，以其温中大能分理阴阳，安和胃气，故当用也。"病机为脾胃虚寒，寒火上迫。治法宜温中散寒，固摄止血。方药轻者可用侧柏叶汤或黄土汤，重者宜附子理中汤加减。柏叶汤，方中干姜温胃散寒，艾叶温经摄血，配合柏叶之苦以折上逆之势，是治疗中焦虚寒，寒火上逆引起吐血的有效方剂。

（二）寒火外窜

多见于肌衄，大多数肌衄是由热毒极盛、阴虚火旺和气不摄血所致。但也可见于气虚及阳，虚寒内盛，寒火外窜，血行错乱，溢出皮下而形成的阴癍。表现为全身皮下紫斑，血色紫黯，面色苍白，精神倦怠，腰膝酸软，畏寒肢冷，纳呆食少，心悸自汗，夜尿频多，舌淡胖，苔白滑，脉沉细无力。

《顾松元医镜·症方发明·虚劳》在论述其表现时说："其血必黑点，其色必㿠白，其身必清凉，其脉必微迟。"病机为脾肾阳虚，寒火外窜。治法宜温中散寒，补气摄血。方药用桂附理中汤加仙灵脾、补骨脂、黄芪、阿胶、白芍、煅牡蛎、五味子、三七。

如某女性患者，23岁，患原发性血小板减少性紫癜3年，曾用西药及归脾汤治疗，病情稳定一段时间后，再度复发。现见全身皮下紫斑，血色紫黯，面色苍白，精神倦怠，腰膝酸软，畏寒肢冷，纳呆食少，心悸自汗，夜尿2～3次，舌淡胖，苔白滑，脉沉细无力。辨证为脾肾阳虚，寒火外窜。治疗用桂附理中汤加仙灵脾、补骨脂、黄芪、阿胶、白芍、煅牡蛎、五味子、三七，服药12剂后，诸症好转，紫斑逐渐消退。效不更方，去煅牡蛎、五味子、三七，加当归、熟地，10倍原方剂量，研成细末，每服9克，日服2次，以巩固疗效。

（三）寒火下迫

1. 小便短黄

小便黄是诊断实热、湿热的重要体征。也可因寒湿内阻，阳气虚衰，阴寒内盛，小便郁久而色黄。如阴黄证，面色晦暗如烟熏，小便深黄，病性属寒；也有因脾阳虚衰，运化无力，小便停蓄膀胱过久，郁而发黄。表现为小便短少而黄，无灼热感，苔淡黄而滑，舌淡胖嫩，脉迟缓。病机为寒湿困脾，湿郁发黄。治法宜温中散寒，利湿通便。方药用茵陈理中汤或五苓散加减。

2. 大便秘结

便秘是实火常见的症状，也可因为脾肾气虚、阳虚失于推动，或阳虚阴寒内盛，寒凝津液所致，病性属寒。表现为大便秘结，少腹胀满冷痛，喜温喜按，舌淡，苔白滑，脉沉弦。病机为脾肾阳虚，失于推动，或阳虚寒盛，寒凝津停。

治法宜温补脾阳，攻下积冷。方药用《千金要方》温脾汤（人参、干姜、附子、大黄、甘草）治疗。

如某女性患者，65岁，大便干燥已3年，3～5天1次，无腹胀，无便意，但每次排便时，大便坚硬如羊屎，艰涩难排。前医视大便坚硬为热结，已服大量清热泻火通便药，服药则便解，停药则便结如故。兼见胃脘胀满，遇冷加重，常喜极热食物，打嗝，不思饮食，神疲困倦，苔白略腻，舌质淡红，脉微细。辨证为脾胃虚寒，用砂半理中汤加

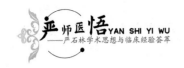

草果、厚朴、枳实、槟榔、广木香，服药 3 剂，大便已不结硬，排便也稍容易。连服
12 剂后，大便正常，诸症均有较大改善。

（四）血不归经

1. 大便下血

血自大便而下为便血。虽然胃中积热，肝气郁结，湿热蕴结均可引起大便下血，但
脾胃虚寒引起大便下血更为常见。表现为便血晦黯，先便后血，脘腹隐痛，饮食减少，
畏寒怕冷，四肢不温，舌淡苔白，脉细缓无力。如《金匮要略·惊悸吐衄下血胸满瘀血
病脉证治》云："下血，先便后血，此远血也，黄土汤主之。"此因病久体弱，劳倦过度，
过食生冷，损伤脾阳，出血较远，血色紫黯。病机为脾胃阳虚，阴寒内盛，寒火下迫，
脾失统摄，血从下溢。治法宜温阳健脾，固涩止血。方药用黄土汤与归脾汤，两者均有
止血作用，但归脾汤只适用于气虚不能摄血之证，阳气虚衰，寒火下逼所致的便血，必须
使用温中散寒的黄土汤方能奏效。

如某男性患者，37 岁，患慢性非特异性结肠炎 3 年余，大便溏稀，下脓血黏液便，
血色淡红，日 4～6 次，形体消瘦，畏寒肢冷，小腹隐痛，喜温，不喜冷饮，舌淡苔薄，
脉细迟缓。用黄土汤加赤石脂、肉豆蔻，服药 10 剂后，腹痛缓解，大便 2 次，脓血黏液
便大减。继后用理中汤加减，33 剂后告愈。

《医理真传·杂问》进一步指出："阳虚之人，下血如注，是下焦之阳不足，而不能统
摄也。……阳虚之下血，宜培中下之阳，方用四逆汤，理中汤。"充分阐述了阳虚，无论
脾阳还是肾阳虚衰，阴寒内盛，寒火下迫，气不摄血均可引起大便下血。

2. 小便尿血

小便下血，为尿血。热迫膀胱，损伤血络，则小便频数，灼热疼痛，短少黄赤，甚则
尿血鲜红，则为热淋。临床亦可见到寒火下迫而致尿血者。血尿反复发作，面容苍白，形
体消瘦，神疲乏力，胃脘隐痛，纳呆食少，腰膝酸软，畏寒肢冷，舌淡苔白，脉沉细无力。

如《医理真传·杂问》曰："不痛则为尿血，多由脾中之阳，不能统摄脾中之阴"。
并提出"法宜理中汤加桂圆，或甘草干姜汤加五味"作为方药。不仅阐明脾阳虚衰可致
尿血，而且提出具体的治法和方药，验之临床，有较好的疗效。病机为脾肾阳虚，寒火
下迫。治法宜温补脾肾，固摄止血。方药用理中汤合右归丸，去当归、鹿角胶，改为鹿

角霜，加艾叶、益母草、炒蒲黄^{（包煎）}。

曾治一姓郑的患者，30多岁时患血尿，经西医多种检查，不明原因，并已使用大量抗生素治疗，血尿反复发作，面容苍白，形体消瘦，神疲乏力，胃脘隐痛，纳呆食少，腰膝酸软，畏寒肢冷，舌淡苔白，脉沉细无力。诊断为脾肾阳虚，寒火下迫。用理中汤合右归丸，去当归，鹿角胶改为鹿角霜，加艾叶、益母草、炒蒲黄^{（包煎）}，服药8剂，尿血则止。为防止复发，将原方10剂，共研为细末，每服10克，日2次，坚持服完，至今60余岁，从未复发。

二、阳虚口苦病机探讨及临证应用

自《内经》提出肝胆之热上溢是形成口苦的主要病机之后，后世医家，无论是时邪热病还是内伤杂病，论及口苦时都从热治[1]。其实从宋代开始已有人提出"口苦不尽属热"的观点。如《太平圣惠方·治胆虚冷诸方》云："夫胆合于肝，……若虚则生寒，寒则恐畏，不能独卧，其气上溢，头眩口苦，……是为胆虚寒之候也。"其后《圣济总录·胆门》又云："治胆虚生寒，气溢胸膈，头眩口苦，常喜太息，多呕宿水，天雄丸方。"倡议用温补肝肾的天雄散进行治疗，开创口苦从虚寒论治的先河。明代善用温补药的一代大师张景岳更明确提出口苦"未必悉由心火"，应力戒"寒凉"（《景岳全书·杂证谟·口舌证》）。现代期刊上也有不少口苦不尽属热的报道[2][3]。总之，口苦可由肝、胆、脾、肾等脏腑虚寒所致，治宜温补，处方可选用吴茱萸汤、暖肝煎、桂附理中汤、四逆汤、右归丸等加减。说明选用姜桂附等温热药治疗口苦是前贤由临床实践总结而形成的经验。

现通过严师运用温热药治疗脾肾阳虚引起口苦的病案，介绍严师对温热药治疗口苦的病机实质的探讨及临床经验。

（一）临床病案

1. 脾胃虚寒

某男性患者，43岁，2006年5月27日前来就诊。自诉夜半口干口苦，饮温热水少量即止，且胃脘隐痛，喜暖喜按，不能冷食，食后疼痛加重，入夜鼻塞不通，夜尿1次，

① 柯梦笔. 口苦说异［J］. 中医杂志，1995，36（9）：568-569.
② 潘海燕，吴荣华. 口苦之非热辨［J］. 河北中医，2007，29（6）：520-521.
③ 刘恒太. 口苦不尽属热［J］. 黑龙江中医药，1996（4）：38.

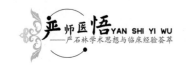

大便干，舌淡红，苔白腻，右脉弦，左脉微细。脾胃虚寒之人，到了夜半，阳气初生之时，温煦蒸腾之力最弱，不能蒸腾津液上承，则口干口苦加重；由于津液未伤，故欲饮温水，但量不多；夜半属阴，故鼻塞在入夜后会表现得更加明显；患者胃脘隐痛喜暖，不能冷食，为脾（胃）阳虚的典型表现；大便干是脾胃阳气虚，推动乏力，便行迟缓所致，故辨证为脾胃虚寒，胆气上逆。治法为补脾健运，温胃降胆。处方以砂半理中汤加减：党参30克，法半夏、广木香、桂枝、桔梗、枳壳、草果各15克，陈皮、白术、干姜各10克，砂仁、甘草各6克。患者服药3剂后，自诉口干苦症状明显减轻，后续服砂半理中汤加减而痊愈。

2. 脾肾阳虚

某女性患者，53岁，2009年3月3日初诊。患者去年开始出现早晨口苦、吐苦水等症状。用清胃泻火方药，效果不显。就诊时见患者有胃脘痞满，晚上反胀，打嗝，进食量少，早晨口苦，吐苦水，不能吃酸甜和偏冷的食物，手足冷，腰冷，大便干，2天一次，苔少舌红，脉细等表现。辨证为脾肾阳虚，胆胃气逆。治法为温补脾肾，和胃降胆。方选附子理中汤加减。附片(先煎)15克，党参30克，白术、草豆蔻、陈皮各10克，广木香、厚朴、枳壳、台乌各15克，干姜、砂仁、甘草各6克，服10剂。2009年3月17日复诊，口苦略有改善。胃脘痞满，晚上反胀，打嗝等症状明显改善，但腰冷仍较明显。辨证治疗初见成效，继用原方，附片增加为30克，再加肉苁蓉15克，又服8剂。2009年3月29日三诊时，口苦症状完全消失，晚上胃脘已不反饱作胀，手足、腰部已不怕冷，大便正常，疗效十分显著。唯胃脘略有胀满，继续用原方加减以善其后。

3. 肾经寒湿

某女性患者，59岁，2008年10月7日初诊。患者以两大腿外侧皮肤疼痛为主诉求治，问诊时发现口苦，小便偏黄，大便干燥，初步诊断考虑为湿热阻滞经络。当深入调查时，发现患者进食冷的食物时口苦明显加重，且平素怕冷，冬天四肢尤甚，又见舌淡苔薄、脉微细等表现。细思其中口苦，若为火热上炎，不会畏惧冷食，应是肾阳虚衰，水不涵木，胆气不降，反而上溢所致；小便黄是肾阳虚，膀胱气化不行，小便滞留过久引起；大便干是肾阳虚，推动无力所致，最后才辨证为肾经寒湿。治法为温肾散寒除湿。方选甘草附子汤。药用附片(先煎)、桂枝、白术、川牛膝、白芍、木瓜、威灵仙、独活各15克，苡仁30克，当归、防风各10克，细辛、甘草6克，服药8剂。2008年10月21日复诊时，虽两侧大腿皮肤疼痛略有所减轻，口苦的症状却明显减轻，深感温阳药对治疗阳虚型口苦疗效显著。善后治疗，坚持原方加减，口苦得以痊愈。

（二）阳虚口苦的病机

口苦为火象，为何能用温热药治疗取效？病机何在？《素问·奇病论》云："病口苦，……岐伯曰：病名曰胆瘅。"马莳注曰："此病乃胆气之热也。"提出口苦的基本病机是胆气上逆。胆为苦味，气逆于口，苦味由生。胆气以下降为顺，不仅热性上炎，可使胆气上溢于口而见苦味，但凡能导致胆气上逆者，均可引起口苦发生。脾胃为气机升降的枢纽，肝随脾升，胆随胃降，脾胃阳虚，升降失调，胃气上逆，可致胆气上逆而见苦味；肾阳虚衰，水不涵木，阴盛于下，阳浮于上，寒火上炎，带动胆气上逆，也可引起口中作苦。脾肾阳虚，阴寒内盛，故当用温热药治疗。

（三）热药治疗口苦的启示

附子、干姜、桂枝或肉桂，均为温热药物，主治虚寒病证，这是颠扑不破的客观规律。严师认为，上述医案，乍看好像温热药亦能治口苦口干等热证，违背热药疗寒的客观规律，实际并非如此，因为温热药本身并不能治疗热证，相反，误用后会火上加油，后患无穷。其中关键在于口苦口干是否一定主热证，涉及如何辨识证候这一核心的问题。口苦口干是个症状，它是疾病在外的表象，具有既可反映病证本质，又可以假象出现，掩盖证候本质的双重属性。也就是说，口苦口干是证候外在的表象之一，不一定是证候本质的反映。因此，不能凡见口苦口干，就判断为热证。其实，寒证也可见到如发热、面红、口干、口渴、口苦、口臭、尿黄、便秘等许多热象，对这一系列症状、体征，必须通过全面分析患者的所有表现，包括舌象、脉象、病史、治疗经过和各种反馈信息，做出综合的判断，才能辨别证候的本质。

编者按：严师指出，临床不能见到口干、口苦、口臭就辨证为热。应当进一步追问饮水量多还是量少，喜冷饮还是热饮，饮后有无不适，发作的时间是白天、晚上还是夜半，这些对辨口干苦臭的性质很有价值。如口干、口苦、口臭主热者，饮水量多，饮之为快；喜饮冷水，欲处冷地；或口苦，舌上有麻辣感；或口苦，口中伴有臭秽。口干、口苦、口臭主寒者，口干渴而不思饮，或饮水不多，或仅饮水润口；喜热饮，越热越好，甚至喜饮沸水，不能进食冷的食物；白天不渴或不甚渴，夜半后口干、口苦、口臭明显，

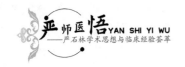

甚至皲裂，但饮水很少，天明则减轻；或口苦而咸涩多涎；或口多清水。

常规情况下，见到患者有口干、口苦、口臭等表现，若患者兼有大量热象可考虑为热证，或为实热（包括湿热），或为虚热。若患者兼有大量寒象，则不一定主热证。此时应注意询问患者平素体质和治疗反馈的信息。若患者体质偏阳虚，或患者已辗转经过多位医生治疗，或已服过大量清热（包括抗感染类）药物，为慢性疑难病证，即使见到患者苔黄、舌暗红、脉数等热象，也应考虑为寒火证。

总之，单凭口干、口苦、口臭等症状的本身并不能判断证候寒热的属性。必须与其他症状、舌、脉、发病原因、环境、禀赋、体质、治疗经过，四诊合参，经过辨证思维，分析、综合、概括后才能做出正确的判断。

三、肾阳虚"寒火"证辨证论治

肾阳对人体起温煦、激发和推动的作用，是全身阳气的根本。肾阳虚衰，温煦失职，阴寒内盛，则会引起阴阳格拒的病机变化[①]。拒格的阳气可向上浮越，向外浮张，引起格阳、戴阳等证，浮阳郁积之处，可引起各种热象，此为典型的"寒火"表现。肾司二便，肾阳有蒸腾气化的作用。肾阳虚，气化失司，津气不行，也可使二便闭塞，表现出下焦"寒火"之证。

（一）虚阳外浮，身发大热

肾阳虚衰，内外拒格，阳气外浮，可表现为身发大热。身发大热一般多见于温病气分、营分等实火病证，表现为壮热气粗、蒸蒸汗出、口渴饮冷、面红目赤、舌红苔黄燥、脉洪大等症状。但身发高热也可见于寒火证，如阴寒内盛，阳气外浮，浮阳在表，气有余而身发大热。此种身热并不喜冷，反而欲盖衣被，兼见四肢逆冷、口淡不渴、小便清长、大便溏稀、舌淡胖、苔白滑、脉沉弱等症状，属真寒假热中的格阳证，宜用四逆汤回阳救逆。

病例：某男性患者，56 岁，高热 11 天，体温 39.5 ℃，白细胞 11×10^9/L，中性粒细

---

① 周振诚. 引火归原的认识及临床实践［J］. 甘肃中医学院学报，1999，16（1）：42-43.

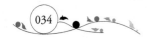

胞 80%，已使用大量抗感染药，高热仍然持续不退。就诊时触及周身皮肤灼热，但无头身疼痛、鼻塞流清涕等外感表证表现，不恶热，面色不红，口干不欲饮水，手足发冷，脚冰凉，小便清，大便略干，舌质胖嫩，苔白滑，脉微细。综合全身主要表现为寒象，又有用过大量苦寒抗感染药等病史，诊断为阴盛格阳，虚阳外浮。治宜温阳散寒，回阳救逆。方选《伤寒论》四逆汤。组方：制附子^(先煎)30 克、干姜 10 克、炙甘草 10 克，服药 2 剂后高热渐退，肢冷渐回。原方制附子减为 20 克，再服 2 剂，诸证若失，血常规已恢复正常。此类高热，必须是已用清热解毒或大量抗感染药，久治不愈，而且要有足够的寒象为根据，方可辨证为虚阳外浮的"寒火"证。

（二）虚阳上越

肾阳虚衰，上下拒格，虚阳上浮，可引起头面部的许多"寒火"证。

1. 面红如妆

大多为风火热毒等实火所致。也可因为阴盛于下，阳浮于上，虚阳上扰，面部血络充盈而见此证。如《伤寒论·辨少阴脉病证并治》说："少阴病，下利清谷，里寒外热，手足厥逆，脉微欲绝，身反不恶寒，其人面色赤。"这是下真寒上假热所致的戴阳证，面红赤则是寒火引起，宜用白通汤、通脉四逆汤治疗。

如《赵守真治验回忆录》大汗亡阳案：男，45 岁。久患疟疾，突发高热，误用麻桂发汗，大汗不止，身不厥冷而外热愈炽，蜷卧畏寒，厚被自温，不欲露手足，声低息短，不能言语，神衰色惨，面色红赤，舌白润无苔，脉数大无力。此乃大汗亡阳，阴寒内盛，虚阳浮越，属戴阳之证，用大剂茯苓四逆汤回阳救逆。组方：茯苓 25 克、生附子 18 克、干姜 15 克、野山参^(另蒸兑)12 克，另加童便半杯冲服。每日夜进 3 剂，午夜发生烦躁，随即热退汗止，面色不红，次日口能言，声低不续，后用十全大补汤加补骨脂、益智仁、巴戟天、杜仲温补气血肾阳，治疗半个月而痊愈。

2. 头痛眩晕

常见于高血压病患者，病机属肝火上炎或肝阳上亢，大多数认为因火而致。但亦有部分病例是因脾肾阳虚，气化不行，水湿内停，水气上犯清阳之位，头窍失养；或因脾肾阳虚，阴寒内盛，阳气温运推动无力，寒凝血瘀，血失上养所致。无论水气痰湿停留，或寒凝血瘀，外周阻力增加，都会引起高血压病的发生。此类头痛眩晕是因寒盛而致，

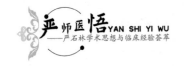

故属寒火，当温阳散寒，宜用真武汤之类方剂治疗。

病例：患者长期患高血压病，头痛已5年，迄今头部仍隐隐作痛，时作时止，常畏寒，喜戴厚帽，头痛喜热敷，同时伴见眩晕，严重时可出现几秒钟头晕眼黑，但从未昏倒，形体偏胖，形寒肢冷，小便清长，大便溏稀，舌白润无苔，脉细数无力，两尺脉尤虚。因长期血压偏高，头痛眩晕，误诊为肝阳上亢，服天麻钩藤饮、镇肝熄风汤无效。脉证合参，此头痛眩晕为肾阳虚衰，阴寒内盛，寒火上冲所致。当重用温阳散寒之剂，拟白通汤加减。组方：附子^{（先煎）}60克、干姜15克、甘草10克、葱白连根5枚，令服3剂。自觉全身寒冷消失，头痛眩晕大减，血压并无升高。后用金匮肾气丸长服，血压虽未治愈，但头痛眩晕再未复发。

3. 齿衄牙痛

齿衄是指牙齿缝隙流血，牙痛是指牙龈肿痛，二者多因火热而成，但也有因寒火而起者。如清·郑钦安《医理真传·阴虚症门问答》提问说："满口齿缝流血不止，上下牙齿肿痛，口流清水不止，下身畏寒，烤火亦不觉得热者，何故？"上见齿缝流血、牙齿疼痛等典型热象，下见下肢明显寒冷、烤火不暖等寒象，极易误诊为寒热错杂之候。所以郑钦安在回答中强调："此肾中之真阳欲绝，不能统肾中之血液也。"说明此为真寒假热之证，是肾阳虚衰，阴盛于下，阳浮于上，虚火上扰，迫血妄行所致。故不能既清火又散寒，宜投大剂四逆汤，温散寒火，齿衄牙痛自愈。

4. 鼻衄出血

临床大多鼻出血症，是由热盛逼血妄行所致，故治疗此证多用清热凉血止血药。但凡事不可一概而论，也有因寒火而致者，病机仍是阴盛于下，阳浮于上，虚阳上扰血络，逼血妄行。故不能因见鼻中出血一证，寒热不辨，则认为是热，而施清热凉血止血之剂，贻误治疗。

病例：某女性患者，45岁，反复鼻出血半年，淋漓不已，遇冷则出血次数增加，面色淡白，气短声低，下肢寒冷，舌质淡白，苔薄白，脉微细，一派阳虚之象，服四逆汤2剂，则鼻衄停止。

5. 咽喉疼痛

一般的咽喉肿痛是肺胃热毒壅盛所致。若咽喉淡红不肿，微痛反复发作，喉干喜热饮，则是因肾阳虚衰，阳虚火浮所致。此属寒火，宜用四逆汤温阳散寒进行治疗。

病例：某女性患者，21 岁，自觉咽喉疼痛，有黏痰咳吐不出 5 年。检查咽部呈暗红色，咽后壁滤泡增生、晶莹透亮，舌质偏红，苔黄厚，脉细数。此为久病入络，痰瘀互结，郁而化热。用化痰活血，清热散结法。选三香汤加莪术、浙贝母、赤芍、牡蛎、夏枯草。服药 3 剂后，咽中痰阻、异物感轻。以前方加减再治，则病情反复。后见畏寒、动则汗出、腰痛、不喜冷饮、面色㿠白等肾阳虚之象，故以温补肾阳法，改用四逆汤合半夏散及汤加味。组方：附片（先煎）、半夏、茯苓、桂枝、白芍各 15 克，桔梗 12 克，陈皮 10 克，干姜、甘草各 6 克。连服 6 剂，咽痛大减，滤泡及异物感消退，畏寒大有改善。

6. 烦躁不宁

热扰心神、神志不安是引起本证的主要原因，实火虚火均可引起。张仲景在少阴病中所论述的烦躁不宁，则不是热邪扰心，而是心阳虚衰，阳气欲脱，心神失养，神志不宁所致。故用四逆汤回阳救逆，益气养神，心神自安，烦躁得除。

7. 唇赤如朱

口唇深红，多为脾火上冲，属实火证。若是口不渴饮，或渴喜热饮，不喜生冷食物，小便清长，大便溏稀，苔淡黄滑腻，舌淡红，脉虚无力，为肾阳虚衰，不能温脾暖土，阴寒盛于中，逼迫中宫虚阳上逆于唇，阳郁之处，脾窍口唇则发红赤。

治宜温肾暖脾、降火消肿，方药选附子理中汤加减。清·郑钦安《医理真传·阳虚证问答》："问曰：病人两唇肿厚，色紫红，身大热，口渴喜热饮，午后畏寒，小便清长，大便溏泄，日二三次，脉无力者，何故？答曰：此脾胃之阳，竭于上也……法宜扶中宫之阳，以收纳阳气为主，方宜附子理中汤。"

8. 口臭

口臭是指口中发出秽臭难闻的口气。清·吴谦《医宗金鉴·口舌证治》曰："口出气臭，则为胃热。"清·沈金鳌《杂病源流犀烛·口齿唇舌病源流》亦说："口臭者，胃热也。"臭为火之气，可见多数人认为口臭关键在于"热"[①]。临床辨治多用清热泻火之法。但在慢性疑难病证中，口臭绝非仅为热证。如《景岳全书·杂证谟·口舌》云："口臭虽由胃火，而亦有非火之异。"近代温热派的开创者郑钦安在《医理真传·阳虚症门问答》中云："病人口忽极臭，舌微黄而润滑，不思水饮，身重欲寐者何故？答曰：……口虽极

---

① 冯文林，伍海涛．口臭证治浅析［J］．浙江中医药大学学报，2006，30（6）：604-606．

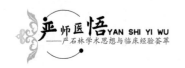

臭，无胃火可凭；舌虽微黄，津液不竭，无实火可据；不思水饮，身重欲寐，明系阴盛逼出真火之精气，有脱之之意。"明确提出口臭的病机是阴寒内盛，水极似火，治宜温补命门。方选理中汤、附子理中汤、四逆汤加减。

病例： 如滕氏[①]治疗某患者口臭，伴嘴唇干燥20余年，下肢冰冷，舌苔正常，脉弦细弱。此乃病程迁延不愈，元阴元阳受损，肾火上浮，出现下真寒而上假热的证候，看似胃火，实属虚阳上越。治以引火归原法，药用制附片4.5克、肉桂粉[（吞服）]1.2克、炮姜3克、姜川连0.6克、阿胶珠6克、炒当归9克、白芍9克、川石斛12克、麦门冬9克、云茯苓9克。服药4剂，口臭见减，原方制附片改为9克，肉桂粉改为1.5克，服10剂，诸症悉平。乃宗原方15倍量，加川断90克、木瓜135克、枸杞135克、菟丝子120克、炙甘草24克、炙黄芪120克、大枣30枚，如法熬成膏滋药，每日2次，每次1匙，开水冲服，以巩固疗效。

（三）阴寒下结

1. 大便秘结

大多数便秘是因热所致，也可由肾阳虚衰，推动无力，大便行迟，或阴寒内盛，寒凝冰伏，使大便干结坚硬如冰，引起便秘。《医贯·大便不通》说："冷秘者，冷气横于胃肠，凝阴固结，津液不通，胃气闭塞，其人肠内气攻，喜热恶冷，宜以八味地黄丸料大剂煎之"，则是阐述了肾阳虚衰、阴寒下结引起便秘的病机和治疗。此类便秘本质为寒，但大便干结，临床上常被误诊为火，称为下焦"寒火"证。

病例：《景岳全书·便结·阴结新案》"朱翰林太夫人，年近七旬，于五月时，偶因一跌，即致寒热。群医为之滋阴清火，其势日甚。及余诊之，见其六脉无力，虽头面上身有热，而口则不渴，且足冷至股。余曰：此阴虚受邪，非跌之为病，实阴证也。遂以理阴煎加人参、柴胡，二剂而热退，日进粥食二三碗。而大便以半月不通，腹且渐胀，咸以为虑，群议燥结为火，复欲用清凉等剂。余坚执不从，谓其如此之脉，如此之年，如此之足冷，若再一清火，其原必败，不可为矣。《经》曰：肾恶燥，急食辛以润之，正此谓也。乃以前药更加姜、附，倍用人参、当归，数剂而便即通，胀即退，日渐复原矣。"

---

① 滕久祥．口腔异味临证变法治疗体会［J］．湖南中医杂志，1994，10（5）：32-33.

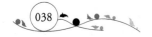

2. 小便黄赤

黄赤或为实热伤津，或为阴液亏损，化源不足，小便短少黄赤；或为湿热阻碍，膀胱气化失司，小便频急黄赤。临床上见到小便黄赤多从实火、阴虚、湿热辨证，但临床辨证并非如此简单。何梦瑶《医述·溺黄赤》早就引用张景岳的论述警示后学说："凡小便，人但见其黄，便谓是火。不知人逢劳倦，小水即黄；焦思多虑，小水亦黄；泻痢不期，小水亦黄；酒色伤阴，小水亦黄。使非有痛淋热证相兼，不可因黄便谓之火，余见逼枯汁毙人者多矣。"说明引起小便黄赤的原因十分复杂，并非皆属热证。因肾阳虚衰，阴寒内盛，气化不行，水津蓄结，时日过久，使小便变成黄色。如《辨证录·小便不通》说："人有小便闭结，点滴不通，小腹作胀，然而不痛，上焦无烦燥之形，胸中无闷乱之状，口不渴，舌不干，人以为膀胱之水闭也，孰知是命门之火衰乎。……人见其闭，错疑是膀胱之火，及用寒剂，愈损命门之火，治法必须助命门之火。……方用八味地黄汤。"其中小便闭结，日久不出，色必深黄，是命门火衰，阴寒下盛，气化不行，水津蓄结所致。本质为寒，亦常被误诊为火热。

病例： 某女性患者，47岁。平素阳气虚弱，易反复感冒。时值春天，半个月前，气候突然反暖还寒，感冒再度复发。现感冒症状虽去，然而小便不利、点滴黄赤已5天，服五苓、八正等方，俱不效，不能行走，仰卧于床，小腹胀痛难忍，舌淡苔薄，脉迟而有力。此为平素阳虚，风寒乘虚而入膀胱之腑，寒气留结，膀胱气化失司。治用干姜、附子^(先煎)、槟榔、牛膝、枳实、青皮、台乌、赤茯苓、车前子^(包煎)，温肾散寒，行气通便。药进半日，腹内鸣响，小便即刻畅通，清长而下，病情大减。

四、辨治肾阳虚"寒火"证病例探究

严师首倡"寒火"理论，认为寒证、热证每一个辨证要素都具有表现本质和假象的双重意义，提出"阴证似阳论寒火－热象主寒证""阳证似阴论热证－寒象主热证"的重要论述。肾阳虚"寒火"证属于阳虚火浮范畴[1]，但绝非阴虚火旺，容易误诊，耽误病情。现就严师辨肾阳虚"寒火"证的治疗经验做一介绍，探微索隐，以求提高临床辨证水平。

---

[1] 刘长波，黄春林. 阳（气）虚火动病机浅说 [J]. 广州中医学院学报，1995，12（3）：43-45.

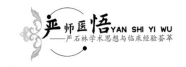
（一）病案举例

某女性患者，37 岁，成都市人，2013 年 8 月 8 日初诊。主诉：面红、唇红、口干、口臭、牙龈肿痛 3 月余，加重 1 周。现病史：近 3 个月来面红、唇红、口干、口臭、牙龈肿痛等症较为突出，1 周前在成都某医院五官科检查，未发现明确原因。伴腰酸胀，腰足膝冷，易疲倦，情绪急躁，月经提前、初期不畅、淋漓不尽，食纳稍差，起则头昏，大便溏稀，尿黄，舌尖暗红夹瘀点、苔黄而干，脉细弱等症。

该病例诊治分为三个阶段。初诊时患者表现一派热象，辨证为肝胃郁热兼气血不足。治用疏肝清热、益气养血，选丹栀逍遥散加生地黄、益母草、黄芪、党参、旱莲草为基础方。先后在原方基础选用艾叶、枳壳、补骨脂、续断、菟丝子、小茴香、台乌、女贞子等药加减调治 1 月余，面红、唇红、口干、口臭、牙痛、尿黄症状均未明显改善。

诊治第二阶段，2013 年 9 月 12 日：面红、口干、口臭、牙痛、唇红等症状仍然存在，但因患者就诊时以月经紊乱为主诉，症见经期提前，量少，淋漓不尽，每次持续 10 天左右，白带清稀，量多，晨起腰胀痛酸冷，经前乳房胀痛减轻，脱发，咽中有痰，早晨痰色灰黑，尿频、微黄，舌尖暗红夹瘀点，苔薄黄，脉弦细等表现。故辨证改变为心脾气血两虚兼阳虚，治宜益气健脾温阳。选用归脾汤加鹿角胶（冲服）、菟丝子、炒蒲黄（包煎）、益母草、仙鹤草、淮山药为基础方，先后在原方基础选用生地黄、白芍、柴胡、枳壳、丹参、艾叶、杜仲、续断、益智仁等加减调治又达 1 个多月，除月经淋漓不尽有所改善外，面红、口干、口臭、唇红、牙痛、尿黄等症状仍未见明显好转。

诊治第三阶段，2013 年 11 月 7 日：就诊时患者突然悲痛不已，哭泣述说，由于口臭、四肢冰冷，受到丈夫嫌弃，思想压力很大。经过详细诊察，发现患者面色嫩红鲜艳，唇红，晨起口干苦，口臭，心烦，牙龈肿痛，月经提前，量少，淋漓不尽，左乳房胀痛，小腹冷，腰冷胀，四肢关节冰冷，劳累后加重，大便溏稀，完谷不化，足凉，夜尿 2 到 3 次，舌尖暗红夹瘀点，苔黄，脉细弱。辨证属肾阳虚，虚火上浮。治宜温阳散寒，引火归原。选右归丸合潜阳丹加减：肉桂 10 克，制附片（先煎 40 分钟）20 克，生地黄 30 克，当归 12 克，山茱萸 15 克，怀牛膝 15 克，炒蒲黄（包煎）15 克，益母草 15 克，仙鹤草 30 克，鹿角胶（烊化）15 克，黄柏 15 克，龟板（先煎）15 克，柴胡 15 克，白芍 18 克，甘草 6 克。4 剂。2013 年 11 月 14 日复诊：面红明显减轻，口干苦、口臭、牙龈痛消失；月经淋漓、乳房胀痛、腰冷痛、足膝冷明显减轻，小便颜色正常，大便时溏，夜尿 1 次，已不脱发，病情大有好转。效不更方，继续服用，以巩固治疗。

（二）案例解析

1. 辨证过程

本病例属疑难病证，极易误诊。初诊因患者表现面红、唇红、口干、口臭、情绪急躁，牙龈肿痛、尿黄、舌红、苔黄干，纯属一派热象，根据常规，毫不犹豫地诊断为肝胃郁热。以疏肝、清热为主，较长时间用丹栀逍遥散加减治疗，效果不太显著。继后复诊时又着眼于患者月经提前、量少、淋漓不尽，左乳房胀痛，辨为肝郁、气不摄血，而从疏肝、补气摄血论治，用归脾汤加减，效果也不理想。仔细思考才发现，患者表面上热象虽然十分突出，把诊断思维引向热象必主热证的定势，而漏掉对其他症状、体征的调查。第二阶段，虽然认识到患者有气不摄血的病机，但并未深入追究为什么会引起气机下陷，故仍未抓住病机要害。

后经过详细诊察，才发现患者还有小腹冷、腰冷胀、四肢关节冰冷、足冷、大便溏稀、完谷不化、夜尿 2 ～ 3 次等虚寒之症，经过反复推敲，才确定本质为寒，上下热象均属虚假，方选用右归丸合潜阳丹加减治疗，经过前后近 2 个月未治疗好转的疑难杂症，仅仅服药短短 1 周而获奇效。

从病机方面分析，初期头面部表现的诸多热象，是肾阳虚衰，阴寒内盛，阴盛格阳，虚阳上越所致。正如张锡纯《医学衷中参西录·论火不归原治法》曰："气海元阳大虚，其下焦又积有沉寒锢冷，逼迫元阳如火之将灭，而其焰转上窜者"。此热象并非真热之症，实为真寒假热之证候，故用清热药物治疗效果不显。第二阶段，其原因应归咎脾肾阳虚，阴盛于中，虚阳不能升清于上，反而下降，出现"寒火"下迫，引起月经淋漓及小便色黄等症状。虽然在下出现热象，实为阴寒内盛之症。

概括而言，患者出现的上下热象，均为假象，严师称之为"寒火"，实为肾阳虚衰，虚阳上浮与下迫所致，正如《景岳全书·杂证谟·论虚火》中所言："一曰阳戴于上，而见于头面咽喉之间者，此其上虽热而下则寒，所谓无根之火也；二曰阳浮于外，而发于皮肤肌肉之间者，此其外虽热内则寒，所谓格阳之火也；三曰阳陷于下，而见于便溺二阴之间者，此其下虽热而中则寒，所谓失位之火也。"故最后从寒论治而收桴鼓之效。

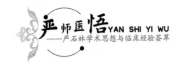
2. 病机及鉴别诊断探讨

"寒火"有虚实之分。实证多是感受寒邪，寒凝血郁所致。血郁之处，血色外现，郁而生热，易表现红、热等热象，阴证似阳；虚证多因阳气损伤，或为脾胃虚寒，或为肾阳虚衰，阴寒内盛，阳虚火浮，因此严师提出：寒邪侵袭，脾阳不足，肾阳虚衰是形成寒火的三大病机。"寒火"外表一派火热的症状，如见身热、面赤、头痛、眩晕、牙痛、齿衄、鼻衄、咽痛、烦躁、小便黄赤、大便干结、脉数等表现，但本质非热，而是由寒所致。清代名医郑钦安云："阳气过衰，阴气过盛，而阴中一线之元阳，势必随阴气而上行"，虽表现出火热之象，实为假热，治宜温阳散寒，采用温热药治疗。

本病例病机特点：开始把面红、口臭、牙痛、口干、尿黄、月经淋漓下血、舌红、苔黄等一派热象诊断为热证，而用清热泻火的方法治疗，犯了简单、粗糙的错误。其后将两个阶段综合概括，才将这上下热象合而为一，诊断为寒火上浮和下迫所致，此乃本病辨证症结所在，如《伤寒论·辨少阴脉病证并治》说："少阴病，下利清谷，里寒外热，手足厥逆，脉微欲绝，身反不恶寒，其人面色赤"。又如《辨证录·小便不通》说："人有小便闭结，点滴不通，小腹作胀，然而不痛，上焦无烦燥之形，胸中无闷乱之状，口不渴，舌不干，人以为膀胱之水闭也，孰知是命门之火衰乎……人见其闭，错疑是膀胱之火，及用寒剂，愈损命门之火，治法必须助命门之火……方用八味地黄汤"。由于辨证准确，疗效自然显著。

本病例鉴别诊断：患者上见面红、口臭、牙龈肿痛、口干、舌尖红、小便微黄等典型热象，下见腰痛、小腹冷、四肢逆冷、大便完谷不化等寒象，极易误诊为寒热错杂之候。寒热错杂应为上有真热下有真寒的证候。但本病案头面所见热象是肾阳虚衰，阴寒内盛，格阳于上，虚阳上浮而出现的上部假热之象，下部虽见肾阳虚，温煦失职等真寒表现，但不属寒热错杂，而应诊断为阴盛于下，阳浮于上的真寒假热之证。治疗不能用清火散寒之品，而宜温散寒火。真寒假热的证候，因其本质为寒，表现出假热之征象，若用寒凉泻火之药更伤及人体的阳气，导致病情迁延难愈，最终发展成慢性疑难病证。因此临床中当须细辨，以免贻误病情。

3. 方药分析

第三阶段处方中以肉桂、制附片、鹿角胶为君，温肾益气，壮盛命门真阳，收引火归原之效。白芍、山茱萸、龟板滋阴益肾，填精补髓，与桂、附、鹿胶相伍有"阴中求阳"

之功，共为臣药。怀牛膝、生地黄、当归、黄柏、柴胡、蒲黄、益母草、仙鹤草为佐，怀牛膝补肾固摄，以防经血下脱；生地黄、当归收敛止血；炒蒲黄、益母草、仙鹤草止血不留瘀；黄柏清虚热，降上炎之寒火，柴胡升清气，举下陷之寒火。诸药合用，温阳散寒，引火归原，使上炎下迫之虚火复归本位，虚假寒火平息，疑难痼疾得除。

综上所述，临床中见到性质偏热的症状，虽然大多为诊断热证的主要依据，但热象也可以假象出现，掩盖疾病本质，其本质为寒，此乃寒象主热，则真寒假热。真寒假热证的主要病机是阴盛格阳。一般阴盛格阳是指阴寒偏盛至极，壅闭于内，逼迫阳气浮越于外，而相互拒格的一种病理状态[①]。中医教材中，凡是提到阴盛格阳所引起的真寒假热证候，都是指阴寒偏盛到极点，把阳气格拒于外或上所引起的危重证候，使初学者容易形成真寒假热证属于危重证候，只有疾病紧急关头才可出现的认识。但是在临床上并非如此，大量慢性、疑难病证也常见许多真寒假热的证候。有时尽管患者所表现的阳虚程度并不严重，也可发生阴阳格拒，出现阳不制阴，阴寒偏盛，虚阳浮越的病机，进而形成大量病性属虚的真寒假热证候。如郑钦安在《医理真传·辨认一切阳虚证》中云："凡阳虚之人，阴气自然必盛。外虽现一切火症，近似实火"，其本质为阳气受伤，阴气太盛，逼迫元阳外出。由此可见，阴盛格阳形成的真寒假热证病因、病机及临床表现错综复杂。特别是在慢性疑难杂病中出现，因其热象而误辨为热证，或因寒热症状的组合发生于非寻常部位而无法辨证，治疗不能获效，使患者饱受病痛折磨，严重影响生活质量。因此，准确辨别寒热显得极为重要，尽早做出正确的判断和处理，防止病情迁延不愈，减少患者不应有的损失。此类真寒假热证，值得我们认真学习和体会，对提高临床辨证论治水平有极为重要的意义。

五、郑钦安《医法圆通》寒火证辨证规律

肾阳虚证是临床上常见的中医证型，但是目前中医诊断学教材[②]中表述的肾阳虚证的临床表现却是标准或典型症状，临床上远远不局限于此。特别是慢性疑难病证，如果只用教材所列举的诊断标准进行证候判断，显然不能满足临床的需要。下面列举郑钦安在

---

① 孙广仁. 中医基础理论（新世纪全国高等中医院校规划教材）[M]. 北京：中国中医药出版社，2002：262.
② 朱文锋. 中医诊断学 [M]. 北京：中国中医药出版社，2002：94.

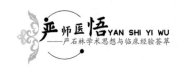

《医法圆通·辨认阴盛阳衰及阳脱病情》[①]中总结归纳的60种疑难、危重表现进行分析，旨在阐明许多表现为一派热象的症状、体征，本质却为虚寒，实际上是肾阳虚衰，阴寒内盛，虚阳上浮和虚阳外越所引起的"寒火"现象。现将郑氏提出的60个危重症状分别讨论如下。

（一）真寒证（31个）

1. 头面症状

目常直视，眼胞下陷，白眼轮青。久病重病，肾阳虚衰，不能温煦、推动，气血不能上养于目，不能支配眼球运动，则目常直视；真元亏损于下，不能升举眼胞，则眼胞下陷；肾阳亏损，阴寒内盛，寒凝血瘀，气血运行不畅，瘀血之色外现，则白睛色青。

鼻涕如注。久病不已，肾阳虚衰，不能温养肺系，肺气失宣，水津失布，停留鼻窍，则清涕长流如注。故临床治疗反复流涕者，常用温肾宣肺之法。

口张气出。危重病人，肾阳大虚，不能纳气归原，虚阳上脱，故张口喘息出气。此为元气将绝，旦夕死亡之征。

面如枯骨，面白如纸。久病重病，肾阳虚衰，不能温养气血上荣于面，面部血络空虚，则面白如纸。肾阳大亏，元气欲脱，面色缺乏光泽，则色如枯骨。

面赤如瘀，面青如枯草，面黑如煤。肾阳虚衰，阳虚不能推动血行，面部细小络脉运行不畅，则面色黯红如瘀；肾阳虚衰，阴寒内盛，寒凝血瘀，面部血络轻度瘀阻者，则面色青如枯草；面部血络瘀阻较重者，则面色黑如煤烟。

2. 五脏症状

咳嗽不已，气喘唇青，气喘脉劲。咳嗽原因十分复杂，若久病不已，肺病及肾，肾阳虚衰，津液失布，停留于肺，则咳痰清稀色白；肾虚不纳，肺气上逆，则咳喘不已，呼多吸少，动则尤甚，甚则明显可见颈脉搏动；肾阳虚衰，阴寒内盛，寒凝血瘀，则面唇青紫发绀。

心痛欲死，腹痛欲绝。久病不已，突然心、腹剧烈疼痛，多由肾阳虚衰，不能补脾暖土，或不能温阳暖心，气血运行不畅，不通则痛，而见剧痛、面青、肢冷、冷汗等症。

肠鸣泄泻，腹痛即泻。久病不已，肾阳虚衰，不能温暖脾土，阳虚水湿不运，停留

---

① 郑寿全. 医法圆通 [M]. 北京: 中国中医药出版社，1993: 194.

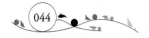

于中，则腹中雷鸣；水湿大量下走肠间，则腹泻如水；脾肾阳虚，寒主收引，则腹痛。

吐血脉大，精滴不已。吐血之人，忽见脉来洪大，是因大吐血后，阳气随血外脱，阳气浮张，脉气失敛，故脉来浮大，重按无根。久病不已，肾阳虚衰，不能固摄精关，故滑精早泄，精液下滴不已。

肛脱不收，小便不止。平素阳气虚弱之人，或因大泻，或因过痢，或过用苦寒泻下之品，以致肛脱不收，或忽见小便日数十次，每来清长而量多，此为肾阳虚衰，下元无火，不能收摄固脱所致。急宜回阳，收纳肾气，切不可妄行利水。

3. 全身症状

身痒欲死。郑钦安云："久病与禀赋不足之人，身忽痒极，或通身发红点，形似风疹，其实非风疹。风疹之为病，必不痒极欲死，多见发热身疼，恶寒恶风。若久病、禀赋不足之人，其来者骤，多不发热身疼，即或大热，而小便必清，口渴饮滚，各部必有阴象足征，脉亦有浮空、劲急如绳可据。"此乃久病伤阳，阳虚不能推动气血濡养皮肤血络，虚风内生，则身痒欲死。

大汗如雨。若因里热炽盛，蒸津外泄，当兼见里热表现。若肾阳虚衰，阴盛于内，格阳于外，阳脱津泄，亦可见到大汗不止，此为亡阳绝汗。多不发热身疼，即或大热，而小便必清，口渴喜热饮，脉亦浮空、劲急如绳。

大汗呃逆。平素阳气不足之人，或过服寒凉克伐之品，损伤脾肾阳气。肾阳虚衰，阳气暴脱，液随气泄，则忽然大汗不止；胃阳损伤，不降反升，胃气上逆，则为呃逆。急宜回阳降逆。服药后，如汗止呃逆不作，即有生机。若仍服平时常用的止汗之麻黄根、浮小麦，止呃之丁香、柿蒂，不能挽救危急，凶多吉少。

皮毛出血。阳气有统摄血液的作用，阳气虚衰，气不摄血，血从皮毛溢出，形成皮下瘀斑。同时可兼见神疲困倦、面色苍白、畏寒肢冷、口渴喜热饮、尿清便溏等症。

足轻头重。眩晕、头重足轻、步履不稳为肝阳上亢的特征表现。若久病或禀赋不足之人，忽见头重足轻，则非阳亢所致。郑钦安称"此是阴乘于上，阳衰于内也"。其病机为肾阳虚，脏腑功能衰退，不能支撑，则头重；不能推动气血上养于头，则头晕，常伴随出现短暂眼黑昏花；不能下养于足，则足软，行走轻迟。此类患者兼见畏寒肢冷、面色

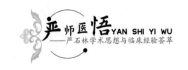
苍白、口淡不渴、尿清便溏等虚寒表现。临床上可见于非阳亢型高血压患者[1]。

身重畏冷，身强不用。均为真阳虚衰所致。阳虚失于温煦，则畏寒肢冷；阳虚失于激发和推动，全身功能衰退，则身重，身体强硬，活动不便。阳虚可单独引起身重、身强，不一定与湿邪相关；也可因阳虚水湿停留，加重身重、身强的发生。

足麻身软。此是阳气虚甚，不能推动气血充养周身所致。阳主动，阳气不足，运动乏力，则周身软弱倦怠；肾阳为人身阳气之根本，腰膝为肾所主，肾阳虚不能推动气血濡养下肢，气血运行不畅，则下肢麻木。

疮口不敛，痘疮平塌。阳气不足，正气不能托毒祛邪，腐烂不去，新肉不生，则疮口溃烂，久不愈合；阳气不能升举，正气不能抗邪，则痘疮平塌，不能复原。故疮疡久不愈合，郑氏总结为"总原无火，只宜大剂回阳，切不可兼用滋阴"。

上述种种表现，再结合腰膝酸冷、畏寒肢冷、面色㿠白或黧黑、口渴喜热饮、小便清长、大便溏稀、舌淡苔白、脉沉细无力、尺部尤甚等症，可判断为肾阳虚真寒证。

（二）寒火证（29 个）

1. 头面症状

头痛如劈。此症多为火热上冲或阳气亢逆所致。如平素禀赋阳虚，忽然头痛如劈，兼见面色淡白，唇青、爪甲青黑，或气逆上喘、苔白滑、舌淡胖，脉象浮取大而有力、重按空虚等症，则非实火。而是肾阳虚衰，阴寒内盛，虚阳上冲所致。

目痛如裂，目肿如桃，目光如华。目睛疼痛如裂，或红肿，或显光彩，多因邪火干扰，血络充盈或壅滞不通所致，属阳证、热证。如兼见一派阴霾之象，畏寒肢冷，面色苍白，口渴喜热饮，尿清便溏，舌淡胖脉沉，则属寒证。肝开窍于目，肝肾同源，肾阳虚衰，阴寒偏盛于下，虚阳上扰，目睛血络充盈、壅滞，则红肿疼痛，目色光彩。

耳痒欲死，耳肿不痛。耳中奇痒、耳肿常为外感风热火邪所致，属阳热之证。肾开窍于耳，肾阳虚衰，虚阳上浮，欲从耳出，虚阳游移浮动，而生风象，则耳中奇痒；寒凝血郁，则耳肿不痛。

两颧发赤。颧红发赤，兼见五心烦热，潮热盗汗，舌红少苔，脉象细数，多为阴虚

---

① 白静. 中医治疗非阳亢性高血压的概况［J］. 天津中医学院学报，2004，23（1）：49-51.

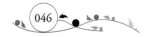

火旺之证。若兼见腰膝酸冷，四肢逆冷，口淡不渴，尿清便溏，舌淡脉迟，则为肾阳虚衰，虚阳上浮，两颧血络充盈，则两颧可见红色。

唇赤如朱。口唇深红，多为脾火上冲，属实火证。若无邪火，阴寒之征明显，为肾阳虚衰，不能温脾暖土，阴寒盛于中，逼迫中宫虚阳上逆于唇，阳郁之处，脾窍口唇则发红赤。

齿牙血出，牙肿如茄。牙龈出血、肿大色红，可因胃热上冲或虚火上冲所致。牙齿属肾，肾阳虚，虚阳上扰亦可引起，性质为寒，称为阳虚火浮，必兼虚寒见症。如郑钦安《医理真传·阴虚症门问答》云："满口齿缝流血不止，上下牙齿肿痛，口流清水不止，下身畏寒，烤火亦不觉得热者，……此肾中之真阳欲绝，不能统肾中之血液也。"

面赤如朱，面色光彩，印堂如镜。前者面红如妆，为真寒假热之症。后两者为回光返照之象。此乃久病重病，危重之时，肾阳大伤，阴盛于下，格阳于上，阳气欲脱，虚阳上扰，面部血络充盈所致。

午后面赤。凡午后面赤，或发烧，均为阴虚内热的表现。但久病与禀赋不足之人，肾阳虚于下，虚阳上浮；且午后阴气偏盛，阳气欲下潜，阴盛不纳，逼阳向外，元气升多降少，面部血络充盈，故午后面赤，或夜晚发烧。此皆阳虚阴盛之候，若按阴虚治之，其病必剧。

喉痛饮滚。咽喉红肿疼痛，大多数是肺胃热毒壅盛所致。若咽喉淡红不肿，微痛反复发作，喉干喜热饮，舌淡胖脉沉无力，阴象毕露，则是肾阳虚衰，阳虚火浮所致。

2. 五脏症状

两足大烧，两手肿热。手足发热，多为阴虚内热之症。若夜卧，或午后两足大烧大热，欲踏石上，人困无神；或两手肿大，微痛微红，夜间、午后发烧热难忍，此属阳虚。是因肾阳虚衰，格阳于外，四肢为阳气之末，虚阳浮张郁结于手足之心，故有发热之感。午后、夜间，日西而阳气已衰，阴寒更甚，阳气格拒加重，虚阳聚集手足更多，则午后夜间手足发热难忍。此类发热，手足心常欲伸出被外，或欲手摸足踏冷石取凉，但时间稍久，又感手足心发冷，反欲盖衣被取暖。

两乳忽肿。乳房红肿，发热疼痛，是邪火亢盛、气血郁结之象。若乳房突然肿大，不红微痛，皮色如常，渴喜热饮，畏寒肢冷，精神不振，则为阴盛格阳，虚阳从乳房外脱、郁结所致，不属实火，而是真寒假热之象。

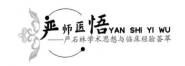

大便下血，小便下血。二便出血，多系热迫血行。久病重病，脾肾阳虚，下焦无火，阳气不能固摄，可见二便下血。常兼见便血晦黯、畏寒怕冷、四肢不温、舌淡苔白、脉细缓无力等症。如《医理真传·杂问》指出："阳虚之人，下血如注，是下焦之阳不足，而不能统摄也。……阳虚之下血，宜培中下之阳，方用四逆汤、理中汤。"

3. 全身症状

吐血身热，大吐身热，大泄身热，身热无神。大吐、大下、大失血后，不仅阴液大伤，而且气随液脱，阳气大耗，阴盛于内，格阳于外，虚阳浮张郁结于体表，故身大热。此乃阳虚发热，既可为低热，亦可为高热，时作时止，病程可短可长，有的可持续数月或年余，面色苍白，精神困倦，渴喜热饮，尿清便溏，舌淡白而滑，脉沉细无力或细数无力。

午后身热。不仅可见于阴虚，亦可由阴盛格阳，虚阳浮张所致，病机与午后面红相同。

身疼无热，身热无疼。并非外感邪气，因此，不一定发热与身痛共见。阳虚阴盛之人，寒凝血滞，可引起全身疼痛，但未出现阴盛格阳的病机，故不见发热。相反，阳虚，阴盛格阳于外，则可致身热，未出现寒凝血滞，则无身痛。

身冷内热。久病重病之人，身外冷而觉内热难当，欲得清凉方快。清凉入口，却又不受，精神疲惫，二便自利，舌苔青滑，脉象沉迟。此为肾阳虚衰，阴盛于内，格阳于外。阳虚失于温煦，则全身怕冷；虚阳浮张，则发热。由于发热是自内而生，故感觉内热难当。但毕竟是假热，所以口渴反喜热饮。如果是外感时疫，外冷内热之候，其人必烦躁，口渴饮冷，二便不利，人必有神，又当攻下，回阳则危。

身热内冷。久病重病之人，忽见身大热而内冷亦甚，欲盖被数床。此是阴盛于内，格阳于外。虚阳在外则身热，阴寒内盛则内冷。

以上种种，表现为热象，但是假热，本质为寒。

肾阳是全身阳气的根本，肾阳虚，阴寒偏盛，极易产生阴阳格拒的病机变化，从而形成寒火证候。寒热真假理论认为，阴阳格拒是阴阳偏盛到极点才可能发生，寒热真假大多见于疾病的危重阶段。但在实际临床工作中，寒热真假可大量见于慢性疑难杂病而不一定病情危重。特别是午后面赤、午后身热、手足发热、身冷内热等许多热象在大量普通慢性疾病中出现，容易误诊为热证而延误治疗，成为疑难杂病。可见认真学习郑钦安

《医法圆通》《医理真传》等著作，对辨识肾阳虚寒火证和提高临床辨证水平具有十分重要的意义。

编者按："寒火"理论的贡献主要有两方面：一是理论创新。引入"寒火"概念，明确"寒火"证的定义、病机、主要临床表现和常用的治疗方法，形成了一个比较系统的寒火证论治纲领。二是拓展了真寒假热证的范围。将寒热真假的证候由主要局限于疾病的危重阶段扩展至可大量见于慢性疑难杂病，是寒热真假辨证的进一步发展。

第二章　脏腑辨证细化分型理论与实践

脏腑辨证细化分型是严师总结中医传统理论，并结合临床实践提炼而出的更为完善的五脏系统辨证体系。它以揭示脏腑病变的范围、部位、主症和特点，客观分析判断脏腑证候的细微病机、主症及其定向演进或动态变化的规律为目的，"异病同证，同证异治"是它的理论依据。

脏腑辨证细化分型可为临床实践提供辨证方法和治疗依据。与传统的脏腑辨证体系相比，它的特点在于脏腑证候分型更加细腻，比常见"基础证候"更为具体深入、更富有针对性，辨证要素更加清晰、准确，辨证标准更加明确，更接近疾病本质的最优化证候的层次结构模式，从而可以丰富中医证型理论，完善中医诊断学中的脏腑辨证体系，以便中医的脏腑辨证体系更好地服务于临床实践。

在临床实践中，针对具体患者、个体临床证候，如何才能确保治疗精准？辨"证"客观精准是关键。而脏腑辨证细化分型的核心正是掌握证的内部细微病机变化。

"同证异治"理论的提出，为证候客观细化分型奠定了基础。"同证异治"和"异病同治"均是中医临床辨证论治中的思维方法，"异病同治"是一般规律，而"同证异治"则是在辨证论治规律上进一步发展出来的特殊法则，是对"同病异治""异病同治"的补充。

第一节　脏腑辨证细化分型的提出及发展

中医诊断学教材和临床各科书籍的脏腑辨证分型是最基础、最常见的，长期以来一直指导着中医的医疗实践，是临床辨证体系的重要组成部分。但是，临床疾病的证型十分复杂，由于脏腑辨证的常见证型（不足百种）过分笼统，不利于准确地判断病情，大大影响辨证施治的临床疗效。这也是许多临床医生难以掌握中医证候诊断标准，苦于临床辨证水平和疗效不高的主要原因。经过多年的临床探索，严师认为当前高等中医药教材中提出脏腑辨证的证型，具有基础证、笼统证、理论证的属性，必须进行细化分型，才能成为有效指导临床辨证的具体证，提高证候诊断的准确性和针对性，实现真正符合传统中医理论指导下的证候客观化和标准化。

一、脏腑辨证细化分型的概念

脏腑辨证细化分型是指在中医基础理论的指导下，根据对脏腑的生理病理认识，结合脏腑功能失调后的各种临床表现，并在原来脏腑辨证"基础证"的根基上，根据病机发展的趋势、方向、部位、主症的不同，进行新的深入细化的辨证分型，建立更为完善的五脏系统辨证体系。

脏腑辨证细化分型是一种准确把握脏腑病证（极其细微）的病机，比常见"基础证"更为具体深入、更富有针对性的辨证方法。它必须以中医基础理论为基石，以"藏象"学说为核心，以脏腑的生理病理为基础，以五脏为系统，囊括了内外妇儿临床各科疾病所表现的常见证候，与临床联系十分紧密，能有效指导临床运用的辨证体系。

二、脏腑辨证细化分型的理论依据："同证异治"

根据"异病同治"的理论，只要证相同，治疗亦应相同。换言之，只要诊断为肾阳虚证，临床都可以用肾气丸治疗。可临床事实并非如此，往往是证相同，总的治疗原则可以一样，但具体治疗原则及方法还应有所区别。如同为肾阳虚证，阳失温煦，引起腰膝酸痛，治宜右归丸；火不生土，引起腹泻，治宜附子理中汤；气化不行，引起水肿，则用真武汤；命门火衰，引起阳痿，则选赞育丹；肾阳不固而遗尿，则用巩堤丸，治法和处方都有较大差异，绝非肾气丸能够通治。也就是说，不仅要掌握"同证同治"，还要注意"同证异治"。

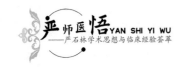

（一）重新思考"异病同治"中"证"的内涵

从《黄帝内经》开始，"异病同治"的思想已经萌芽，张仲景《伤寒杂病论》开始"异病同治"的临床实践[①]，清·程文圃《医述·方论》云："临床疾病变化多端，病机复杂，证候多样，病势的轻重缓急各不相同，故治法须变化万千。……有时同病须异治，有时异病须同治。"[②] 正式提出了"异病同治"的名称。《简明中医辞典》云："不同的疾病，若促使发病的病机相同，可用同一种方法治疗。"[③] 对"异病同治"的内涵做出明确的诠释。异病之所以能够同治，实际上是因异病有病机相似的证候，故"异病同治"的前提必须是"异病同证"。前后贯穿起来，完整的表达应是"异病同证—同证同治"。

1. "异病同治"中"证"的内涵

"异病同治"是指不同的疾病，在其发展过程中，出现相同的病机，就可采用同一方法治疗。但是，通过大量的临床实践又发现，只坚持"异病同治"的原则，有时未必能达到理想的临床疗效。不得不引起对"异病同治"中"证"概念的重新思考。异病见到同"证"，这个"证"不仅仅是一个单纯而简单的概念，应当具有"基础证""复杂证""理论证""笼统证"等多重含义，必须进行深入挖掘。

（1）基础证：

目前中医诊断和临床各科总结出来的辨证类型，实际上是现代内外妇儿临床各科疾病常见辨证类型的高度概括，反映了许多常见疾病辨证的基本规律。每一个证型都有最基本的病机，因此可以称之为"基础证"（或中心证、核心证）。这些基础证，是异病同治的产物。以中医内科学为例，该学科记载的常见疾病有几百种，每一种疾病都有几种或十几种常见的辨证类型。每一种疾病的辨证类型不可能都具有特异性，总会有一定的证型与其他疾病的辨证类型交相重叠，于是出现了病不同而证相同的现象，称之为"异病同证"。这些"基础证"为掌握疾病的总的发展趋势和辨证方向发挥了十分重要的作用，也为初学者提供了极大的方便，是中医赖以生存、培养中医的后备人才、弘扬发展中医所必不可少的知识体系。

脏腑辨证的"基础证"存在一定的不足。首先，过于笼统。"基础证"是一个较大的

① 关静，李峰，宋月晗."异病同治"的理论探讨［J］. 中国中医基础医学杂志，2006，12（9）：650-651.
② 程文圃. 医述［M］. 合肥：安徽科学技术出版社，1983：1048.
③ 《中医辞典》编辑委员会. 简明中医辞典［M］. 北京：人民卫生出版社，1979：399.

宏观辨证系统，一个"基础证"可见于多种疾病的过程中，不便于阐述每种疾病的具体特征，因而针对性较差。其次，实用性不够。临床难以找到按教材所描述的典型患者，初学者很难对号入座，在实践中遇稍复杂的证型，即感束手无策。再之，不利于临床。"基础证"比较呆板、固定，不能灵活、生动地反映证候内部深层次的变化，长期以此辨证，医生的临床思维如强加枷锁而易变得僵固，不利于临床水平的提高。

当然，人们认识的过程具有一定的阶段性，必须不断深化。经过临床实践的检验和大量反思，在脏腑辨证方面，有必要对"基础证"进行细化深入的分型研究，使脏腑辨证在原来"基础证"的基础上，发展成更为完善、系统的辨证体系。

（2）复杂证：

证候是中医临床立法、遣方、用药的依据，是中医学理法方药诊疗体系的核心与纽带。证是病因、病机、病位、体质、气质、气候诸因素的高度整合，具有多元本质的特性[1]。《中国医学百科·中医学》认为证候是"综合分析了各种症状和体征，对于疾病处于一定阶段的病因、病位、病变性质，以及邪正双方力量对比各方面情况的病理概括"。[2] 其内在因素包括体质特征、机体脏腑、经络、气血、阴阳等的失衡及其相互间关系的紊乱。病因、病位、病性、邪正等不同维度又均包括了不同的表征信息[3]。因此，证候具有病因、病位、病性、病势、体质、精神情志、环境及饮食劳逸等多重含义，说明证候具有多元属性。然而这种多元性可以用"病机"进行归纳和概括。尽管证候有多元属性，其内部存在许多细微、复杂的病机变化，但总的病机必然相似。

由此可以认为，每一个复杂的证候，既有表达该证的总病机，也存在该证下的细微病机变化。换言之，每一个复杂证中存在着总证或母证和细证或子证。

（3）理论证：

现在所见的证候，主要是由无数古今医家通过大量临床实践总结出来的，是长期临床经验的积累。这样形成的证候概念，尽管来源于实践，但是经过思维的概括、综合、归纳、抽象之后，所形成证的概念，仍然只能称为"理论证"。首先，现在常见的证概念中，主要是反映疾病的病因、病位、病性、病势等要素，往往会遗漏证以外与治疗相关的时、

① 杨振平. 试论证候本质多元化特征［J］. 陕西中医，1988（8）：358-359.

② 《中医学》编辑委员会. 中国医学百科全书·中医学［M］. 上海：上海科学技术出版社，1997：621.

③ 季绍良. 谈谈辨证论治［J］. 广西卫生，1975（4）：52.

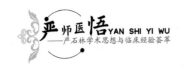

地、人等因素。所以相同的证，出现在不同的个体、不同的时间和地域，证候的病机、内容、表现形式都会发生一定的变异。其次，证是"许许多多不同病种表现为该证时所出现的临床表现的综合和归纳，以及不同个体患该证时所出现的临床症状、体征的综合和归纳"①。这样诸多的临床表现不可能全部集中在一名患者身上出现。所以教材或由国家、行业所颁布的许多证的诊断标准仍然只能称为"理论证"。当这些"理论证"在针对具体患者运用时，结合患者个体和社会、环境等因素后，诊断而得出的证候概念才能叫作"临床证"或"具体证"，与"理论证"已经有了一定的差异，正如张景岳所言"证随人见"。

"理论证"是证概念的模糊结合，必须联系到具体的病、具体的人、具体的个体、具体的时地，才能实现真正的辨证意义。因此"异病同治"中"证"的概念仍是一个总证，要实现对临床的指导，必须细化分型。

（4）笼统证：

"证"是疾病发展过程中的阶段性反映，并从属于这种疾病的基本矛盾。"异病同治"中的"证"是对不同疾病共同性质的概括，这个"证"可出现于多种不同的疾病中。由于疾病的性质和传变规律的自身差异，相同的"证"显然受到这些不同疾病的自身变化规律的约束，不可避免地带上原有疾病的烙印，而病机变化也各有不同的侧重点，伴随着疾病的不同，其主症、次症、兼症也随之发生变化。换言之，同一证候，受到不同疾病基本病机的影响，随着病机发展的趋势、方向、病位、主症的不同，"异病前提下的同证在微观病理改变上必有不同之处"②。也就是说，"异病"构成的"同证"，在基本病机大体相似，临床表现大体一致的前提下，不同疾病的具体证候的主症、次症必然有区别，病变部位、发展趋势、程度轻重不尽相同。证候的笼统属性，不利于指导临床的辨证论治，必须从病辨证，进行证的细化分型，才能使诊断的标准更为精确，具有较强的针对性和可操作性。

2.重新认识"证"的范围

"异病同治"理论的提出，在辨证论治体系中首先确立了"异病同证"的观念，昭示着在临床诊断疾病的过程中，只要证相似，治疗就可以相同。也就是说"异病可以同

---

① 徐建国.中医证的构成与证的表现形式：临床辨证灵活性的理论基础［J］.上海中医药杂志，2004，38（10）：39-41.

② 吴正治.中医诊断规范的若干方法原则［J］.云南中医杂志，1987（6）：2.

 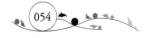

证""同证可以同治"，强调中医诊病的过程中，辨证具有重要意义。"异病同治"，为人们提供了认识疾病的共同规律，找到了治疗疾病的大的方向，为临床从宏观的角度辨识、治疗疾病提供了极大的方便，也是辨证治病根本所在。"异病同治"显示中医在治疗疾病中的巨大优势，经历长期的临床检验，是中医最经典的治疗大法之一。

虽然"异病同治"中的"证"对中医的辨证有重大的指导意义，但是，也最易养成人们盲目追求，或过分相信、依赖只要证同，就选择同一治法和处方的简单化辨证思维模式。如果只停留于"异病同证""同证同治"的辨证论治水平，不了解这个"证"的深层含义，就会成为一种精神枷锁，阻碍辨证论治水平的提高。

"异病同治"中的"证"具有丰富的内涵，不是一个简单的辨证单元，它是"基础证""复杂证""理论证""笼统证"，属于"总证"或"母证"范畴，在其下还有"具体证""细证""子证"等逻辑层面。这是因为疾病所处病种、个体、时间、地点不同，"异病同治"中证候总的临床表现只是大体相同，并非完全一致。即构成"笼统证""总证""母证"的要素，如主症、次症及舌脉等，在不同的病种、个体，不同的时间、地点中，临床症状的多少、主次地位也是不一致的，于是出现了"具体证""细证""子证"的差异。如哮喘、水肿、腹泻、崩漏、阳痿等不同疾病，虽均可出现肾阳虚证之腰膝酸软、畏寒、舌苔白、脉沉弱等共同见症，但每个"具体证""细证""子证"的主症、次症显然不尽相同，会发生一定变异[①]。这就提出一个十分重要的启示，它的意义表现如下。

"异病同治"中的"证"多数是"基础证""复杂证""笼统证"，不是可以直接运用于临床、有效地指导临床辨证的单元证。"证"的范围显然过大，必须重新进行细化分型。也就是说，临床辨证，不仅要辨不同疾病的"基础证"或"总证""母证"，还要辨来之疾病等诸多因素影响后发生一定变异的"具体证""细证""子证"，才能使辨证细致精准，具有极大的针对性，有效地指导临床实践。

编者按：严师认为，"异病同治"观点的提出，使人们掌握了认识疾病共性的规律，大家更强调识"证"对于诊病的重要意义，从而产生"辨证论治"是中医的重要特色的观念。临床中常见的把方证与患者的临床表现相互比较，代替辨证思维过程的诊断模式，即所谓的"方证辨证"，就是强调辨证论治为特点的具体表现。"基础证"或"复杂证"大

---

① 牛建昭，陈家旭. 对异病同治内涵的思考［J］. 中医药学报，2003，31（4）：1-2.

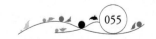

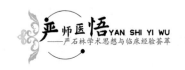

多是"异病同治"的产物，然而这些"基础证"或"复杂证"无不打上病的烙印，要受到来之病自身矛盾的影响。因此中医诊病的特点是既不过分强调"辨证论治"，也不只是简单地提倡"从病辨证"，而是应当修正过去的提法，把"从病辨证"作为根深蒂固的指导思想，提升到中医理论体系重要特色的地位去认识。

（二）"同证异治"的源流与发展

"同证异治"是指病机大体相似的同一证候，不局限于"同证同治"，一法一方，而是具有多种具体治法和多方，或一种具体治法和多个不同处方，均可获得疗效，是在辨证论治规律上进一步发展而来的特殊法则。

古往今来关于"同证异治"的文字记载也不乏见，并被临床医生普遍运用。但是过去没有从应有的深度去挖掘，使这种特殊形式的真实意义沦为湮没。

1. "同证异治"概念的提出

严师在几十年的临床工作中发现，不同的疾病，虽证同但治却不同，于是对传统观念提出的"异病同治"存有疑虑。经查阅大量文献后发现，古人虽然没有明确提出异病"同证异治"的概念，但是在历代文献中对同证异治的临床现象却有大量记载，其中被世人尊为最早的辨证论治专著《伤寒杂病论》就有颇多描述。如程指明[1]就认为《金匮要略》所记载的肝虚证，可用直接补肝法治疗，也可以用补脾法间接益肝治疗，这是同证异治的典型示范。所谓"余脏准此"，就说明同证异治可合理广泛地应用于临床。严师[2]将《伤寒论》中存在的同证异治现象用证来统括加以描述，如在外感表证中，同为治疗外感风寒实证，有用麻黄汤，有用葛根汤。二者所治大证都是外感风寒证，但麻黄汤所治病机是寒郁肌表、肺气失宣，以无汗而喘、头身疼痛为其主症；葛根汤所治病机是寒郁经脉、经气不通，以项背强急为主症。两证在病机发展趋势和病位上存在差异，出现大证同、细证不同、治法方药不同的现象，称为"同证异治"。风寒"表郁轻证"中表实表虚大体相当用桂枝麻黄各半汤，微微发汗解表；表虚偏重，表实偏轻，故以桂枝二麻黄一汤调和营卫为主，微发其汗；外感风寒，兼有郁热在里，故用桂枝二越婢一汤，微发其汗，

① 程指明．"同病异治"与"同证异治"［J］．黑龙江中医药，1985（2）：10.
② 详见本节"从《伤寒论》探讨'同证异治'"部分。

兼清里热。三者均为表郁轻证，大证相同，却有细微病机差别，正是因为细证不同，故治法也就不同。以上理论，使我们更加清晰地认识同证异治的脉络。

"同证异治"一词比较频繁地出现大概是在20世纪80年代。这一时期中医学者对于什么是"同证异治"探讨得比较激烈。一鸣鸣[①]认为，疾病同，证候也同，但由于地理、水的不同，或素体的强弱，或情志的忧乐，因而病机上有区别，治疗也就不同。张济民[②]认为，同病同证如异质或异因则应异治。孙世发[③]则从证与治的关系出发，阐述同证异治的内涵，认为同证之所以异治是因为证的形成过程中遗漏了许多与治疗有关的重要因素，如体质、性别、年龄、职业、居住环境、发病时令等，诸如此类，要求我们对相同证型的不同个体采取同证异治的方法。李顺民[④]提出，证同病不同治有不同，证同病同治有不同，病同人不同治有不同，亦认为同证异治分异病同证异治和同病同证异治两种情况。异病同证异治，是由于疾病的基本病理不相同，所以决定了虽然传统辨证为同证，但是在微观辨证上肯定存在不同之处。临床上的表现肯定就存在不同，从而必须异治。舒鸿飞[⑤]具体从病因不同、病理不同、病位不同、症状不同四个方面进行了阐述，提出异病同证异治实际上是体现了异病异治的思想。赵金铎[⑥]认为："证候常由一种或多种证素所构成，这是一切证候存在的必要基础。……临床所见的具体证候，单一的形式较少，常常以复合的形式出现。"

以上医家所述均有道理，但是从中医诊断学的角度来讲，严师认为"同证异治"提出的关键在于对证的内涵认识不同。证的性质包含基础证、复合证、理论证和笼统证。在基础证相同的情况下，受不同疾病的影响，其下又可分为许多细证。治疗不同疾病引起的同一基础证时，此乃异病"同证同治"。若针对其下的细证，带有不同疾病的烙印，治疗方法和方剂必然有所变化，称之为异病"同证异治"。

① 一鸣鸣.读"略论同病异治，异病同治"后[J].江苏中医药，1963（3）：31.

② 张济民.试从《金匮要略》探讨同病异治异病同治的规律[J].浙江中医杂志，1964（3）：1.

③ 孙世发.简述中医治则的分类[J].北京中医学院学报，1987（3）：12.

④ 李顺民.并非证同治也同[J].医学与哲学，1986（5）：43.

⑤ 舒鸿飞.试论同证异治[J].新疆中医药，1989（4）：14.

⑥ 赵金铎.中医证候鉴别诊断学[M].北京：人民卫生出版社，2001：45.

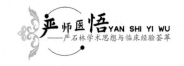

2. "同证异治"的理论基础

"同证异治"有其深刻内涵，其理论基础包括证候具有多元的本质属性，证候的临床个体化特征，证候有主症、次症、兼症差异，临床同证异治的典型表现有四个方面。

（1）证候具有多元的本质属性：

证候是中医临床立法、遣方、用药的依据，是中医学理法方药诊疗体系的核心与纽带。证是病因、病机、病位、体质、气质诸因素的高度整合，具有多元本质的特性①。证候是证的外在表现，临床常以症状、体征反映证的本质。其内在因素包括了体质特征、机体脏腑、经络、气血、阴阳等的失衡及其相互间关系的紊乱。病因、病位、病性、邪正等不同维度又均包括了不同的表征信息②。因此，证候具有病因、病理、病势、体质、精神情志、环境及饮食劳逸等多重含义。如果认为病不相同，只要证同，则病机完全相同，一证只有一法，治疗一定要方同、药同，就难以适用于具有多元性特征和复杂病机的证候。证候的这种多元属性，决定相同的证候，其内部病机也存在一定的差异性，不能只做简单的一法一方处理，而在治法、方药上应有差异，所以同证不仅可以同治，还应当存在同证异治的问题。

（2）证候的临床个体化特征：

中医学认为人与天地相对应，人体生理活动和病理变化与天时、地理密切相关。证候在归纳、概括的过程中，除受疾病自身病机发展的影响外，还受到自然、环境、社会诸多外界因素的影响，故现代认为证是疾病发展到某一阶段反映于外的病理机能状态的总和。然而现在常见的证候概念中，主要是反映疾病的病因、病位、病性、病势等要素，往往会遗漏证以外与治疗相关的时、地、人等因素。所以相同的证候，出现在不同的个体、不同的时间和地域，证候的病机、内容、表现形式都会发生一定的变异。有人曾把这种现象分为理论证和临床证。所谓理论证是指通过前人从临床实践中总结、概括出来的基础证候，如徐氏认为不同病种表现为该证候临床表现的综合和归纳，以及不同个体患该证时所出现的临床症状、体征的综合和归纳，是一个模糊集合体，称之为理论症状，这

---

① 杨振平. 试论证候本质多元化特征 [J]. 陕西中医, 1988 (8)：358-359.
② 季绍良. 谈谈辨证论治 [J]. 广西卫生, 1975 (4)：52.

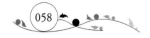

诸多的临床表现不可能全部集中在一名患者身上出现[①]。临床证是指这些理论证在针对具体患者运用时，结合患者个体和社会、环境等因素，诊断而得出的具体证候，与理论证已经有了一定的差异，正如张景岳所言"证随人见"。因而按理论证所规定的方药施治已不能取得满意的疗效，针对具体患者、个体临床证候的特点，必须运用同证异治这一原则进行治疗，才能获得较为满意的疗效。

（3）证候有主症、次症、兼症差异：

病是疾病发生、发展和预后的基本矛盾，证则是疾病发展过程中的阶段性反映，并从属于这种疾病的基本矛盾。异病同证中的证是对不同疾病共同性质的概括，这个证可出现于多种不同的疾病中。由于疾病的性质和传变规律的自身差异，相同的证显然受到这些不同疾病自身变化规律的约束，不可避免地带上原有疾病的烙印，而病机变化也各有不同的侧重点，伴随着疾病的不同，其主症、次症、兼症也随之发生变化。换言之，同一证候，受到不同疾病基本病机的影响，随着病机发展的趋势、方向、病位、主症的不同，"异病前提下的同证在微观病理改变上必有不同之处"[②]。也就是说，异病构成的同证，在基本病机大体相似、临床表现大体一致的前提下，不同疾病具体证候的主症、次症、兼症必然有区别，病变部位、发展趋势、程度轻重不尽相同。因此，异病虽可以同治，但如果以某一方不加改变给予治疗，其疗效结果必然参差有别。所以，面对异病同证时，不仅要尊重同证同治的规律，而且要善于运用同证异治的原则，正如张氏在讨论中医治则时所强调的一样，证的治疗不尽相同[③]。

病者必具备3个基本因素，即一定的病因病机，不受个体或地域差异影响的临床表现，相应的治则方药[④]。证候出现在异病之中，因病异而必有病因、病机、病位和临床表现等种种之异，必须病证结合，同证异治。

（4）临床同证异治的典型表现：

辨证论治是中医学的核心内容，作为一种原则几乎支配着中医临床实践的全过程。中医辨证论治落实在临床诊疗中则是辨证、立法、选方、遣药四个环节，即证、法、方、

① 徐建国．中医证的构成与证的表现形式：临床辨证灵活性的理论基础［J］．上海中医药杂志，2004，38（10）：39-41.

② 吴正治．中医诊断规范的若干方法原则［J］．云南中医杂志，1987（6）：2.

③ 张笑平．中医治则探讨［J］．安徽中医学院学报，1988（1）：1.

④ 卢明述．也谈"辨病论治"与辨证论治［J］．湖南中医杂志，1987（4）：32.

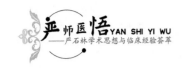

药的有机统一。从理论上讲，对于一种特定的病证具有最佳治疗效果的方剂只有一个。在临床上，也期望所拟处方能高度针对特定的证，即一方一证。但事实上，高度对应特定证的方剂只是理想中的方剂，临床上用于治疗某一病证的方剂常有多首，即所谓同证异方。这是临床同证异治的典型表现之一。

同证异方的现象在古代著述和现代临床中都很容易见到。如《伤寒论》《金匮要略》中许多条文中的某证某方主之，某方亦主之，提示同一病证，治疗上可有不同方药的选择。尽管同一名患者，不可能在同一时间内接受不同专家的治疗方药，但不同医生治疗同一病证却几乎不可能开出完全相同的处方。如邀请多位知名专家对某一疑难病证进行会诊时，不同专家对同一病证的患者辨证及治疗方药会有差异；而患者如服用这些不同方药，都可能获得疗效。这是由于不同的医生对同一病证的认识角度不同，因而就可能对同一病证采取不同的治疗方法。所以对于同证异治可以仁者见仁，采用不同治法，殊途而归同，均达到愈病的目的[①]。

3."同证异治""异病同治"的区别与联系

首先，"异病同治"是指针对不同疾病采用同样的治法，其中的关键是"证"相同治也同。所以，"异病同治"体现了中医辨证论治的特点。

"同证异治"是因为证有基础证、复合证、理论证和笼统证，针对基础证下的细证，治法会有所不同。此外，每个个体所处的环境、饮食、体质、禀赋不同，医生治疗时用药也会有所差异。所以，"同证异治"体现了中医治疗疾病的多样性和具体性，这种多样性和具体性诠释了临床上为什么同一证而可开出不同药方的缘由，即"一证多方"的现象。"同证异治"常包含"异病同证异治"和"同病同证异治"两种类型。

"异病同治"是辨证论治的一般规律，掌握它可以使中医药有广阔的临床应用前景。然而，要深刻掌握中医辨证治病的内涵和技巧，还必须进一步认识"同证异治"。因为只有认清了临床上的复合证，全面辨别了细证，所遣用的方药才最贴切，达到丝丝入扣的境界。简而言之，"异病同治"与"同证异治"均是中医临床辨证论治中的思维方法，二者均以"证"为核心，都遵循证同则治同的基本原则。所不同的是，异病同治适用于一些简单证。同证异治适用于复杂证、笼统证，更能应对多变的临床，二者互为补充。

---

① 王洪海，谢鸣．关于"同证异方、同方异证"的思考［J］．中医杂志，2006，47（4）：253-254.

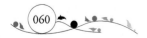

严师总结了两者的关系，指出异病"同证异治"尽管在文字形式上与众所周知的"异病同证""异病同治"不太一致，概念上容易引起歧义或混淆。实际而言，异病"同证异治"中的"同证"是大证相同，"异治"是细证有异而治法改变。总之，异病"同证同治"是大法、纲领，异病"同证异治"是具体、细目，后者是对前者的变化深入、补充和发展，并不违背辨证论治的精神。

4. 从方剂的治法分类看异病"同证异治"

前面已从中医诊断学的角度对"同证异治"进行了理论上的探讨，中医是一个理、法、方、药的完备系统，如果仅有理论上的创新而无对应的方与法，也就无益于临床。那么在方剂治法上是否存在"同证异治"的现象呢？王浩中以下法为例对这一现象进行了阐释。下法为"八法"之一，是治疗大法，其下又可根据病机具体分为寒下法、温下法、润下法、逐水法和攻补兼施等五类小法。攻补兼施法进一步细化，又分成益气攻下、养血攻下、滋阴攻下和补阳攻下等若干更为具体的治疗方法。各种疾病只要出现里实证应用下法，这是治疗大法。病可以不同，只要证相同，则治法相同，这属于"异病同证""同证同治"。然而里实证是个基本病机，具体病机又有热结、寒积、阴亏、饮结、正虚的不同，应使用清热、温里、润肠、逐水、扶正等药物，从而体现了寒下法、温下法、润下法、逐水法和攻补兼施等五类小法。攻补兼施法中，因正虚的性质不同佐以益气、养血、滋阴和补阳药，就形成了益气攻下、养血攻下、滋阴攻下和补阳攻下法等若干更为具体的治疗方法。同为里实证，治疗的细法却各异，此乃"同证异治"。

中医的治法是针对病机与证候而确定的。病机有层次性，包含基本病机、具体病机和症状病机。如阴阳失调、升降失调属于基本病机；阴虚、阳虚、气逆、气陷或者卫气营血失调、上中下三焦失调等属于具体病机；气虚而不能上养清窍而头晕、耳鸣则是指症状病机。针对不同的病机，中医的治法也就分为治疗大法和具体治法。调整阴阳等属于治疗大法；益气活血、祛痰止咳等属于具体治法。也正是因为病机存在层次性，这就必然决定了证有层次性。"同证异治"的范畴应该是在一个基本证范围内探讨，即在证候的性质规定范围内，才能有多法多方之灵活性，而各法各方之间尚存在着某种有机联系。若超越证候性质的规定性，则有毫厘千里之失，此为量变质变之理[①]。

---

① 详见本节"从一证多方探讨'同证异治'"部分。

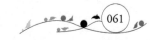

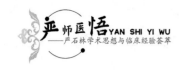
5."同证异治"的临床应用

（1）男性勃起功能障碍肾阳虚证中的异病"同证异治"：

在严师指导下，于宏波总结男科阳痿病肾阳虚证方药时发现，同为肾阳虚证，治疗时不是都采用肾气丸进行治疗。对肾阳虚证较重患者，选用赞育丹加减以温补肾阳、兴阳起痿，肾阳虚兼有气血亏虚时，治当温肾壮阳、补益气血，用五子衍宗丸加阳起石、锁阳、黄芪、当归等补益气血之品。而当肾阳虚出现肾精亏损时，其治当益肾壮阳、收涩固精。以上情况其基础证均为阳痿肾阳虚证，但细微病机、主症兼症各有不同，治则方药亦各有侧重，此正是所谓的同病"同证异治"。

"同证异治"例证：

病例1：某男性患者，52岁，1996年12月初诊。阳痿不举3年，先后在省、市某医院诊治。自购高档药品，吃大量补肾食品等均无效果。刻诊：面色青白，肢体不温，腰背酸冷，阴囊冷湿，舌质淡白，苔白根厚腻，脉沉细。应诊为肾阳虚损重证，选方以《景岳全书》赞育丹加减：制附片30～60克，肉桂5～10克，大熟地黄、炒白术、炒杜仲、杭巴戟、山茱萸、淫羊藿、肉苁蓉、全当归、韭子、蛇床子各20克，阳起石、生炒谷芽各30克，炒枳壳15～20克，炒鸡内金15克。患者服用两个疗程后自感阳痿、不举大有好转，增强服药信心，再继续服完第三个疗程，性生活恢复，阴茎勃起坚挺有力，持续时间长，阳痿痊愈[1]。

病例2：某男性患者，44岁，工人，1979年3月8日来诊。主诉为阳痿3年。发病经过：3年前由于家庭不和，精神刺激较大，形成早泄，不久导致阳事不举，腰痛、耳鸣，近年来怕冷，四肢乏力，手足发凉，经中西药治疗，效果不明显。诊见皮肤欠润泽，面色㿠白，形体消瘦，四肢发凉，舌质稍红，舌苔薄白，舌边有齿痕，舌尖较红，脉象细弱，两尺脉不应指。治法：温肾壮阳，补益气血。方药：五子衍宗丸加味，菟丝子15克，五味子9克，枸杞子12克，覆盆子12克，车前子9克，补骨脂12克，阳起石24克，锁阳15克，肉苁蓉15克，杜仲12克，黄芪24克，当归12克，生甘草3克。服上药5剂后阴茎可以勃起，服15剂后加服金匮肾气丸1盒巩固疗效，诸症明显好转，半年后询访基本正常[2]。

---

① 谢正卿.赞育丹加减治肾阳虚阳痿83例[J].四川中医，1999，17（12）：24.
② 袁立新.阳痿治验[J].陕西中医学院学报，1980，3（1）21-22.

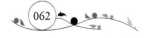

病例3：某男性患者，27岁，1979年3月19日来诊。滑精、阳痿8～9年之久。患者以前喜看黄色小说，形成遗精，以后不知不觉则精液滑出，遂即不能勃起。平素感到全身发冷、腰痛、头昏、四肢乏力。于1979年1月结婚后，2月余不能行房。面色㿠白，体质稍瘦，形寒肢冷，生殖器发育正常，舌苔薄白，脉象细弦。治法：益肾壮阳、收涩固精。方药：五子衍宗丸加减。枸杞子12克，菟丝子12克，五味子9克，覆盆子9克，补骨脂12克，金樱子9克，桑寄生9克，杜仲12克，阳起石15克，锁阳12克，甘草3克，5剂后逐渐好转至正常[①]。

可以看出，上述3个病案均诊断为阳痿肾阳虚证，但治法方药各异。病例1为肾阳虚证较重，选用赞育丹加减温补肾阳、兴阳起痿。病例2系除肾阳虚证表现外，气血亏虚症状较为明显，治当温肾壮阳、补益气血，故用药以五子衍宗丸加阳起石、锁阳、黄芪、当归补益气血。病例3为肾阳虚同时有肾精亏损的表现，由于遗精日久，精亏髓减，精关不固，渐至命门火衰，故治以益肾壮阳、收涩固精之法。在用药上，壮阳不能太盛，否则耗气，并加金樱子固肾涩精。3个病例虽均为阳痿肾阳虚证，但细微病机、主症兼症各有不同，治则方药亦各有侧重，此属同病"同证异治"。

此处阳痿肾阳虚证的"同证异治"，属于同病"同证异治"，若病不同，则属于异病"同证异治"范畴。

（2）妇科疾病肾阳虚证中的异病"同证异治"：

在严师指导下，沈宏春总结了有关妇科疾病肾阳虚证的治法，认为肾阳在经、带、胎、产、孕中发挥重要作用，肾阳虚在不同妇科疾病下病机和治法有所不同。月经病中，可以出现肾阳亏虚、封藏失职，肾阳亏虚、寒凝血瘀，肾阳亏虚、精亏血少，肾阳亏虚、冲任失固等病机变化，从而分别选用固阴煎、金匮温经汤、加减苁蓉菟丝子丸、右归丸；带下病则有肾阳亏虚、寒湿带下，肾阳亏虚、水饮内停的病机变化，分别选用温肾收敛止带的内补丸、温阳化气行水的真武汤；不孕症则会出现肾阳亏虚、宫寒不孕，治以温肾暖胞的温胞饮。由此可见，在对妇科疾病的肾阳虚证的治疗中，有体现中医"异病同治"的特点。同时也看到，在相同或不同的妇科疾病中同为肾阳虚证，其治疗原则虽然也都是温补肾阳，但是在具体的温肾治法中却表现出不同，可以使用滋肾温阳法、温肾收敛

---

① 袁立新. 阳痿治验 [J]. 陕西中医学院学报，1980，3（1）21-22.

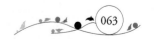

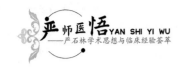

法、温肾固冲法、温肾暖胞法、温肾活血法、温阳利水法等，在这些不同治法的前提下所选方剂也肯定不一样，这也同样体现了中医的另外一个特点，那就是异病"同证异治"。

（3）五官科疾病肾阳虚证中的异病"同证异治"：

头为诸阳之会，阳根于阴，头面五官科病证，久病不已，穷必归肾，常常损伤肾阳，出现肾阳虚的证候。严师在总结五官科疾病肾阳虚证时发现此特点，即五官科疾病发展到一定阶段，常能见到肾阳虚的证候。由于受到五官生理病理的影响，虽然具有肾阳虚的共同属性，即大证相同，但眼、耳、鼻、口、咽各自所致细证的病位、病机、主症均有较大的差异，其治法、方药必然有所变化，才能获得满意的临床疗效。同为肾阳虚证：鼻鼽，治宜温肾壮阳、散寒通窍，处方可选真武汤加麻黄、细辛、诃子；耳闭，治宜补肾壮阳，温肾通窍，方选《重订严氏济生方》鹿茸丸；喉痹，治宜温补肾阳、祛寒利咽，方选《伤寒论》四逆汤合麻黄附子细辛汤；目赤，用麻黄附子细辛汤主之；口疮，治法宜温暖脾肾、祛散寒气，方用砂半理中汤或附子理中汤加减。因此，凡大证相同，细证相同，治法才能相同。若细证不同，治法方药必然有别。也就是说，"异病同治"，不仅要"同证同治"，还要"同证异治"，才能使辨证治疗具有高度的针对性、准确性，真正实现在传统中医理论指导下证候诊断的客观化、规范化，提高临床辨证论治的水平。

"同证异治"例证：

① 鼻鼽：

清·郑钦安《医法圆通·鼻流清涕》云："鼻流清涕一症，有从外感而致者，有从内伤而致者，……肾络于肺，肾阳衰而阴寒内生，不能收束津液，而清涕亦出，其人定无外感之证，多困倦。"指出肾阳虚可致鼻鼽。临床多为长年性，可见鼻痒不适，喷嚏连连，清涕难敛，早晚较甚，鼻甲黏膜苍白水肿。患者平素有畏寒怕冷，甚则枕后、颈项、肩背亦觉寒冷，四肢不温，面色淡白，精神不振，腰膝酸软，遗精早泄，小便清长，夜尿多，舌质淡，脉沉细弱等症。治宜温肾壮阳，散寒通窍。处方可选真武汤加麻黄、细辛、诃子。如某男性患者，27岁，于1997年3月就诊。患鼻阻塞、发作性鼻痒、喷嚏、流清涕12年。每次打喷嚏连续20多个，气温变化大时症状明显加重，服用抗组胺药及糖皮质激素疗效不佳，其父亦有变态反应性鼻炎病史。诊见面色苍白，形体瘦弱，畏寒肢冷，腰膝酸软，纳差食少，舌淡白苔薄白润，脉沉尺弱。鼻腔检查双下鼻甲苍白水肿，鼻分泌物涂片嗜酸性粒细胞阳性。粉尘螨变应原皮试阳性。诊断：变应性鼻炎。辨证：

肺脾气虚，肾阳虚。治法：温阳益气，祛风散寒通窍。方用温阳通窍汤加味：制附子、炙甘草各 6 克，黄芪、党参、茯苓各 12 克，白术、炙麻黄、防风、白芷、苍耳子、辛夷花（包煎）、仙灵脾、巴戟天各 9 克，细辛 3 克。服 10 剂后症状明显减轻，续服 40 多剂后症状消失。嘱其预防感冒，增强体质，并常服参苓白术散合附桂地黄汤加减以补益肺脾肾，2 年后追访未见复发[①]。

② 耳闭：

可见耳鸣声低沉如鼓声，听力减退，常伴面色㿠白，腰膝酸软，四肢不温，精神萎靡，倦怠乏力，小便遗溺，舌淡苔白，尺脉微细无力等症。治宜补肾壮阳，温肾通窍。方选《重订严氏济生方》鹿茸丸。鹿茸、川牛膝、五味子、石斛、菟丝子、杜仲、川巴戟、山药、阳起石、附子、川楝子、磁石、官桂、泽泻。如某女性患者，女，47 岁，1994 年 9 月 23 日初诊。左耳耳鸣伴听力下降 3 个月，患者于 3 个月前开始出现左耳鸣伴听力下降，曾在当地医院诊治，诊为"慢性卡他性中耳炎"，予抗感染及激素类药物治疗 2 周无效。现见精神欠佳，面色㿠白，畏寒，下利清谷，检查左耳鼓膜内陷，呈淡黄色，标志消失，BC ＞ AC，MT 偏向患耳，呈传导性聋，舌淡胖、苔白厚黏腻。诊断为耳闭，属脾肾阳虚，水湿停阻。治法：温阳健脾、利水通窍。方药：真武汤加减，白术、山药各 12 克，茯苓 15 克，白芍 10 克，炮附子、生姜各 3 克，石菖蒲 25 克，党参 9 克，炙甘草 6 克。每日 1 剂，水煎服。服药 5 剂后，耳鸣、耳聋明显好转，效不更方，继服 1 周而愈[②]。

③ 喉痹：

可见咽喉漫肿淡白，疼痛隐隐，反复发作，咽后壁淋巴滤泡增多，晶莹透亮，咽部有痰，夜尿频多，大便偏稀，畏寒肢冷，腰膝酸冷，容易感冒，舌质淡或淡紫，苔白润或白腻，或微黄多津，或黑润，脉沉弱，或脉浮而散，或弱而涩。治宜温肾补阳，祛寒利咽。方选《伤寒论》四逆汤合麻黄附子细辛汤。如某女性患者，21 岁。自觉咽喉疼痛，有黏痰，咳吐不出已 5 年。检查咽部呈暗红色，咽后壁滤泡增生，晶莹透亮，舌质偏红，苔黄厚，脉细数。此为久病入络，痰瘀互结，郁而化热。用化痰活血、清热散结法。选三

① 杨明，蔡恒．温阳通窍汤治疗变态反应性鼻炎 84 例观察［J］．实用中医药杂志，2004，20（6）：286-287.
② 朱开荣．中医五官科学教学病案精选［M］．长沙：湖南科学技术出版社，2000：100-101.

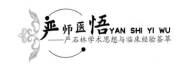

香汤加莪术、浙贝、赤芍、牡蛎、夏枯草。服药 3 剂后，咽中痰阻、异物感减轻。以前方加减再治，则病情反复。后见畏寒、动则汗出、腰痛、不喜冷饮、面色㿠白等肾阳虚之象，故以温补肾阳法，改用四逆汤合半夏散及汤加味。附片（先煎）、半夏、茯苓、桂枝、白芍各 15 克，桔梗 12 克，陈皮 10 克，干姜、甘草各 6 克。连服 6 剂，咽痛大减，滤泡及异物感消退，怕冷大有改善。

④ 目赤：

陈达夫《中医眼科六经法要·少阴目病举要篇》曰："白珠血丝作淡红色，涕清如水，泪涌如泉，畏光甚，无眵，两眉头痛，而脉沉紧者，麻黄附子细辛汤主之。"如某女性患者，29 岁，1992 年 1 月 8 日初诊。右眼自昨日起，红赤、羞明、流泪。检查：右眼内眦及附近白睛处赤丝淡红，余未见异常，按五轮辨证，当属心肺有热，方用导赤散合泻白散加减。隔日返回，诉服药无效，细察其症。赤丝淡红而不鲜，羞明流泪但无眵，舌淡苔白脉沉细，自述眼病并发于感冒，现感冒未愈，头痛流涕，恶寒身冷。辨证：少阴病兼表证。方用麻黄附子细辛汤加味。处方：麻黄 6 克，附子（先煎）12 克，熟地 15 克，连翘 8 克，细辛、木通各 3 克。服药 12 剂后，病愈[1]。

⑤ 口疮：

突然口腔生疮，红肿溃烂，多为心脾积热。若慢性复发性口疮，反复发作，口疮表面色白，周围发红，口渴，喜热饮，舌淡红，苔淡黄滑腻，脉细缓。虽有发热、疼痛等火热之象，用清火之法，愈清虚火愈旺。再用养阴清热之剂，更伤其阳。病机为脾肾阳虚，阴寒内盛，虚火煎熬。治法宜温暖脾肾，祛散寒气。方药用砂半理中汤或附子理中汤加减。如清·蒋保素《问斋医案·诸窍》曰："口糜日久不已，屡服苦寒无效，法当同气相求，衰之以属。制附子、炮姜炭、人参、白术、炙甘草。"口糜，即是口舌溃烂，屡用苦寒清热无效，说明不是心脾积热，而是脾阳虚衰，寒火上炎，故同气相求，热因热用，以附子理中汤获效。

肖氏[2]治疗李某口腔反复性溃疡曾服用中西清热抗感染药治疗，服药后腹泻加剧。诊时见患者舌面、舌边，上、下唇内侧黏膜有数个绿豆大小的灰白色溃疡，基底边缘潮红。兼见腹泻日 5~6 次，大便溏薄，脘腹冷如水注，口中气凉，多清稀唾液，周身畏寒喜暖，

————————
① 李洪毅. 温法治疗眼病举隅 [J]. 江西中医药，1994，25（增刊）：102-103.
② 肖顺才，肖庆彩. 温阳补脾法治疗复发性口疮 16 例 [J]. 四川中医，2006，24（2）：92-93.

 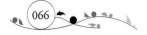

神疲气短，面色㿠白，舌质淡胖，脉象沉细。此中阳虚寒之象。处方：附子^{（先煎）}9克，肉桂6克，炮姜6克，党参15克，白术15克，茯苓12克，薏苡仁15克，泽泻9克，炒白芍9克，五倍子9克，炙甘草6克。水煎服3剂。服药后腹泻好转，日2～3次，便质较前稠厚，口腔溃疡面变浅，疼痛减轻。守方再进5剂，口腔溃疡平复，腹中冷气大为好转，腹泻次数明显减少，大便仍不成形。守原方加减坚持服药30剂，诸症消失，后服附子理中丸、参苓白术散月余善后。随访1年，症状未复发。

以上学者仅总结了肾阳虚证在部分疾病中所存在的"同证异治"现象，并阐述了这一现象的机制。以上总结仅为沧海一粟，临床各科实际中广泛存在肾阳虚证的异治。

6. 研究同证异治的意义

"同证异治"是中医辨证论治理论体系的重要部分，体现了中医治病的特点。只有充分理解和应用好"同证异治"理论，才有可能提高临床诊疗水平。

（1）临床意义——丰富临床辨治思维：

"异病同治"与"同证异治"均是中医临床辨证论治中的思维方法，"异病同治"是一般规律，而"同证异治"则是在辨证论治规律上进一步发展出来的特殊法则。"同证异治"是对"同病异治""异病同治"的补充，只有三者之和才能概括辨证论治的全部外延。三者相辅相成，使辨证论治的内容更得以完善，充分体现了中医论治之原则性与灵活性。

"同证异治"可为临床提供更宽阔的治疗思路。相对单纯的证候，治疗思路比较单一。复杂疑难的证候，治疗思路则应灵活多变。面对复杂疑难的病证，即使证的诊断明确，大的方向不错，应当采用什么样的治法和方药，也十分耐人寻味。如果停留于"同证同治"，只具备一证一法一方的认识水平，不了解证候内部的复杂病机变化，不重视病对证，以及个体差异、时令环境社会等因素对证的影响，即不知道"同证异治"，辨证思路就十分狭窄，则有毫厘千里之失，很难取得满意疗效。如果具备"同证异治"的思维方法，不仅能识别大的证候范围，还能掌握证的内部细微病机变化，心中贮备多种治疗方案，制定出针对性较强的治疗措施，就能做到在错综复杂的局面中成竹在胸，游刃有余，一击则中。

（2）理论意义——指导证候细化分型：

"同病异治"和"异病同治"是客观存在的，"同证异治"也是客观存在的。如前所述，提出"同证异治"理论，是因为证形成中遗漏了许多与治疗有关的重要因素，如体

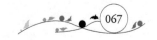

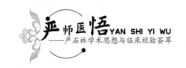
质、性别、年龄、职业、居住环境、发病时令、疾病发展趋势等，在"证"中得不到反映。由于"证"有上述等因素的差异，从而决定"证"的内部存在若干可以细分的亚型。因此要使辨证理论更好地指导临床实践，必须根据临床实际对"证"进行客观的细化分型，从而完善辨证理论体系。"同证异治"理论的提出，为证候客观细化分型奠定了基础，能提高医者的理论素养和临证能力。研究其规律，深入探索"同证异治"取效的原因，有利于中西医结合在理论上的探讨，有利于更好地指导中医药临床，有利于辨证论治理论在形式上和内容上均得以完善。更重要的是可以从"同证异治"取效的结果，提出反问，完善证候的客观细化分型，以便取得理论上的突破，推动整个理论体系的发展与升华。

（三）从《伤寒论》探讨"同证异治"

"同证异治"是一新的治法概念，在中医古籍里没有这一提法，但是这类理论在古代医籍中却有大量记载。张仲景《伤寒论》是最早的辨证论治专著，其中有大量"同证异治"的论述，下文从外感表证和脏腑里证两个方面进行探讨。

1. 外感表证

《伤寒论》是治疗外感疾病的专著，六经辨证层次提示了外感疾病的传变规律。不仅六经，即使其中的任何一经，仍然是一个很庞大而笼统的辨证层次。因此可以发现张仲景不仅列举了大量"异病同证""同证同治"的现象[①]，而且还能从中找出不少"异病同证""同证异治"的实例。

（1）风寒表实证：

35 条："太阳病，头痛发热，身疼腰痛，骨节疼痛，恶风，无汗而喘者，麻黄汤主之。" 31 条："太阳病，项背强几几，无汗恶风，葛根汤主之。"两条所论同为风寒表实证，大证相同。前条病机为寒郁肌表，肺气失宣，以无汗而喘、头身疼痛为主症；后条病机为寒郁经脉，经气不通，以项背强急为主症，两条的细证已有差异。在治疗大法上，两者均为辛温发汗。但在治疗细法和方药上，前者侧重宣肺解表，主以麻黄汤；后者侧重升津舒经，主以葛根汤，治法与方剂均有不同。不少书中认为葛根汤证是麻黄汤证的兼证，实际上是风寒邪气束表后，两证的病机发展趋势和病位出现差异，为大证同、细证不

---

① 吴彦莉，刘莉君，谢立芳. 试论《伤寒论》中"同病异治"的运用 [J]. 中医药学刊，2005，23（12）：2259-2260.

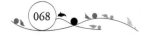

同、治法方药不同的现象，称为"同证异治"。

（2）表郁轻证：

23 条："太阳病，得之八九日，如疟状，发热恶寒，热多寒少，其人不呕，清便欲自可，一日二三度发。脉微缓者，为欲愈也；脉微而恶寒者，此阴阳俱虚，不可更发汗、更下、更吐也；面色反有热色者，未欲解也，以其不得小汗出，身必痒，宜桂枝麻黄各半汤。"25 条："服桂枝汤，大汗出，脉洪大者，与桂枝汤，如前法。若形似疟，一日再发者，汗出必解，宜桂枝二麻黄一汤。"27 条："太阳病，发热恶寒，热多寒少，脉微弱者，此无阳也，不可发汗，宜桂枝二越婢一汤。"三条均为风寒侵犯肌表，熊氏主编的新一版《伤寒论》教材归纳为风寒"表郁轻证"[①]。23 条："表实表虚大体相当，故用桂枝麻黄各半汤，微微发汗解表。"25 条："表虚偏重，表实偏轻，故以桂枝二麻黄一汤调和营卫为主，微发其汗。"27 条："外感风寒，兼有郁热在里，故用桂枝二越婢一汤，微发其汗，兼清里热。"三者均为表郁轻证，大证相同，但有细微的病机差别，实际上细证不同，故治法不同。

2. 脏腑里证

六经病证，在经为表，在腑主里。故《伤寒论》不仅是治疗外感疾病的专著，也开创了脏腑病证辨治的先河，有不少"同证异治"的实例。

（1）心阳虚证：

118 条："火逆下之，因烧针烦躁者，桂枝甘草龙骨牡蛎汤主之。"112 条："伤寒，脉浮，医以火迫劫之，亡阳，必惊狂，卧起不安者，桂枝去芍药加蜀漆牡蛎龙骨救逆汤主之。"两条病机同为心阳亏虚，大证相同。但前条因烧针劫汗，损伤心阳，导致心神不宁；后条用温热的方法强行发汗，损伤心阳，痰饮上扰心神。一为心神失养，一为痰饮上犯，细证虚实病机有别，故治法选方不同。前条用桂枝甘草龙骨牡蛎汤，补益心阳，镇潜安神；后条用桂枝去芍药加蜀漆牡蛎龙骨救逆汤，补益心阳，祛痰安神。虽然《伤寒论》所言是桂枝汤的加减，而实际上两证的虚实病机属性已发生较大变化，细证改变，治法变异，故当属"同证异治"。

（2）脾阳虚证：

279 条："本太阳病，医反下之，因而腹满时痛者，属太阴也，桂枝加芍药汤主之。

---

①　熊曼琪. 新世纪全国高等中医药院校规划教材·伤寒论［M］. 北京：中国中医药出版社，2003：67-75.

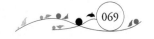

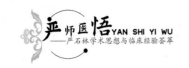

大实痛者，桂枝加大黄汤主之。"此为误用下法，苦寒过度，损伤脾阳，引起脾阳虚衰之证。若为脾阳失运，气滞腹满为主，则用桂枝加芍药汤，温中散寒，行气宽中，腹满自除；若为脾阳失运，寒凝腹痛，即"大实痛"，则用桂枝加大黄汤，温中散寒，泻下止痛。两者同为脾阳虚证，大证相同，病机均为脾阳虚失于运化；但细证不同，前者为中虚气滞，主症为腹满；后者为寒凝血郁，主症是腹痛，故治疗发生变化，是典型的"同证异治"论述。

277 条之"自利不渴者，属太阴，以其脏有寒故也"，治"当温之"，而选方"宜四逆辈"。所谓四逆辈者，指四逆、理中、附子等汤而言。太阴属脾，同为脾阳虚衰证，用理中、四逆、附子三个不同治法的处方治疗，提示了同证异法多方的治疗实例。

（3）肾阳虚证：

61 条："下之后，复发汗，昼日烦躁不得眠，夜而安静，不呕，不渴，无表证，脉沉微，身无大热者，干姜附子汤主之。"82 条："太阳病，发汗，汗出不解，其人仍发热，心下悸，头眩，身𝘦动，振振欲擗地者，真武汤主之"。此二条，同为误汗或误下，引起肾阳虚证，即大证相同。前条为下后复汗肾阳被伤，阴寒偏盛，心神失养，昼日烦躁，夜而安静；后条为误汗损伤肾阳，水气上泛，心悸肉跳，头眩欲倒。两证病机和主症均有差异，细证不同，故分别使用不同的治法和处方。前条用干姜附子汤补肾回阳，安神镇静。后条用真武汤，补肾回阳，温阳利水。亦属大证相同、细证不同之"同证异治"。

（4）大肠实热证：

248 条："太阳病三日，发汗不解，蒸蒸发热者，属胃也，调胃承气汤主之。"213 条："阳明病，其人多汗，以津液外出，胃中燥，大便必硬，硬则谵语，小承气汤主之。"212 条："伤寒，若吐若下后，不解，不大便五六日，上至十余日，日晡所发潮热，不恶寒，独语如见鬼状。若剧者，发则不识人，循衣摸床，惕而不安，微喘直视，脉弦者生，涩者死。微者，但发热谵语者，大承气汤主之。"三条均为燥热郁积大肠引起的大肠实热证，故三者病机大体一致，即大证相同。248 条为燥热内结为主，痞满便秘较轻；213 条燥热痞满具备，但以痞满为主；212 条燥热痞满不仅具备，而且并重。三者同为大肠实热证，但三者病机各有侧重，轻重程度不同，表现主症有别，已变成三个细证，故分别使用三个治法有所差异的大、小、调胃承气汤进行治疗，是"同证异治"的经典范例。

"异病同治"是中医辨证治疗的经典大法，"同证同治"是必须遵守的基本法则。这

 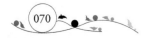

里提出"同证异治"不是标新立异，而是为了突出证的笼统性和复杂的层次性，强调诊病辨证过程中，即使大证相同，还应注意其中细证的辨识。不能满足于证候的大体相似，徘徊、停留于"同证同治"的基本层面。还应提升到证候的细化分型，补充、发展到"同证异治"的新阶段，才能使辨证精准，疗效显著，提高临床辨证论治水平。《伤寒论》中已有大量"同证异治"的运用典范，值得认真学习效仿，总结创新。

（四）从一证多方探讨"同证异治"

"同证异治"是指同一证候，使用不同的治法，不同的方剂[①]。这一观点的提出，与传统辨证论治的经典名言"异病同证""同证同治"的观点有所差异，一时很难被人接受。其中主要存在三个问题：一是方剂的加减运用是否属于异治；二是方剂的变化是否是治法的改变；三是否违背传统辨证论治的观念。为此特做如下探讨。

1. 一证一方

临床治疗病证要求"一证一方"，这是辨证论治最经典、最精确的要求。"异病同证同治"中，某证选择某一成方治疗，是因为一个特定的方剂总有其高度适应的病证，而一个特定的病证总应有高度针对的方药治疗（疗效最佳、毒副作用最小）[②]。某证主要病机没有发生变化，治法也就不能改变，针对该证而选择的成方亦不能随意加减变动。若为了增强该方的某些疗效，或适当考虑兼顾该证候的一些兼症、标症，在不影响本方主要治疗原则作为前提的条件下，对个别药物或药量做出调整，称为成方的加减运用，仍属一证一法一方，也就是同证同法、同治同方，故不能称为"同证异法，同证异治"。

2. 一证多方

在几千年的临床实践中，前人总结了许多"同证异治""一证多方"的实例。如《伤寒论》《金匮要略》中有许多条文提出某证某方主之，某方亦主之，指出同一病证，治疗上可有不同方药的选择。再如前文所述，《伤寒论》277条"自利不渴者，属太阴，以其脏有寒故也"，治法"当温之"，选方"宜四逆辈"，更明确提出一证（太阴证），一法（温阳法），而用多方（四逆、理中、附子等汤）的治疗思路。实际上宋代以前的许多方书均是按照一证多方的体例编撰。如宋代《太平圣惠方·治肾气不足诸方》中分别列

---

① 万晓刚. 同病异治的内涵及其临证意义［J］. 中医药学刊, 2003, 21（6）: 973-974.

② 王洪海, 谢鸣. 关于"同证异方、同方异证"的思考［J］. 中医杂志, 2006, 47（4）: 253-254.

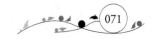

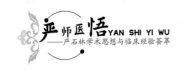

有磁石散、熟干地黄散、肉苁蓉散、石龙芮丸和天雄丸等 5 个处方，都是治疗肾气虚证。近代高等中医药院校方剂学亦是每一类治法下列出若干个不同功效的治疗处方。一证多方的临床运用，是由一证一方根据临证的具体情况变化发展而来。一方代表一法，方变法亦变，治亦随之而变。一证多方，说明同一证候可用不同的处方治疗。由此可以认为，异病不仅可以同证，同证可以同治，也可以异治。

"一证一方"，是"异病同证""异病同治"中"同证同法同方"的治法，属"方证对应"范畴，是经典的辨证论治方法。"一证多方"是"异病同证""同证异治"中"同证同法异方"或"同证异法异方"的治法，属"方证相关"的范畴，是辨证论治的变法或灵活运用①，是对辨证论治体系的补充和完善。

3. 治法分类

治法是针对证候病机确定的治疗措施、方法。由于许多证候具有复杂的病机，因此，治法应分为"治疗大法"和"具体治法"两大类。"治疗大法"是针对该证候总的病机，或最基本、最本质的矛盾，是一类大的或比较笼统的治疗方向；"具体治法"是针对该证候总的病机下的细微病机或变化病机，是针对性较强的治疗措施，是对治疗大法的具体运用或体现，也是针对特定证候而确立的最终极的治疗方法。

方与法的依存关系是依法立方。法是方的精髓，方是法的形体，有法无方，法就成为不可捉摸的抽象概念，通过方来体现治法，法才成为有形可证的实体。所以"方即是法，法即是方"。

"一法一方"，体现一证只有一法一方，也就是通常所说的"异病同证同治"。"一证多方"就应理解为同一证候可有一法多方，或多法多方，此乃严师最强调的"同证同法多方"和"同证异法多方"。对待相同的证候，前者"同法多方"，后者"异法多方"，似乎矛盾？其实二者并未相悖。因为前者中的"同法"，是指针对治疗该证总的大法相同而言；后者中的"异法"，是指针对该证总的大法下的具体治法，即细法相异。根据一方存有与之相对应的证候而言，既然相同的证候，使用了不同的方剂治疗，实质上已是"同证异法异治"，简称"同证异治"。如无论什么疾病，出现外感风寒表证，就应使用辛温解表法治疗。从理论而言，麻黄汤是最具有代表性的方剂，这是最经典的"异病同证同法

---

① 谢鸣."方证相关"逻辑命题及其意义［J］.北京中医药大学学报，2003，26（2）：11-12.

 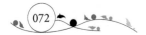

同方"。但在辛温解表法下，后世医家从临床实践的角度总结了大量的辛温解表方剂，因此同为外感风寒表证，可以不选麻黄汤，而选桂枝汤、荆防败毒散、羌活胜湿汤、冲和汤等方剂治疗，这就是"同证同法多方"或"同证异法多方"。从都是辛温解表剂而言，治疗是同一大法；从一方一法一证而言，又与总的治疗大法有别，为此大法下的具体治疗措施，称为"同证异法异方"即"同证异治"更为合理。必须强调，这里的"异法异治"与"同法同治"，是在总的大法相同下的变法变方，是总法下的细目，是对总治法的继续和深入发展。

"异病同证异治"，尽管其文字提法方面与"异病同证同治"有所差异，容易引起人们对早已熟悉的"异病同证""异病同治"观念上的混淆，一时难以获得大家的认可。但仔细分析，"同证异治"的提法，是大法未变、细法改变，并不违背辨证论治的精神。实际上"同证同治"是大法、纲领，"同证异治"是具体、细目，后者是对前者的变化、深入、补充和发展。二者相辅相成，不可分割，是辨证论治的原则性与灵活性的相互结合和有机统一。

"同证异治"在临床运用中应遵守一定的原则，必须有其规定性，即在证候的性质规定范围内，才能有多法多方之灵活性，而各法各方之间尚存在着某种有机联系。若超越证候性质的规定性，则有毫厘千里之失，此为量变质变之理。

总之，"一证一方""一方一法"属"同证同治"，是最经典、最精确的辨证论治方法；"一证多方"，方变法变，是总的大法不变，而在此之下的具体细法发生变异，属"同证异治"，是辨证论治的变法或灵活运用，是对辨证论治体系的补充和完善。

（五）从《中医内科学》探讨肾阳虚证"同证异治"临床运用

针对肾阳虚证的治疗大法是温补肾阳。新世纪《中医内科学》[①] 教材中的多种疾病涉及肾阳虚证的辨证施治，虽然同用温补肾阳的大法，但在大法下又有各种具体治法和方剂的变化。

1. 单纯肾阳虚证

单纯肾阳虚证是指教材中某一病证的常见辨证分型中明确诊断为单纯肾阳虚证者，患者具有肾阳虚的共同属性，即都能见到腰膝酸冷、畏寒肢冷、夜尿频多、脉沉无力等肾阳

---

① 周仲瑛. 中医内科学 [M]. 北京: 中国中医药出版社, 2003.

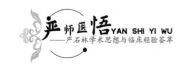

虚的共见症状。但由于疾病的不同，且受该病基本矛盾的影响，表现出来各自相对独立的主症。根据"异病同治"的原则，证同则治法方药相同，但从临床实际出发，如果仍然采用完全相同的治法和方药，疗效必然受到影响。因此，治疗上除针对共性采用相同的温补肾阳的大法外，还应根据不同的主症，施以变化的细法及方药，故可称为"同证异治"。单纯肾阳虚证的"同证异治"见表1。

表1 单纯肾阳虚证"同证异治"

病名	主症	治法	方药
喘证	咳喘欲脱	扶阳固脱，镇摄肾气	参附汤送服黑锡丹
真心痛	心胸绞痛	回阳救逆，益气固脱	四逆加人参汤加减
多寐	倦怠嗜卧，神疲多眠	温阳益气，振奋精神	附子理中汤合人参益气汤
便秘	大便艰涩，排出困难	温补肾阳，润肠通便	济川煎加减
水肿	面浮身肿，下肢尤甚	温肾助阳，化气行水	济生肾气丸合真武汤加减
尿浊	尿浊不愈，尿白如脂	温肾益气，固涩膏脂	鹿茸固涩丸加减
癃闭	小便不通，点滴不爽	温补肾阳，开通癃闭	济生肾气丸合五苓散
阳痿	阳事不举，举而不坚	温补命火，益肾兴阳	赞育丹加减
遗精	无梦而遗，滑泄不禁	温补肾元，固肾摄精	金锁固精丸加减
内伤发热	发热而欲近衣	温补阳气，引火归原	金匮肾气丸加减
颤证	头摇肢颤，筋脉拘挛	补肾温筋，缓痉止摇	地黄饮子加减
腰痛	腰部隐痛，遇劳更甚	补肾助阳，壮腰止痛	右归丸加减

不同疾病的肾阳虚证，由于受病、因、时、地、人等诸多因素的影响，会出现不同的发展方向和病机变化，在肾阳虚共性症状的基础上出现不同的主症，治法和方剂则不可能千篇一律、一成不变。必然采用大法相同、细法变异的治法，选用不同的方剂。如肾阳虚纳气功能受损引起以咳喘欲脱为主症时，采用的主要治法是温肾镇摄肾气，选方为参附汤送服黑锡丹。当肾阳虚推动大便运行的功能受损，引起便秘为主症时，采用的主要治法是温肾通便，选方为济川煎加减。肾阳虚振奋宗筋功能受损引起阳痿时，采用主要治法为温肾兴阳，选方为赞育丹。肾阳虚固摄肾精功能受损引起遗精时，采用的主要治法是温肾摄精，选方为金锁固精丸加减。颤证侧重于筋脉失于肾阳温养，引起筋脉挛急，治法为温肾缓痉止摇；腰痛侧重于腰脊失温而疼痛，治法则为温肾壮腰止痛，两者选方自然有别。教材中水肿和癃闭的治法和方剂出现了类似的情况，这是因为两者都涉及水

液代谢失调，病机自然十分近似。然而细究推敲，水肿是由于肾阳的蒸腾气化功能受损，水气不化，治法侧重温阳利水，选方用济生肾气丸合真武汤；癃闭是由于肾阳虚司膀胱气化开阖的功能受损，膀胱失约，治法侧重温开癃闭，故选方用济生肾气丸合五苓散，治法和方药仍有一定差异。

2. 以肾阳虚为主的脏腑兼证

以肾阳虚为主的脏腑兼证指教材某一病证的常见辨证分型中，不是单纯的肾阳虚证，而是以肾阳虚为主的脏腑兼证。常见脾肾、肺肾阳虚等脏腑兼证。因受其相兼证候的影响，该类脏腑兼证除仍然具有肾阳虚的共性症状外，主症却显示相兼证候的特点。因此，总体方面仍属肾阳虚所致证候，治疗大法当以温补肾阳为主，但治疗细法上，不能单纯温补肾阳，还须兼顾主症所包含的病机变化。此类具有兼证的肾阳虚证仍是受到不同疾病基本病机的影响，从而引起治法和方药的变异，故仍属"同证异治"的范畴。以肾阳虚为主的脏腑兼证的"同证异治"见表2。

表 2　以肾阳虚为主的脏腑兼证"同证异治"

病名	主症	治法	方药
泄泻	黎明腹泻，完谷不化	温肾暖脾，固涩止泻	四神丸加减
关格	小便短少，甚则尿闭	温补脾肾，化湿降浊	温脾汤合吴茱萸汤加减
肺胀	心悸喘咳，咯痰清稀	温补肺肾，止悸平喘	真武汤合甘草干姜汤加减
痰饮	喘促动甚，痰白清稀	健脾补肾，温化水饮	金匮肾气丸合苓桂术甘汤
鼓胀	腹大胀满，形似蛙腹	温助脾肾，利水消胀	附子理苓汤加减
痴呆	表情呆滞，沉默寡言	温肾健脾，振奋精神	还少丹合金匮肾气丸加减
肥胖	形体肥胖，颜面虚浮	温补脾肾，运湿化痰	真武汤合楂曲平胃散加减

以肾阳虚为主的脏腑兼证中，可见肾阳虚的共性症状与相兼脏腑功能失调的主要表现共存，故治法和方剂的选择也有所区别。如泄泻中的五更泻，虽有肾阳虚的共性表现，但主症侧重于运化水谷功能失调引起的黎明腹泻，治法不仅要温肾暖脾，还应突出固涩止泻，选方则用四神丸加减。肾阳虚致脾阳虚，化气行水功能障碍导致的关格，治法为温补脾肾、化湿降浊，选方为温脾汤合吴茱萸汤加减。教材中肥胖、肺胀、痰饮、鼓胀的治法出现了相似的情况，然而细加分析，仍有差异。肥胖中脾肾阳虚证是由脾肾阳虚，痰湿不化，积聚于体内所致，治法应为温补脾肾、运湿化痰，处方可用真武汤合楂曲平胃散加减。肺胀中阳虚水泛证是由于肺肾阳虚，痰停水留，治法应为温补肺肾、止悸平喘，

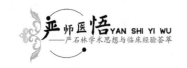

处方可用真武汤合干姜甘草汤加减。痰饮中脾肾阳虚证是由脾肾阳虚，气不行水，水停为饮，治法为健脾补肾、温化水饮，处方可用金匮肾气丸合苓桂术甘汤加减。鼓胀的阳虚水盛证是由于脾肾阳虚，气不化水，水停于腹，治法应为温助脾肾、利水消胀，处方可用附子理苓汤加减。

3. 以他脏为主的肾阳虚脏腑兼证

以他脏为主的肾阳虚脏腑兼证指教材某一病证的常见辨证分型中，是以他脏的证候为主症，肾阳虚为兼证的证候，包括心肾、脾肾、肝肾阳虚等脏腑兼证。严格而言，此类脏腑兼证已不属于肾阳虚的证候，但由于包含肾阳虚的共性表现，所以仍可视为肾阳虚证"同证异治"的范畴。不过此时他脏引起的主症处于主要矛盾地位，肾阳虚的表现已处于次要位置，因此采用治法和方药必然发生变异。以他脏为主的肾阳虚脏腑兼证的"同证异治"见表3。

表3 以他脏为主的肾阳虚脏腑兼证"同证异治"

病名	主症	治法	方药
胸痹	心悸而痛，胸闷气短	温补心肾，益气宽胸	参附汤合右归饮加减
痹证	日久不愈，关节拘急	温补肝肾，舒筋止痛	补血荣筋丸合圆和汤加减
噎膈	水饮不下，泛吐白沫	温运脾肾，降逆祛痰	补气运脾汤加附子、肉桂、鹿角胶
痢疾	腹痛，痢下赤白清稀	温补脾肾，收涩固脱	桃花汤合真人养脏汤加减
腹痛	腹痛绵绵，喜温喜按	温阳补虚，缓急止痛	黄芪建中汤合附子理中汤

上述脏腑兼证中，胸痹是以心悸胸痛为主的心肾阳虚证，心阳虚是重点，治法侧重温养心气，选方以参附汤为主。痹证是以关节拘急疼痛为主的肝肾阳虚证，肝经筋膜失于温养是核心，治法侧重温养筋膜，选方以补血荣筋丸为主。噎膈、痢疾、腹痛均为脾肾阳虚所致，病机重点在脾阳失运。噎膈因胃气上逆，饮食哽噎不下，治法侧重温中降逆；痢疾因脾气不摄，痢下赤白，治法侧重温中止泻；腹痛因脾气寒凝，腹痛绵绵，治法侧重温中缓急止痛，故三证选方择药均有区别。以上各证，尽管病和主症不同，根据"久病不已，穷必及肾"的原则，都具备肾阳虚的共同属性，在治疗大法和选方上均应以温补肾阳为要。

综上所述，对于各种疾病出现的肾阳虚证，不仅应当针对肾阳虚的共性特征，采用温补肾阳大法，选用以肾气丸为主的方药，坚持"异病同证，同证同治"的重要原则。而且也应看到，同为肾阳虚证，无论是单纯的肾阳虚证，或以肾阳虚为主的还是以他脏为主的肾阳虚脏腑兼证，受病、因、时、地、人等因素的影响，在不同的疾病中，肾阳虚衰会出现不同的病机变化和发展方向，表现具有相同共性基础上的不同主症。故在温补肾阳的大法下，应有灵活多变的具体细法和不同的选方择药，做到"异病同证，同证异治"，才能保证良好的临床疗效。坚持"同证异治"，是对治疗大法的进一步发展，不仅不违背辨证论治的精神，反而是对辨证论治体系的补充和完善。

编者按："异病同证""同证同治"是经典的辨证论治大法。但是大量的临床实践证明，机械地遵守"同证同治"的原则，坚持一证一法、一法一方，很难取得较好的临床疗效。事实上，所谓相同之"证"，大多是"基础证""理论证""复合证"或"笼统证"，受疾病自身性质和患者体质、时间、地理、气候、环境等诸多因素的影响，在大证相同的前提下，会发生很多细微病机和主症的变化，形成很多细证。也就是说，不同的疾病，见到相同的证候（包括同一疾病的同一证候），由于该证内部存在不同的细证，根据证变则法变、法变则方变的原则，尽管大证相同，因其细证不同，不应胶柱鼓瑟、一成不变地坚持"同证同治"的法则，还应提倡"同证异治"。"同证同治"与"同证异治"的相互结合，并未违背"异病同证"的精神，是对辨证论治大法的补充和完善。

三、脏腑细化分型的原则

脏腑细化分型必须符合中医证候概念，不能凭空编造、随意杜撰，应该符合临床实际，论据充分，忌讳牵强附会。必须把握好脏腑辨证细化分型的"度"，该分者绝不遗漏，不该分者决不苛求，避免陷入为细化而细化的怪圈，犯机械的、形而上学的错误。

脏腑细化以虚实为纲，实证可以六淫邪气和病理产物为主线，虚证以气、血、阴、阳为线索，将它归并成一些较大的门类，然后再根据其病机的发展趋势、方向、部位、主症，将其细分为若干较小的证候，使之成为一个系统的，具有一定从属关系的、不同层次的辨证体系。

脏腑细化分型的证名尽可能包含病机和主症，与其临床病证实际内容大体相应或相称。尽可能保存已被大家公认、熟悉的证名，新出现的证名要做到科学、准确地表述，便于大家能准确地掌握内涵。

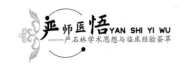
脏腑细化分型必须防止分类过宽或交叉、重叠，应力求保证子项之和大体与母项相当。还应注意防止辨证分型过细的倾向，划分过细有可能破坏证候之间的有机联系，不能充分体现上级证候的根本病机，犯舍本逐末、去源逐流的错误。

严格按照一定的层次逐级划分，否则易产生越级划分等逻辑错误。尽可能避免将已经在应用中比较成熟的证候分属到其他证型的亚型之中，一旦出现必须要有充分的理由和依据。

四、脏腑辨证细化分型证候命名规律①

中医证候命名的规范化是中医证候规范化、标准化的重要内容，也是历代医家和中医药工作者长期关注并不断完善的工作之一。虽然自二十世纪五十年代以来国家出台了一批关于证候的初步国家标准和规范，如《中医证候名称与分类代码》《中医临床诊疗术语证候部分》《中医证候规范》，但由于中医证候诊断系统是一个非线性的复杂巨系统，现有标准和规范从概念到组织结构都有很大的分歧②，所以要真正做到中医证候命名的规范和标准还任重而道远。

中医界同人对证候命名已经做了大量研究工作，如朱文锋提出"证素辨证"体系，并以此为基础确定证名③；刘耀等④通过运用中医药古文献语料库词语标识编码的方法来规范证候分类和命名；胥桂生⑤认为在语法上，证候名称应该用一个完整、精炼的"因果"复句，将病因、病机、病位三方面概括进去。这些都从不同侧面对中医证候命名提出了新的思路和方法，值得研究借鉴。在严师的指导下，汤朝晖对脏腑辨证细化分型的研究从脏腑理论特点出发，对脏腑证候命名方法提出一些思考。

（一）常用中医脏腑证候命名方法

1.脏腑证候命名要素

"正确的辨证结果即证名"⑥。中医具有多种辨证方法，每一种辨证方法都是从一个角

① 汤朝晖.脏腑辨证细化分型中证候命名规律初探[J].江苏中医药，2007，39（1）：18-19.
② 张志斌，王永炎.证候名称及分类研究的回顾与假设的提出[J].北京中医药大学学报，2003，26（2）：1.
③ 吕翠田.对"证素辨证"体系的认识和思考[J].中医杂志，2005，46（9）：652.
④ 刘耀，周扬.中医药古文献语料库词语标识编码标准探讨[J].中国中医药信息杂志，2002，9（3）：85.
⑤ 胥桂生.试论中医证候命名规范化的标准[J].甘肃中医，2000（2）：11.
⑥ 朱文锋.中医诊断学[M].上海：上海科学技术出版社，2001：188.

度或一个侧面来认识疾病，各种辨证之间产生交叉，其中脏腑辨证包容了八纲辨证、气血津液辨证和病因辨证的主要内容，充分体现了病证结构[①]。在对脏腑证候命名时为了体现这种特点，主要的本质性要素要在证名中体现出来。证候命名的要素归纳起来包括6大类，即致病因素、病变部位、病变性质、病变态势、病理机制和临床主症。

2. 脏腑证候命名方法

脏腑证候命名方法是将证候要素进行综合，即根据脏腑病证的临床表现，按构成证候类型之要素加以分析，然后进行有机综合，以构成证候名称，从而反映病变实质。这种综合不是机械相加，而是有机组合，并随着疾病种类、证候辨识方法的不同各有侧重。例如：肾阴虚证（病变部位＋病变性质）；风热犯肺（致病因素＋病变部位）；肝阳化风证（病变部位＋病变性质＋病变态势）；气闭神昏证（病变性质＋病变态势＋临床主症）；心血瘀阻（病变部位＋病变性质＋病理机制）。

（二）脏腑辨证细化分型的证候命名规律

1. 脏腑辨证细化的证候特点

（1）脏腑证候分型更加细腻，比常见"基础证候"更为具体深入、更富有针对性，辨证要素更加清晰、准确，辨证标准更加明确，是一种更接近于疾病本质的最优化的证的层次结构模式。

（2）证候层次更加分明，结构更趋于立体化，能准确把握脏腑病证及其细微的病机，使较为笼统复杂的证候征象，变得病机单一、主症突出、有章可循。

2. 脏腑辨证细化的证候命名规律思路

由于疾病是一个动态变化的过程，证候也具有动态时相性，它是疾病过程中某一阶段（时点）机体对内外致病因素做出的综合反应。在疾病发展过程中，证候也随着发展变化，体现出一定的证候演变，具有空间感（证）和时间感（候）[②]。所以在对脏腑证候的分类和命名上一定要坚持其立体性和动态性，即要考虑证候之间层次上的递进、表现上的因果、部位上的深浅、程度上的轻重等。

（1）按五脏系统，由大及小，由粗到细，结构合理，线索清晰。

① 烟建华. 《内经》证候命名方法学研究 [J]. 中国中医基础医学杂志，1996，2（1）：15.

② 李梢. 从维度与阶度探讨中医证候的特征及标准化方法 [J]. 北京中医药大学学报，2003，26（3）：1.

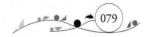

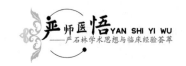

脏腑细化证候命名在五脏系统下，证候名称的内涵由大及小，由粗到细，由浅入深，由因到果。从核心证候到基础证候，再到具体证候。结构上先以虚实为纲，实证以六淫邪气和病理产物为主线，虚证以气、血、阴、阳为线索，将其归并成一些较大的门类，然后再根据其病机的发展趋势、方向、部位、主症将其细分为若干较小的证候，使之成为一个系统的，具有一定从属关系的、不同层次的辨证体系。

（2）不同层次，命名侧重不同。

在脏腑辨证细化过程中，在不同辨证的层次，证名的命名侧重不同。通常将证候由大到小分为四到五个层次。

一级证候，根据脏腑病理生理特点和正邪消长情况，按虚实分类命名。如心脏辨证分为心病实证和心病虚证，肺脏辨证分为肺病实证和肺病虚证。

二级证候，实证应突出邪实正不虚或正虚不甚，所以命名以致病因素为侧重，即按六淫、七情、病理产物等分类命名；虚证，是正气的损耗而致不足占主导地位，故应以气血阴阳的虚损为命名依据。但无论虚实，命名都不应忽略发病部位。如肾病实证下可分为：肾经风寒证、肾经风热证、肾经风湿证、肾经寒湿证、肾经湿热证、肾经实火证、肾经瘀血证、瘀血伤腰证、瘀血积肾证、肾经痰浊证、肾经砂石证、肾经气滞证等。心病虚证分为心气虚、心阳虚、心血虚和心阴虚四类。

三级证候，随着分类的深入，对证候认识的重点不可避免地转到病机上，本级证候命名以病机为主要元素。如肺病实证里的风寒束表证又可分为风寒表虚证、风寒表实证和外寒内热证；肺气虚可分为气虚外感证、咳喘无力证、卫外不固证、痰饮内停证、上不制下证、宗气衰少证和肺气欲脱证。

四级证候，在前一级病机基础上，根据其发展趋势、方向、部位、主症的不同进行划分命名。如在脾虚证的脾气虚证中，由于发病趋势有向上、向外和向下的不同，脾不统血证可分别命名为血溢上窍证、血溢肌肤证和血溢下窍证；在肝实证下，肝气郁滞证中的肝血瘀阻证，据其瘀阻部位不同又可分别命名为瘀阻胸胁证、瘀阻胁下证、瘀阻少腹证、瘀阻筋脉证和肝血瘀结证；而肺虚证的肺阴虚中阴虚失制证，可据主证不同命名为阴虚便秘证、阴虚癃闭证和阴虚水肿证。

如果第四级证候还不能将临床常见证候概括完整，还需要继续进行划分时，证候命名可按照第四级原则进行。如脾病虚证的脾气虚证中，脾失升清证按发病趋势可分为清阳不升证和脾气下陷证两类，而脾气下陷又根据发病部位和表现的不同还可分为气坠小腹证、气坠后阴证、脾虚久泻证、脾虚白浊证、脾虚宫脱证和疮溃难收证，这就较为全面立体地涵盖了这一类病证的临床常见类型。

（3）把握规律，灵活运用。

任何事情都不是绝对的，对脏腑证候进行命名不能过分强调上述程序，而是要根据各脏腑具体情况，以能清晰、完整地概括临床常见病证为主要目的，进行取舍。如分级的数量可有所增减，但顺序一定是由大到小，由粗及细。在同一层次下，证名描述要尽可能包含病因、病位、病机和主症，与其临床病证实际内容大体相应或相称。尽可能保存已被公认、熟悉的证名，新出现的证名要做到科学、准确地表述，便于大家准确地掌握其内涵。

另外，证名的字数按传统为四字，有学者认为以八字为佳。脏腑辨证细化分型证候的命名可采取如下方式：如果该证名用四字就可较为完整表达证候内涵，或是放在上级证候中，以立体形式出现时，通常以四字为好，简洁明快，便于记忆；但当其单独列出而又易与其他证候名称相混淆时，可用八字加以明确，通常证候层次越低越容易出现这种情况。如肾阳虚和肾气虚都可有小便失禁的证候，如果单独出现，病机不明，故必须明确描述为："肾阳虚损，水泉不止证"和"肾气不固，小便失遗证"。对于"肝郁挟食证"则不必再画蛇添足。

综上所述，中医脏腑辨证细化证候的命名规律的探讨是中医辨证思维和脏腑辨证理论的结合。

五、脏腑细化分型的意义

脏腑辨证细化分型可揭示脏腑病变的范围、部位、主症和特点，客观分析判断脏腑证候的细微病机、主症及其定向演进或动态变化的规律，为临床实践提供辨证方法和治疗依据，以便中医的脏腑辨证更好地服务于临床。

（1）充分尊重中医学自身发展规律，以脏腑证候为核心，深层次地揭示脏腑证候病机的基本特征、共性和差异、稳态和变化的规律。使其在具体临床实践过程中，在辨病的基础上辨证，彻底弄清证候的基本病机及发展变化的细微病机，采取有针对性的治疗方

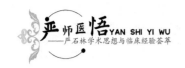

法，大大提高了临床辨证论治的准确性、针对性和可操作性，同时也体现了中医辨证论治的层次性和灵活性。

（2）使中医证候的层次更加分明，令其结构略趋于立体化，可以使以往难以捉摸的证候征象，变得病机单一、主症突出、有章可循，从而使辨证分型更加细腻，辨证要素更加清晰、准确，辨证标准更加明确，有利于按照中医传统、自身的规律进行证候的标准化、客观化，使之成为更接近于疾病本质的最优化的证的层次结构模式。从而可以丰富中医证型理论，完善中医诊断学中脏腑辨证体系，推动中医诊断学的发展。

（3）有利于指导广大中医工作者，特别是初、中期中医工作者的临床实践，可丰富辨证的知识内容，提高临床施辨的能力。掌握这套辨证方法不仅不会增加中医辨证的复杂程度，还更能清晰思维，扼住要领，以简驭繁。

此外，任何一个新的方法的出现，难免不引起争议。如有学者主张证候不能分型太细，提出"务求典型，宁少勿多，宁缺勿滥"[①]，不搞证中分证等意见，担心分得过细，会削弱证的基本病机，不便于理解、掌握和推广。其实证的划分该多该少、宜详宜细，不能以是否方便、是否容易掌握为主要目的，关键看其能否有效指导临床。现代医学对疾病的分类和阐述愈来愈深、愈来愈细，没有人会因为学习困难或烦琐而提出异议。脏腑证候细化分型只要概念准确，表述病机清楚，主症突出，客观存在，临床针对性强，便于大家对证候本质的认识，就不应嫌其烦琐。

第二节　脏腑辨证细化分型临证应用

一、肾阳虚证细化分型证治

肾阳虚证是临床常见的基础证候。全国高等中医药院校《中医诊断学》教材（五版）提出的肾阳虚证的临床表现[②]，是当前国内外肾阳虚证具有权威性的诊断标准之一。这一

---

① 冯松杰，塔衣尔江，杨雪花.中医辨证施治若干问题初探[J].新疆中医药，2005，23（3）：5-6.
② 朱文锋.中医诊断学[M].北京：中国中医药出版社，2002：193-194.

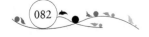

诊断标准的提出，对临床和中医新药的研究均具有重要的指导意义。但在临床实际运用过程中，发现患者的表现并非如此典型，与诊断标准时有出入，要做出正确判断十分困难，不得不引起对此诊断标准的反思。应当说，这一诊断标准是前贤临床经验的结晶，这是毋庸置疑的，但正如第一节分析，这个诊断标准存在过于笼统的状况。

肾阳虚证都有着肾阳虚衰、脏腑功能减退这一最基本的病机特征。但任何证候都会发生动态变化，肾阳虚证在基本病机不变的情况下，受不同疾病主要矛盾的影响，其病机发展趋势或侧重面会发生改变，具体的病变部位、主症均会发生变异，形成在笼统肾阳虚证下的细小亚证[①]。因此，教材中提出的肾阳虚证的诊断标准是综合、概括而形成的基础证，临床上患者所表现的具体证是肾阳虚病机发展变化而出现的细小证或亚证。

由于肾阳虚是一基础、复合而笼统的证候，为适应临床辨证的需要，有目的、有依据、有步骤地对肾阳虚的证候进行细化分型[②]，使肾阳虚的证候更富有针对性和可操作性。肾阳虚证的诊断标准直接服务于临床，不仅是脏腑细化分型研究的意义所在，也是用新的思路和方法，探索实现肾阳虚证诊断标准规范化、客观化的初步尝试。

根据"同证异治"的思想，随着肾阳虚病机发展趋势、病位、主症的不同，细化后的肾阳虚证，可分为下列 16 种类型。

1. 阳虚畏寒证

可见畏寒肢冷，下肢尤甚，面色㿠白，舌体淡白，或面色黧黑，腰膝酸冷，精神萎靡，头昏耳鸣，自汗恶风，容易反复感冒，小便清长，大便溏稀，舌淡苔白，脉沉迟而弱等症。治宜温补肾阳。方选《济生方》十补丸。药用鹿茸、附子、肉桂、熟地黄、怀山药、山茱萸、泽泻、茯苓、丹皮、五味子。

2. 阳虚腰痛证

可见腰背冷痛，不得屈伸，绵绵不已，遇寒加重，得温可减，腰痛引少腹拘急，时常怕冷，手足不温，面色㿠白，少气乏力，小便清长或尿闭，舌质淡，苔白，脉沉缓无力。治宜温肾助阳，强腰止痛。方选《太平惠民和剂局方》青娥丸。药用杜仲、补骨脂、黑桃肉、大蒜加肉桂、附子、鹿角胶。或方选《幼幼集成》河车八味丸。药用紫河车、鹿茸、肉桂、附子、丹皮、茯苓、山药、泽泻、麦冬、五味子、大枣加杜仲、怀牛膝。

① 徐建国. 中医证的构成与证的表现形式 [J]. 上海中医药杂志, 2004, 38 (10): 39-41.
② 张晓琳, 胥筱云, 何裕民. 肾阳虚证论析 [J]. 中国中医基础医学杂志, 2002, 8 (4): 3-5.

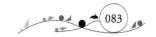

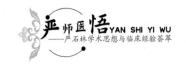

3. 阳虚眩晕证

可见头昏眼花，阵阵眼黑，或晨起头眩，片时自定，或眩晕昏倒，精神萎靡，面色苍白，自汗气短，腰膝酸软，畏寒肢冷，舌淡胖，苔白滑，脉沉细。治法：温补肾阳，益气止眩。方选《重订严氏济生方》三五七散。药用天雄、细辛、山茱萸、干姜、淮山、防风，加白芍、当归、肉桂。

4. 阳虚耳鸣证

可见耳鸣如蝉，听力减退，神情恍惚，健忘遗事，腰酸胫软，疼痛不可屈伸，畏寒怕冷，小便遗溺，舌淡苔白，尺脉微细无力等症。治宜温阳补肾，填精益髓。方选《重订严氏济生方》鹿茸丸。药用鹿茸、川牛膝、五味子、石斛、菟丝子、杜仲、川巴戟、山药、阳起石、附子、川楝子、磁石、官桂、泽泻，加黄精、胡桃肉。

5. 阳虚喉痹证

可见咽喉漫肿淡白，疼痛隐隐，反复发作，咽后壁淋巴滤泡增多，晶莹透亮，咽部有痰，夜尿频多，大便偏稀，畏寒肢冷，腰膝酸冷，容易感冒，舌质淡或淡紫，苔白润或白腻，或微黄多津，或黑润，脉沉弱，或脉浮而散，或弱而涩。治宜温肾补阳，祛寒利咽。方选《伤寒论》四逆汤合麻黄附子细辛汤。

6. 阳虚鼻鼽证

可见长期鼻痒、喷嚏、流清涕、鼻塞、鼻甲黏膜苍白水肿等鼻窍症状，兼反复感冒，面色苍白，形寒怕冷，四肢不温，腰膝酸软，遗精早泄，夜尿频多，质淡嫩，苔白润，脉沉细等症。治宜温肾壮阳，益气固表。方选温阳固肾汤（经验方）。药用附片、肉桂、细辛、淫羊藿、白芷、苍耳子、白蒺藜、诃子、乌梅、枸杞、山茱萸。

7. 肾虚阳痿证

可见阳痿不起，或举而不坚，或精少、精冷，不育，性功能减弱，淡漠，不能持久，早泄，精滑白浊，女子宫寒而不孕，舌淡苔白，脉沉弱等症。治宜温肾阳，补精血。方选《景岳全书》赞育丹。药用熟地、白术、当归、枸杞、杜仲、仙茅、巴戟天、山茱萸、淫羊藿、肉苁蓉、韭子、蛇床子、附子、肉桂。

8. 阳虚水肿证

可见全身浮肿，尤以腰以下肿甚，按之凹陷不起，下肢逆冷，小便不利，四肢沉重疼痛，阴囊冷汗，头目眩晕，腹大脐肿，腹痛下利，心悸怔忡，胸闷气短，咳嗽气喘，吐痰，舌淡胖嫩，苔白滑，脉沉微等症。治宜温阳利水。方选《伤寒论》真武汤，或选《济生方》济生肾气丸。

9. 阳虚骨痹证

骨节酸痛而沉重、刺痛，痛处固定，屈伸不利，昼轻夜重，遇寒痛增，得热稍减，或关节变形，腰弯背痛，畏寒肢冷，面色晦暗，唇甲青紫，舌淡或紫黯，苔白，脉沉细缓，或脉沉细涩。治宜温肾壮阳，活血止痛。方选《外科证治全生集》阳和汤。药用：肉桂、鹿角胶、熟地、炮姜、麻黄、白芥子、甘草，可加附子、南星、细辛、五灵脂、乳香、没药、全蝎、蜈蚣。

10. 阳虚消渴证

口干口渴，喜饮热，尿频量多，饮一溲二，尿如脂膏，面色苍白或黧黑，阳痿早泄，畏寒肢冷，少气懒言，腰膝酸软，大便溏稀，舌淡嫩有齿痕，苔白滑，脉沉细无力。治宜温补肾阳，止渴固涩。选方《金匮要略》肾气丸加减。药用附子、桂心、熟地、山茱萸、淮山、茯苓、丹皮，加五味子、鹿角胶、益智仁、淫羊藿、菟丝子。

11. 阳虚便秘证

大便初硬后溏，排出艰难，或大便数日不解，排便干结，小便不利或清长，脘腹冷痛、喜暖喜按，气短懒言，畏寒肢冷，舌淡胖有齿痕，舌苔薄白。是阳气不足，不能温化，肠道推动无力所致。治疗当温补肾阳，益气通便。方用《景岳全书》济川煎加减。药用肉苁蓉、怀牛膝、当归、升麻、枳壳、泽泻加肉桂、附片或硫磺。亦可选用《古今录验方》五噎丸加减。药用附子、蜀椒、干姜、肉桂、吴茱萸、细辛、人参、茯苓、白术、陈皮，加砂仁、白芍、肉苁蓉、当归、何首乌等。也可用精硫磺 0.5 ～ 1.0 克，研细末，冲服。

12. 阳虚腹泻证

可见下利不止，完谷不化，五更泄泻，腰膝酸软，精神萎靡，形体消瘦，舌淡胖嫩，苔白滑，脉沉迟无力等症。治宜温肾补火，暖脾健运。方选《太平惠民和剂局方》附子理中汤，或选《证治准绳》四神丸。

13. 阳虚不固证

可见小便失禁，或小便频数，色白量多，夜尿频多，小儿尿床，腰膝酸冷，畏寒肢

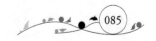

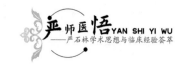

冷，舌淡白，苔白滑，脉沉微等症。治宜温补肾命，固涩水泉。方选《景岳全书》巩堤丸。药用熟地黄、菟丝子、白术、北五味子、益智仁、补骨脂、附子、茯苓、家韭子。或选《全生指迷方》固脬丸。药用制菟丝子、茴香、附子、桑螵蛸、戎盐。

14. 阳虚失纳证

可见喘促日久，反复发作，呼多吸少，动则尤甚，气不得续，畏寒肢冷，面青唇紫，咳痰清稀量多色白，或夜尿多，或面浮肢肿，神疲乏力，时自汗出，形瘦无华，腰膝酸软，舌苔淡白或黑润，脉微细或沉弱等症。治宜温肾壮阳，纳气定喘。方选《金匮要略》肾气丸合《和剂局方》黑锡丹。黑锡、硫磺、肉桂、附子、补骨脂、胡芦巴、阳起石、沉香、木香、茴香、肉豆蔻，加核桃肉、紫河车。

15. 阳虚发热证

（1）阳浮于上证（戴阳）：可见面红如妆，心烦干呕，畏寒，四肢厥冷，下利清谷，久利不止，小便色白，脉沉微，或厥逆无脉等症。治宜温肾散寒，破阴通阳。方选《伤寒论》白通汤，或《伤寒论》白通加猪胆汁汤。

（2）格阳于外证（格阳）：可见全身发热，不怕冷而反怕热，却欲盖衣被，面目红赤，口淡不渴，或口干、口渴喜热饮，汗出如油，手足逆冷，脉微欲绝等症。治宜补肾壮阳，回阳救逆。方选《伤寒论》通脉四逆汤。

16. 冲任虚寒证

（1）冲任失调证：可见月经紊乱，时时烘热汗出，表现出妇女更年期的症状，形冷畏寒，面色淡白，头目昏眩，胸闷心烦，少寐多梦，精神萎靡，焦虑抑郁，腰酸膝软，舌淡胖，苔白滑，尺脉虚弱无力等症。治宜补肾温阳，调理冲任。方选《景岳全书》右归丸。

（2）胞宫虚寒证：可见性欲淡漠，婚久不孕，月经推迟，经行腹痛，遇寒加剧，带下清稀，或如白淫，面色萎黄或晦暗，腰酸腿软，四肢冰冷疼痛，倦怠无力，舌淡白，苔白滑，脉沉细或沉迟等症。治宜温经暖宫，益气补血。方选《傅青主女科》温胞饮。药用巴戟天、补骨脂、菟丝子、肉桂、附子、杜仲、白术、芡实、人参。或选《仁斋直指方论》艾附暖宫丸。药用香附、艾叶、当归、黄芪、吴茱萸、川芎、白芍药、地黄、肉桂、续断。

（3）寒凝血瘀证：可见月经后期小腹冷痛拒按，得热痛减，经血量少，色淡黯有块，畏寒喜暖，四肢不温，关节冷痛，舌质黯淡，脉沉迟。或舌质晦黯，有瘀斑、瘀点，脉细涩等症。治宜温经散寒，祛瘀调经。方选《医垒元戎》姜附四物汤，药用干姜、附子、当归、川芎、熟地、白芍。或选《韩氏医通》女金丹，药用藁本、当归、白芍药、人参、白薇、川芎、牡丹皮、桂心、白芷、白术、茯苓、延胡索、石脂、没药、香附、甘草。

综上所述，肾阳虚证除具备肾阳虚衰，脏腑功能减退这一基本病机外，随着病机发展趋势和侧重的不同，从而形成16个细（亚）证。这些细化证都具有肾阳虚衰的基本病机，同时又有自己相对独立的病机倾向，不仅于临床上客观存在，而且也经得起实践检验。细化分型后的肾阳虚证，病位落实，病机单一，主症明确，针对性强，操作方便，对临床辨证有十分重要的指导意义。

二、肾阳虚型高血压辨证细化分型论治

古代文献没有高血压的名称，但在中风、眩晕、头痛等病证中包含许多有关高血压的论述。自清代叶天士提出阴虚阳亢是高血压的基本病机后，至今阴虚阳亢似乎成了高血压的代名词。其实远在古代对高血压的病机已有多种论述，《素问·至真要大论》云："诸寒收引，皆属于肾。"指出肾阳不足，阴寒内盛，筋脉收引而挛急，气血凝滞，血络不畅，外周阻力增大，可致血压升高。金元四大家中的朱丹溪已指出眩晕并非全由阳气亢逆所致，房欲过度，肾气不足，气不归原而逆奔于上，可引起眩晕，与高血压眩晕的病机颇为相似。明代大医家张介宾在《景岳全书·杂证谟·眩运》云："头眩虽属上虚，然不能无涉于下。盖上虚者阳中之阳虚也，下虚者阴中之阳虚也。"现代不少学者更从中西医结合的角度阐述阳虚型高血压形成原理。如陈晓锋[①]认为，长期工作致注意力高度集中、精神紧张、受环境噪音及不良刺激、经常熬夜者，久而久之就会引起元阳不足，阳气虚则阴寒内生，阴寒引起络脉的收引及小动脉痉挛，引起高血压。因此，肾阳虚是形成高血压的基本病机，肾阳虚型高血压可见下述细微病机变化和辨证分型。

（一）阳失温煦

《素问·生气通天论》云："阳气者，精则养神，柔则养筋。"肾阳是全身阳气的根本，肾阳中的精气，上养于头，供养精神活动。肾阳不足，温煦失职，头目失养，可致高血压常见的头目眩晕等症；肾阳中的柔和物质，化生津液，以濡养筋脉。津液不足，筋脉

---

① 陈晓锋.原发性高血压从阳虚论治临床体会［J］.中西医结合心脑血管病杂志，2011，9（7）：878.

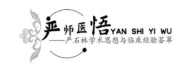

失养而挛急，虚风内动，可引起震颤、拘急、麻木、瞤动、口眼歪斜、半身不遂等类似高血压病的临床表现。加之肾阳虚容易出现的腰膝酸冷、四肢逆冷、小便清长、大便溏稀等表现，即可诊断为肾阳虚型高血压，治疗可选右归丸、二仙丹等方剂。严师曾治疗1例高血压病5年患者，血压最高达180/120 mmHg，长期在150/110 mmHg左右。膝关节以下常冷，腰冷脑鸣，睡眠表浅，梦多易惊，不敢冷食，耻骨腰痛，月经量少，白带清稀，舌红苔少，脉弦。辨证为肾阳虚，用右归丸加减：肉桂、当归各10克，鹿角胶^{（冲服）}、熟地黄、山茱萸、巴戟天、肉苁蓉、怀山药、怀牛膝、白芍各15克，制附片^{（先煎）}、紫石英、煅磁石、煅牡蛎各30克，细辛、琥珀粉^{（冲服）}各6克。前后经过2个月的治疗，血压控制在120/80 mmHg左右，诸症好转。

（二）虚阳上扰

肾阳虚，阴寒盛于下，格阳于上，虚阳浮张，气有余便是火，形成虚火上炎的证候。此火为浮火，并非阴虚火旺，而是阳虚火浮，火不归宅。张锡纯《医学衷中参西录·论火不归原治法》曰："论下焦之火上窜不归原，亦气海元阳之浮越也……气海元阳大虚，其下焦又积有沉寒固冷，逼迫元阳如火之将灭，而其焰转上窜者"。此证源于"烦劳"过度，久病伤阳，"烦劳则张"（《素问·生气通天论》）。肾阳虚，阴寒内盛，寒主收引，脉管收缩，外周小血络挛急，而致血压升高。虚阳浮张而引起头昏头痛、面红（如妆）、口舌生疮，与阴虚阳亢引起的高血压表现极为相似。但肾阳虚型高血压尚无五心烦热、潮热盗汗等阴虚内热的特征，而是见到神疲气短、腰膝酸冷、肢凉足冷、夜尿频数、男子阳痿、女子月经不调、舌质淡嫩而胖、脉沉细而迟等典型阳虚的表现。治当温养肾气，潜纳虚阳。吉中强^①主任医师多年来以温潜降压方治疗老年高血压取得了良好的临床疗效。基本组方如下：炮附子、生山楂各9克，生龙骨、生牡蛎各30克，杜仲、肉苁蓉、泽泻、怀牛膝各15克，制首乌、葛根各12克，砂仁、炙甘草各6克。阳虚甚者，加仙茅、肉桂；火浮明显者，加鳖甲、龟板。

（三）阳虚血瘀

肾阳虚，推动乏力，气血运行迟缓，血行容易瘀阻，血络失养，细小络脉挛急，虚风内动，引起四肢麻木，手足发凉，脉微细而涩；肾阳虚，阴寒内盛，寒凝血郁，脉络瘀

---

① 安佰海，吉中强，纪文岩．温潜法治疗老年高血压病思路探讨［J］．中华中医药杂志，2013，28（1）：41-43.

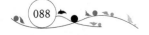

阻，外周血管阻力增大，容易导致高血压的发生。范平[1]认为，阳气衰微，命火不足，在内则无以温养神气，推动气化，升清降浊，促进生机；在外则无以温煦四末，柔养筋膜，心脉鼓动无力，必致血行凝滞不畅而致本病。因此，肾阳虚血脉瘀阻，成为高血压病，特别是老年高血压病发生发展的重要病理基础，温阳活血化瘀是重要的治法。拟定温阳化瘀基础方：制附子、杜仲、淫羊藿、丹参、当归、川芎、生山楂、生蒲黄、伸筋草、何首乌、桑寄生、葛根，阳虚甚者，加肉桂或桂枝。

（四）阳虚水泛

肾阳虚，不能蒸腾气化，水湿泛溢全身，引起水肿。水停血滞，细小络脉阻滞，外周阻力增大，遂使血压升高。《伤寒论·辨太阳病脉证并治》第 82 条云："太阳病发汗，汗出不解，其人仍发热，心下悸，头眩，身瞤动，振振欲擗地者，真武汤主之。"真武汤治疗肾阳虚水气上泛引起的眩晕证，亦即中医肾阳虚型高血压。李兴华等[2]用真武汤治疗 60 例老年性高血压肾阳虚证取得较好的疗效就是明证。

（五）阳虚痰凝

肾阳虚，气化不行，不能运化水湿，转化为痰饮。痰浊内停，气机升降失调，清阳不升，浊阴不降，阴阳气血紊乱，可使外周血行阻力增大；痰饮既成，还可流注于脏腑组织间隙，引起身体肥胖，外周阻力增大，临床上高血压多见于肥胖之人，是因痰饮停聚微细血络，外周血管阻力增大而引起，成为顽固性高血压。中医所谓脾肾阳虚，土不载木而致风木自动，就是对痰饮引起高血压病病机的形象概括。唐代王焘《外台秘要·痰厥头痛方八首》云："病源谓痰水在于胸膈之上……上冲于头，即令头痛，或数岁不已，久连脑痛。"李洁等[3]研究证实，高血压病痰浊型患者引起血流缓慢和动脉粥样硬化及靶器官损害，从而促进高血压病的发生、发展和演变。另外，高血压病痰浊型患者还存在血管紧张素 Ⅱ、心钠素水平低下，引起外周血管收缩，水钠潴留，血容量增加，导致动脉血压的升高。肾阳虚，痰饮内停引起的高血压，临床可见畏寒肢冷，腰膝酸冷，夜尿频多，

① 范平. 温阳化瘀法治疗老年高血压病探析［J］. 山东中医杂志，1998，17（11）：486-487.
② 李兴华，沈宏春. 真武汤治疗 60 例老年性高血压肾阳虚证的疗效观察［J］. 中医临床研究，2012，4（6）：76-77.
③ 李洁，王健. 从痰论治高血压病［J］. 中国中医急症，2007，16（11）：1363-1364.

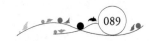

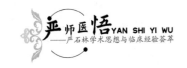

倦怠无力，头目昏眩，呕恶痰多，舌质嫩，苔白腻，脉沉细弱等症。唐兴荣[1]用济生肾气丸合理中化痰丸，以附子、官桂、川牛膝、干姜、天麻、姜半夏、茯苓、炒白术、泽泻、车前仁治疗脾肾阳虚、痰饮内停引起的高血压病患者 110 例，效果良好。

（六）阳虚湿阻

肾阳虚，火不生土，脾阳不足，气化不行，湿浊停滞。湿为阴邪，内停脏腑、组织间隙，痹阻皮毛、肌腠、经脉，阻遏经气，气血运行不畅，外周阻力增大，引起血压升高。肾阳亏虚，肾主骨、脾主肌肉功能失调，导致关节、肌肉酸痛等症状。高辉远[2]整理蒲辅周治疗阳虚湿盛型高血压医案，血压在 190～140/120～90 mmHg 波动，伴有头晕，四肢沉重、困倦乏力、腰部酸痛，小便频数、脉沉迟、舌质不红，用温阳理湿法治疗而获效。李恒欣[3]治疗 1 例高血压病患者，头晕而胀，背沉，畏寒，骨节痛，手足寒，舌淡苔白，脉沉而细，左关微弦，辨证：肾阳虚衰，寒湿不化，肝阳上浮。治以附子汤加味：附子（先煎）、生龙骨、生牡蛎各 30 克，党参、白术、茯苓、生龟板（打碎）各 15 克，白芍 12 克，怀牛膝 20 克。10 余剂后症状均有好转，3 个月随访，血压控制稳定。

（七）阳虚风动

肾阳虚，不能温养肝木，助其生发条达，而致虚风内动；肝肾阳虚，不能温煦筋膜，筋脉失养而挛急，外周血管阻力增大可引起血压升高。通过温养肾气，可以起到潜纳虚阳、养肝熄风、温通气血的目的。如周仲瑛[4]教授治疗 1 例高血压患者，有原发性高血压病史 20 余年，血压仍在 170～202/100～125 mmHg 波动。头昏胀，视物模糊，左侧目睛转动欠灵，左手足清冷不温，左臂乏力、难持重物，肢麻、腿足酸软，足底酸痛，舌苔薄、质淡，脉细。血压 170/125 mmHg。辨证为肝肾阳虚，虚风内动。处方以二仙汤加减：仙灵脾、仙茅、巴戟肉、当归、川芎、枸杞子、怀牛膝、大生地、天麻各 10 克，鸡血藤 12 克，炒杜仲、桑寄生各 15 克，灵磁石 25 克。经过 2 个月的调理，血压控制在 142/84 mmHg，诸症减轻。著名《伤寒论》大师万友生教授在《十种重病的经方治疗》中云，"四逆合吴茱萸汤就是治疗肝肾阳虚引起高血压的典型代表方剂"。

① 唐兴荣. 温补脾肾法治疗脾肾阳虚型高血压临床研究［J］. 中国中医急症，2008，17（4）：440-442.

② 高辉远，等. 蒲辅周医案［M］北京：人民卫生出版社，1975：8.

③ 李恒欣. 用温阳法治疗高血压病［J］. 河南中医，1988，13（2）：14-15.

④ 周仲瑛. 清温异治高血压病验案［J］. 南京中医药大学学报，2004，20（5）：261-262.

综上所述，肾阳虚型高血压不仅客观存在，而且病机复杂，进一步细化分型，有助于提高疗效。

三、肝郁挟痰证辨证细化分型论治

肝司疏泄，以条达为顺，一有怫郁，则气机郁滞为病。《素问·六元正纪大论》中"木郁之发，……民病胃脘当心而痛，上支两胁，膈咽不通，食饮不下"是对肝气郁滞最早的记载。明代孙一奎在《医旨绪余·论五郁》中首先提出了"肝郁"一词："木郁者，肝郁也。……木性上，怫逆不遂则郁，故凡胁痛，耳鸣，眩晕，暴仆，目不识人，皆木郁证也。"对肝气郁滞的病因病机、症状表现进行了较详细的论述。同时，肝主疏泄，能条达全身气机，使津液流通顺畅，则痰浊不生。若肝气郁滞，气行不畅，不能推动血液津液的正常运行，津血运行缓慢，则留着成痰。痰浊既生，痰气交结，气行更为不畅，形成肝郁挟痰的证候[①]。由于痰浊既可留于全身多处而为病，又可挟风邪以作乱，故肝郁挟痰的病机复杂，辨治困难。现将肝郁挟痰分为 7 种病机变化类型分述如下。

（一）痰郁肝脾

肝气不疏，气行不利，津液不得气之正常推动，运行缓慢，慢则津滞，胶着成痰，痰气郁结，留滞于肝肺脾胃，形成痰郁肝脾的病机。痰浊郁滞肝脾，随肝脾之气，上扰清阳之位，蒙闭脑窍，则出现头目眩晕；肝气不疏，气机不能宣通，痰气郁于胸膈，则胸闷脘痞，咳逆吐痰；肝气犯胃，胃失和降，故嗳气呃逆；肝气犯脾，脾失健运，则纳呆食少，腹胀便溏；痰浊内停，若从寒化，则苔白厚腻，舌淡红，脉弦，若从热化，则苔黄厚腻，舌红，脉象弦滑。如《杂病源流犀烛·气郁》云："往往由气成积，由积成痰，痰甚则气不得宣而愈郁，或痞或痛，盖有必至者矣。"指出肝气郁积，转化为痰，又反而滞郁肝气，引起痞满疼痛。再如该书《肝病源流》说："其郁与胜，必侵乎脾，脾受木邪，则胸满，呕逆，飧泄。"指出肝郁犯脾，脾失健运，水湿停留，可转化为痰，痰浊内生，阻碍脾肺气机，则引起胸满、呕逆、飧泄诸症。治宜疏肝理气，运脾化痰。方选《伤寒论》四逆散合《太平惠民和剂局方》二陈汤化裁，药用柴胡、白芍、枳壳、半夏、茯苓、陈

① 吴文红. 中药结合心理疗法治疗抑郁症的临床研究［J］. 中医药学报，2005，33（3）：13.

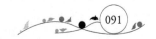

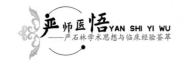

皮、甘草加香附、白术、青皮。

（二）痰结咽喉

肝处中焦，与脾协同，为气机升降的枢纽，能调节三焦水道，使水津四布，津液流行。肝之经脉循行胸胁，上入咽喉。肝气郁滞，气不化津，水津失布，气滞生痰，痰气循经上逆，郁结于咽喉，气结液滞，痰阻不畅，妨碍气机的升降出入，而形成"梅核气"之病机变化[1]。痰气胶结，阻遏咽喉，患者自觉咽中有痰附着，却吐之不出，咽之不下，或感到喉间有异物存在，咽喉气塞，虽不妨碍饮食和呼吸，但总感咽喉不适，心中郁闷不乐；痰气内阻，气机不畅，犯肺犯胃，故胸闷，或咳或呕；痰气胶结，尚未化热，故苔白润或白腻，脉弦。如《医宗金鉴·金匮要略注·妇人杂病脉证并治》曰："咽中如有炙脔，谓咽中有痰涎，如同炙肉，咯之不出，咽之不下者，即今之梅核气病也。此病得于七情郁气，凝涎而生。……此男子亦有，不独妇人也。"上文详细地描述了凝痰结气，阻于咽喉之间的病机及表现，并强调指出，梅核气虽多见于女性，但也可见于男性。治当行气开郁，降逆化痰。方药用《金匮要略》半夏厚朴汤（半夏、厚朴、茯苓、紫苏、生姜），也可选用《万病回春》加味四七汤（茯苓、厚朴、苏梗、半夏、生姜、橘仁、青皮、枳实、砂仁、南星、神曲、白蔻、槟榔、益智仁）治疗。若痰郁日久，有化热倾向，咽中痰涎稠黏，附着难咯，则选用《温病条辨》三香汤（栀子、淡豆豉、郁金、降香、桔梗、枳壳、瓜壳）。

（三）痰结颈项

肝之经脉循行颈项，情志不畅，肝气郁结，气滞伤脾，脾失健运，痰浊内生，痰气上逆，胶结于颈项，阻碍局部气血运行，引起血瘀，形成痰瘀互结之势，凝滞于颈项，则为瘿瘤、瘰疬[2]。表现为发病缓慢，颈部逐渐出现形状不一、大小不等，累累如贯珠，皮色不变的包块；痰气与瘀血相互聚积，则包块按之较硬，或痛或不痛；痰气胶结，则苔白润或白腻，脉弦。如《杂病源流犀烛·颈项病源流》说："瘿瘤者，气血凝滞，年数深远，渐长渐大之症。何谓瘿，其皮宽，有似樱桃，故名瘿。"又说："瘰疬者，《内经》通谓之结

---

① 王小成. 梅核气辨治四法［J］. 甘肃中医，2005，18（7）：36-37.

② 曹建雄，许利纯. 消瘿抗瘤汤治疗甲状腺腺瘤30例临床观察［J］. 中国中医药信息杂志，2004，11（12）：1087-1088.

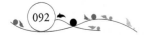

核。如大豆，如银杏，连属者是也。……或恚怒气逆，忧思过度，……内搏于肝，肝主筋，肝受病则筋缩，累累如贯珠也。"正是描述了痰气阻遏，日久不化，凝结颈项，而表现为瘿瘤、瘰疬的病机变化。治则为化痰行气，消瘿散结。方选《外科正宗》海藻玉壶汤加减，药用海藻、贝母、陈皮、昆布、青皮、川芎、当归、半夏、连翘、海带、独活、甘草。或用《太平惠民和剂局方》逍遥散合该书二陈汤加夏枯草、郁金、丹参、白芥子、穿山甲。

（四）痰结胸胁

肝主疏泄，经气循行于胸胁乳房。如遇情志内伤，肝郁气滞生痰，痰气互结于胸胁，则发为乳癖[1]。肝气郁结，则性情急躁，胸胁胀闷；痰浊内生，痰气合病而凝结于乳房，则为乳房结节，按之如梅李，边缘清楚，无痛不痒；并未化热，则皮色如常；痰气胶结，病情发展缓慢，故不易自行消散，可数年无变化；凝痰胶着，与皮毛不相联系，则质地坚硬，表面光滑，皮核不相粘连，推之可动；痰凝气滞，则苔薄白，脉弦。乳癖的病名最早见于《中藏经·治小儿乳癖、胸腹高、喘息、吐乳方》，表现为乳中结核，可在一侧或双侧乳房出现，呈卵圆形，大小可如樱桃、梅李、鸡卵等。《疡医大全·乳癖门主论》也说："乳癖，……多由思虑伤脾，恼怒伤肝，郁结而成也。"论述了恼怒伤肝，疏泄失职，气不行津，痰浊内生，痰气胶结，停聚胸胁乳房而成乳癖的病机。治当内外结合，内治以疏肝理气，化痰散结为主。方药用《洞天奥旨》的开郁散（柴胡、当归、白芍、白术、茯苓、香附、郁金、全蝎、白芥子、天葵草、炙甘草）加夏枯草、牡蛎。外治宜温阳活血，化痰软坚，用《外科证治全生集》阳和解凝膏贴敷。

（五）痰结皮下

肝主疏泄，调节全身气机的升降。肝气不疏，全身气机运行失常，气不行津，凝滞生痰。《丹溪心法·痰》曰："痰之为物，随气升降，无处不到。"故痰气互结，可全身流窜，结于皮下，形成皮下脂瘤，称为痰核[2]，又称粉瘤。如《景岳全书·外科钤·瘤赘》曰："盖此以腠理津沫，偶有所滞，积而不散，则积以成瘤，是亦粉刺之属，但有浅深耳，深者在皮里渐大成瘤也。"痰气凝滞于皮肤之间，可发于头面、耳后、背及臀部等多处，

---

① 李仕金．乳腺增生病的中医治疗临床研究［J］．中华实用中西医杂志，2005，18（3）：414-415.

② 徐远，黄艳玲．以"消法"治疗良性包块：浅谈舒肝散结法［J］．中国医药学报，2002，17（11）：651-653.

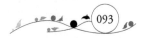

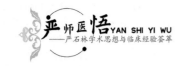

形呈圆形，状如果实，位于皮里膜外，小如豆粒，大如柑橘；痰气互结，则质地柔软，界限明显，与皮相连，推之可动；因痰为阴邪，故生长缓慢，可常年存在，而无不适；痰郁久化火或又遇火邪侵扰，则可出现红肿热痛，并可形成脓肿；痰浊内停，则苔白，舌淡红，脉弦。治法内服宜行气化痰。方选《医宗金鉴》五香饮（乳香、藿香、丁香、沉香、木香）合《千金要方》指迷茯苓丸（半夏、茯苓、枳壳、风化硝）。外治当以手术摘除囊肿，出现脓肿则切开引流，清除皮脂脓液，再用棉球蘸少许升丹粉或稀释后的白降丹塞入腔内，化去包裹，待囊壁蚀尽后，再用升肌药收口，愈后则不易复发。

（六）风痰上扰

风为木气所发，《素问·阴阳应象大论》曰："风气通于肝。"故肝之为病，风易内生。肝郁气滞，气结痰凝，风与痰相互搏击，易形成风痰上扰的病机。或由肝病传脾，脾失健运，水津不化，痰浊内生，风痰交结，上扰头目，诸症乃发。肝风挟痰浊上犯清空，头窍被扰，则眩晕，头痛，头胀；风痰上扰于耳，则耳鸣；风痰内扰，阻塞胸中，故胸闷；风痰横干胃腑，降浊失职，则呕恶；痰浊内停，则苔白腻，脉弦滑。如《丹溪心法·头眩》论及白附子丸的主病时说："治风痰上厥，眩晕头疼。"阐明了肝气郁结，风痰上扰可致眩晕头痛。《临证指南医案·肝风》华岫云说："若因动怒郁勃，痰火风交炽，则有二陈龙荟；风木过动，必犯中宫，则呕吐不食，法用泄肝安胃。"指出了怒郁伤肝，疏泄不利，痰浊内生，风痰内扰，肝木乘土，可导致脾胃功能失常。治当化痰熄风。方药用《医学心悟》半夏白术天麻汤（半夏、天麻、茯苓、橘红、白术、甘草）加白芍、钩藤、白蒺藜、珍珠母。

（七）风痰阻络

肝气不疏，气郁生痰，如同时肝阳化风，风气内动，则肝风与痰气可相互结合。风痰交结，流窜经络，阻塞经气，气血瘀滞，经脉失养，则出现肢体运动、感觉障碍；风痰阻络，筋骨失养，则筋骨疼痛；筋膜失养，经脉挛急，则手足拘挛，麻木不仁；风痰流注半侧肢体，则口眼歪斜，半身不遂；风痰内阻，则苔白厚腻，脉弦细。如《医学心悟·肩背臂膊痛》曰："肩臂痛，……气滞则痰凝，脏腑之病也。……或风邪痰气，互相鼓煽，痰饮随风走入经络，而肩臂肿痛。"较清晰地指明风痰阻络引起肩臂疼痛的病机变化。治法以祛风化痰、解痉止痛为原则。药用《儒门事亲》的愈风丹（芍药、川芎、白僵蚕、桔梗、细辛、羌活、麻黄、防风、白芷、天麻、全蝎、南星、生姜、朱砂、蜂蜜、甘草）。

四、肺病便秘辨证细化分型论治

便秘是指排便困难，便质干燥坚硬，秘结不通，排便次数减少或排便时间延长的证候。历代医家、古今文献对便秘有精深的研究，不过长期以来，多数医家重视肾、脾胃对便秘的作用，从肺着眼的尚感不足。严师以虚实为纲，研究肺功能失调时引起便秘的证候特征，提出从虚实探讨肺病便秘的辨证治疗观点。

（一）肺实便秘

六淫邪气从口鼻、皮毛侵袭人体，肺卫之气为外邪困遏，或病邪深入，侵犯肺脏，或寒热、痰饮水湿之邪内生，或情志郁结，肝气犯肺，导致肺主宣发、肃降的功能失调，上窍闭塞，下窍不通，形成邪气亢盛，正邪斗争激烈，病情偏实的证候。

1. 风寒闭肺

外感风寒，闭郁肺气，肺失宣降，气津不能下输大肠，传导失司，可引起大便秘结不通。患病初期以恶寒发热，无汗而喘，头身疼痛，鼻塞清涕，苔薄舌淡，脉象浮紧等外感风寒的表证为主，随着表证逐渐减轻，大便变得干燥难解，为主要表现。此时便秘，并非热结津伤，而属肺闭失宣，当疏散风寒，开闭通便[①]。如《张氏医通·大便不通》说，"风秘者，风入大肠，传化失职。"并提出用"羌活、防风、苏子、枳壳、麻仁、杏仁、皂角灰，煎服润肠丸"作为治疗的方药。又如秦景明《症因脉治·大便秘结论》不仅有"外感便结"专篇，而且在伤寒便秘中，提出太阳阳明，即外感风寒兼阳明腑实，用羌活汤（羌活、防风、黄芩、柴胡、大黄）治疗，阐述了外寒闭肺还可进一步发展引起阳明腑实而使便秘加重的病理特点。

2. 风热犯肺

风热犯肺，肺气闭郁，失于宣降，也可使大肠之腑传导失司，而使大便秘结。表现为大便秘结，兼恶寒发热，头痛眩晕，口苦口干，咽喉不利，胸膈痞闷，咳呕喘满，小便

① 余日新. 感冒、水肿、便秘证治体会［J］. 上海中医药杂志，2004，38（10）：20-21.

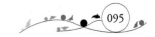

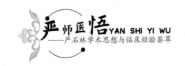

黄赤，苔黄，脉浮数等症。治宜疏风清热，宣肺泻下。如《宣明论方》防风通圣散，运用麻黄、荆芥、防风、连翘、薄荷、桔梗等药疏风宣肺，再配合黄芩、石膏、栀子、大黄、芒硝等药清热通腑，表里双解，可使大便得通[①]。又如秦景明《症因脉治·大便秘结论》"外感便结"中所述的伤寒便秘，正阳阳明，即是外感风热、燥热所致便秘，用干葛汤（干葛、知母、石膏、大黄、枳壳），具有宣肺解表、清肺通便的作用。肺闭得开，大便自通。

3. 燥热闭肺

外感秋燥，或六淫邪气化燥，燥邪伤津，使肺失宣降，津液不能下输大肠，传导失司，而致便秘。此类便秘，常兼咳嗽痰少，不易吐出，胸胁胀满，小便结涩，舌红少津，脉浮细数等症。治宜清燥润肺，肃降通便。如桑杏汤、清燥救肺汤之类可治此证。

4. 热邪灼肺

外邪或内伤传变造成热邪炽盛，热邪闭肺，热邪伤津，均可致肺失宣降。上窍闭塞，肺气不能下肃推动，津液不能下输滋润，均可使大肠传导失司而致便秘。此类便秘大便燥结，坚硬难排，常兼发热，面色红赤，喘咳气急，鼻煽，痰黄黏稠，口渴引饮，腹部胀满硬痛而拒按等症。此当清泻肺热，以荡涤阳明腑实。如《症因脉治·内伤便秘》说："积热便秘之治，肺热下移大肠，清肺饮。"方中桔梗、黄芩、山栀、连翘、花粉、玄参、薄荷，主要用于清泻肺热。上窍得通，下窍自开。

5. 痰热壅肺

热邪犯肺，煎熬津液成痰，或痰浊停肺，蕴结化热，痰热相搏，闭结肺气，宣降失职，肺气不能向下肃降，大肠传导失司，则为便秘。此类便秘，大便干燥结硬，不易排出。常兼咳嗽气喘，胸闷胸痛，痰涎壅盛，黄稠量多，或吐脓血腥臭稠痰，同时出现口渴，潮热，尿黄，舌红，苔黄厚腻，脉沉滑数，右寸实大等症。治宜清热化痰，降气通便。如《温病条辨》宣白承气汤，重点以杏仁、瓜蒌壳、石膏清泻肺上痰热，配大黄通便，使肺气肃降，大便自调。

6. 湿热阻肺

外感湿热之邪犯肺，或脾胃湿热内生，上犯于肺，湿热交结，易阻气机，而使肺气

---

① 牛治君，姚歌中，牛文潮，等. 补气宣肺汤治疗功能性便秘 68 例报告［J］. 中国肛肠病杂志，1996，16（5）：19.

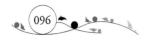

闭郁，不得肃降，大肠传导失司，而致便秘。此类便秘，大便虽结，却不坚硬，但排便仍然十分困难。常兼咳嗽气喘，胸脘痞闷，头身困重，纳呆食少，小便黄，舌红苔黄腻，脉濡数等症。治宜清化湿热，降气通便。如《临证指南医案·便闭》金氏病案说："湿热在经，医不对症，遂令一身气阻，邪势散漫，壅肿赤块，初因湿热为泄泻，今则窍闭，致二便不通，但理肺气，邪可宣通。湿热肺气不降，苇茎汤去瓜瓣加滑石、通草、西瓜翠衣。"华岫云在按语时归纳其治法云："若湿热伤气，阻遏经腑者，则理肺气以开降之。"阐明湿热邪气闭肺，可使便闭不通。

7. 血瘀水停

肺朝百脉，全身血液通过经脉聚会于肺，肺系疾患反复发作迁延不愈，终致痰浊水饮与瘀血兼见同病，停阻于肺，导致肺气胀满，不能敛降[1]。常见于肺胀之人，胸部膨满，胀闷如塞，喘咳上气，面唇发绀，烦躁，心慌，下肢浮肿，尿少，便秘，甚至大便半月不解。此乃肺气壅实、腑气闭阻之重症，急当宣肺降气、涤痰利水以通腑实，尚有望救阴回阳。

8. 怒气犯肺

情志不遂，如烦躁易怒，或忧思抑郁，使肝气失调，木旺刑金，肺气闭郁，失于肃降，上窍不通，下窍闭塞，而致大便秘结。此类便秘，大便数日一行，便不甚结，时时欲便，很难排出。常兼胁痛，咳逆喘急不得卧，胸腹胀满，矢气不畅，苔白略厚，脉弦等症。治疗重在"开降肺气"，解郁宣肺，肺气通降，便秘自解[2]。如叶天士《临证指南医案·肺痹》唐案介绍此类便秘的表现及病机时说："脉小涩，失血呕逆之后，脘中痞闷，纳谷膜胀，小便短赤，大便七八日不通，此为怒劳致气分逆乱，从肺痹论治，怒劳气逆。"程杏轩对此类便秘的病机做了更深刻的论述，《医述·大便·选案》中说"一儒官，……大便连闭十日，腹满难禁。……病原由于上焦气秘，以至下窍不通。盖心肺居上，两寸当浮，今不浮而沉，下手脉沉便知是气，气郁不行，则升降失职，譬如注水之器，闭其上窍，则下窍不通，水安从出？乃不治上而专治下，攻之愈急，则气愈陷，二便何由而利耶？予用越鞠汤，使上窍一通，则下窍随开，里气一顺，则表气自畅，是以周身汗出，二便俱利，所谓一通百通也。"

---

① 陈道恒. 活血化瘀宣肺调气法治疗顽固性便秘［J］. 上海中医药杂志，2001（3）：29-30.

② 陈剑屏. 宣肺理气治便秘［J］. 上海中医药杂志，1996（6）：41.

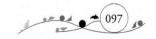

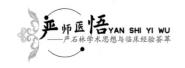

（二）肺虚便秘

肺受到各种致病因素的作用，或由于其他脏腑疾病的传变，或致病邪气过盛，或病程日久正气受损，导致肺的功能虚衰。肺虚不足，影响肺经络属之腑大肠，传导失司，而致便秘。

1. 肺气虚

肺与大肠相表里，肺气肃降，可使津液下渗大肠。同时亦协助大肠传导功能，保证大便顺利排泄，润泽通畅。久病咳喘，劳倦过度，生化、禀赋不足，年老体衰，失治误治，都可导致肺气虚损。肺气不足，失于肃降，津液不能下渗，肺气失于推动，大肠传导失职，肠的蠕动减慢，可致大便虚秘。此类便秘，大便不一定干燥，无力排泄，排便时间延长，虚坐努责而便出不爽，便后神疲不支。常见咳喘乏力，少气短气，咳吐痰涎，清稀量多，自汗，声音低怯，平素易于感冒，舌淡苔薄白，脉虚无力。当用塞因塞用之法，补肺降气，以助大肠传导之功，方能收效显著[①]。如赵献可在治疗老年人气虚、津液衰少，而致便秘时，主张加人参、黄芪，并阐述病机说："此因气虚不能推送，阴虚不能濡润耳"（《医贯·大便不通》）。虽未确认为肺气虚所致，但在治疗时使用中药人参、黄芪，均有补益肺气的作用，肺气得补，肃降有权，运肠有力，便自通畅，可免受便秘之苦，又间接反证肺气虚可致便秘的病机。

2. 肺阴虚

肺主通调水道，为水之上源。肺气肃降，津液下输前后二阴，则二便通畅。《血证论·咳嗽》有"肺叶腴润，复垂向下，将气敛抑，使气下行，气下津液随之而降，是以水津四布"之说，即言肺主治节，与二便排泄有密切关系。温热燥邪，或痨虫侵袭，或饮食不节，素嗜烟酒、辛热燥辣食物，或五脏失和，内火燔灼，或先天不足，房劳太过，老年体弱，或久病重病，失治误治，均可导致肺的阴津阴液消耗，形成肺阴虚证。肺阴不足，不仅本脏阴津失于濡润，肃降功能失职，使肠道气化难行；而且不能布津于下，断肠腑津液之源流，肠燥津枯，无水行舟，而致便秘。此类便秘，大便干结，甚至燥如羊屎，数日一行，艰涩难排。常兼干咳少痰，口干咽燥，口渴思饮，皮肤不泽，毛发枯槁，小便短少，舌红，无苔、少苔，脉细数等症。如《石室秘录·大便燥结》说："大便闭结

---

① 张沙尘，刘红. 补益宣通法治疗老年糖尿病伴便秘浅识［J］. 实用中医内科杂志，2005，19（1）：1.

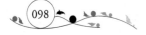

者，人以为大肠燥甚，谁知是大肠燥乎？肺燥则清肃之气，不能下行于大肠。"肺燥必伤阴，肺阴不足，清肃不行，津液不能下滋大肠，则便秘难行。《血证论·阴阳水火气血论》进一步指出："设水阴不足，津液枯竭，上则痿咳，无水以济之也，下则闭结，制节不达于下也。"均指出肺阴不足，大肠失滋，是导致便秘的重要病机之一。治宜滋养肺阴，润肠通便，即所谓增水行舟[①]。可用《温病条辨》沙参麦冬汤合增液汤，使肺阴渐复，水津下布，肠道滋润，大便得通。

3. 肺阳虚

寒湿之邪久恋肺脏，损伤阳气，或过劳耗气，日久伤阳，或他脏阳虚，波及于肺，或在肺气虚的基础上进一步发展，致肺阳虚。肺中阳气不足，不能温化布散津液，津液泛溢，不能下输肠道，大肠无津以润，可使大便干结；肺阳虚，寒凝气缩，肺阳失于温煦推动，肠道传送无力，更可加重便秘。此类便秘，大便干结，如冰坚硬，排出困难。常见形寒肢冷，咯痰清稀，口淡不渴，面色淡白，神疲乏力，小便清长，腹中冷胀硬满而痛，舌淡胖嫩，脉沉弱。治当温肺散寒，益气生津，润肠通便。可用甘草干姜汤加桂、附、肉苁蓉。

编者按：严师提出"脏腑辨证细化分型"新观点，并提出五脏细化分型的新模式，使中医辨证体系更为客观、规范，定位、定性及针对性更强，从而提高了辨证的准确性和可操作性，在一定意义上拓展了中医的辨证体系，也为实现中医证候的客观化、标准化探索新的思路。

鉴于严师已有系列专著《中医五脏病机学》对五脏细化分型进行系统论述，本章第二节的具体细化分型以收录严师在专著发表之后的进一步思考为主。

严师认为，此项工作初期阶段会出现定义不准、证型交叉、概念重叠、过分细腻等问题，但总是要先有人做出一定的尝试；只要加强研究，不断修正错误，经过多人或多代人共同努力，逐渐沉淀积累，一定会形成较为完善的辨证体系，发挥其提高临床辨证水平的作用。

---

① 袁永耀. 滋阴降肺汤治疗老年性习惯性便秘30例［J］. 广东医学，1997，18（2）：121.

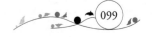

第三章 倡导病机为核心的临床辨证观

一、诊病辨证核心是辨识病机

辨证就是分析、辨认疾病证候的本质。辨证的过程，实际上是以脏腑、经络、病因、病机等中医基本理论为指导，通过对四诊所获取临床资料进行分析、归纳、综合、抽象、推理，从而得出证候诊断结论的过程。面对患者，如何处理错综复杂的临床资料，怎样开展辨证思维，寻找证候的本质，什么是辨证的核心问题，值得认真思考和探索。

（一）临床常用辨证模式分析

1. 症状辨证

症状辨证即从患者表现的症状、体征获取证候诊断结论。症状、体征是构成证候的基本要素，证候是由一组有内在联系的症状、体征组成[1]，相互关联的症状、体征对某一证候具有特殊的诊断意义。临床医生通过类比的方法从患者身上收集症状、体征，判断为某一证候。此为辨证模式中最基本的方法，但大多数人停留于简单的症状对比，如只要看到患者有汗出恶风、脉浮缓，就诊断为风寒表虚证或太阳中风证。

2. "证素"辨证

"证素"辨证是通过获取"证素"的方法进行辨证。"证素"是指构成证候的基本要素，包括病因、病位、病性、病势4个方面。朱文锋教授简略为病位、病性两大类，并从症状、体征中提取出53个常见"证素"（其中病位20项、病性33项）[2]，用较为细致的"证素"指导辨证，有了较大进步和发展，具有准确性、规范性和可重复性等特征，对指

---

① 朱文锋. 中医诊断学［M］. 上海：上海科学技术出版社，1995：1.
② 朱文锋. 证素辨证学［M］. 北京：人民卫生出版社，2008：53.

导实验、科研活动有一定意义。但"证素"辨证的方法比较宏观、笼统，还不能有效指导临床实践工作，有一定的局限性。

3. 标准证辨证

标准证辨证是用已经客观化、标准化的证候指标进行辨证。当前十分重视应用现代医学的研究方法，按照循证医学的要求，通过大样本、多中心的流行病学调查，建立客观化、标准化的证候诊断标准。参照这个标准，只要发现患者的临床表现与标准化的证候指标大体相似；或采用某几个主症，加某几个兼症，再加上适当的权重计算；或通过对症状的聚类研究，形成一定的数学模型，完成证候诊断。上述诊断模式，无非是想用符合现代、先进的思维方法，代替传统、复杂的中医辨证思维方法，让西医能够理解、认可，实现中医现代化和走向世界。

4. 证型辨证

证型辨证是根据某种疾病的常见辨证分型指导临床辨证。即先确定中西医病名，然后根据前人总结形成的该病常见证型，结合患者的临床表现，进行分型论治。仍然是把患者表现的症状、体征与证型的临床表现相互比对，然后获得证候诊断结论。分型辨证为初学者提供了临床辨证经验，便于初学者对号入座。但把疾病演变的真实的、活生生的过程人为地简单化、僵尸化，省略了临床最重要的辨证思维活动，难以辨识复杂的证候。

5. 方证辨证

方证辨证是根据方剂的主治脉症判断是什么证候，从而做出以方为名的证候诊断结论。简言之，是辨方识证，以方证代替辨证，完成中医诊治疾病的整个过程。方证辨证根据患者表现的主要症状群，辨为某一方证，有是证则用是方，针对性强、准确率高、适用范围广，解决了方证分离的问题，对临床辨证论治有极大的帮助，大多数临床医生已养成方证辨证的习惯，临床诊病张口即言某某方证。

上述五种情况，都是从证候的症状、体征出发，或简单地判断这些症状的有无，或用定量的观点，加权积分，制定阈值，或建立数学模型，做出证候诊断。从形式而言，主要立足于对症状表征的认识，缺少对症状、体征的病机分析，基本上属于对号入座范畴。在科研实验活动中，或临床上病情简单、症状比较典型的病例，使用这类方法进行辨证，尚可获得正确诊断，有一定的实用价值。但对于临床上症状隐匿，或症状不典型的病例，特别是疑难杂病，用类比法则很难奏效，容易发生诊断失误。

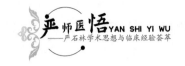

（二）症状病机辨识

症状、体征是构成证候的主要元素，也是诊断证候的主要根据，因此辨识证候应当首先辨清这些症状、体征的病机。症状、体征是证候的外在表现，在辨证过程中具有如下特点。

1.多重意义

症状、体征可以由多种原因引起，不同疾病可以见到相同的症状、体征，同一症状、体征可以在不同的疾病中出现，说明症状、体征不具备特异性，而是具有多重属性。如发热、疼痛，各种病因都可引起，寒热虚实各种证候都能见到，不能单凭一个发热或疼痛，就能辨明是什么性质的证候。

2.虚假属性

症状、体征既可以本质表现于外，也可以假象表现出来。如发热、面红、舌红、苔黄、脉数等多数情况下主热证，同时这些症状、体征还可因阳虚寒盛所致，又可主寒证。如果只辨识某某症状、体征的有无，哪怕已通过十分精确的量化检测，不深入认识这些症状、体征的病机，还是不能认识证候本质。

3.症状缺失

多个症状、体征往往不一定同时出现，或表现为不典型，或症状、体征缺如"无症可辨"，或为"潜证"。只按照症状、体征的有无或权重，很难做出正确的判断。必须结合病史、体质、治疗前后等综合指标进行病机分析，才能正确判断。

将症状、体征的表象与证候临床表现进行类比，即对号入座式进行辨证，是大多数患者或临床医师使用的辨证模式，只适用于简单、典型的病证，疗效颇受影响。当症状、体征具有多重属性，或出现虚假，或不典型（缺失）时，只有通过对症状、体征的内在病机进行分析，掌握其本质属性，才能为认识证候病机打下基础。

（三）证候病机辨识

证是内在本质的反映，证候是证的外在表现。要辨证识病必须要辨识证候的病机。

1.证的内在本质是病机

证是疾病发展到某一阶段，致病因素侵袭人体，作用于某些部位，引起的一定病理变化，由这些病理变化产生的各种各样的症状、体征，形成证的外在表现。其中所谓病理即是病机，是证候发生和变化的根本原因，症状、体征是病机变化反映于外的具体表象。

由此可以看出，证的内在本质，是由证候的病机所决定的。换言之，辨证的对象——证及其相应的证候，是由病机所决定的[1]。如同诊病要认识反映疾病本质的病机一样，辨识证和证候，就要辨识反映内在本质的证候病机。所以，审察病机可识别证候的本质，是辨证的核心[2]。

2. 辨证要识证候病机

证候一般不是由单独的某个症状、体征组成，而是由一组有内在联系的症状、体征组成。单个症状、体征具有多重属性，因此，辨识证候不仅要通过对单个症状、体征的病机分析，弄清该证候所表达的本质属性，还要通过对贯穿于这组有内在相互联系症状、体征的病机分析，认清该证候的本质属性，概括出分别由症状、体征构成的病因、病位、病性、病势等证候的基本要素，从而总结提炼形成证候的病机，才能获得证候诊断结论。

3. 证候病机的抽象思维

中医认识证候，是由感性认识通过抽象的辨证思维认识、反映证候本质。本质则是隐藏在背后、看不见、摸不着的，只能凭借抽象思维才能把握它，但它却能充分代表事物所特有的根本性质。中医诊病辨证则是通过四诊所获取的病情资料，运用取类比象、演绎推理等方法进行综合、分析、推理和判断，才能把握证候的本质。这个抽象思维活动，正是对证候表现于外的症状、体征进行病机分析，以达到对证候本质的认识，是认知事物的必由之路。辨证思维的结果关系证候判断的成功与失败，因此，临床辨证必须经过抽象思维对症状、体征的病机和证候病机做出合理判断。

（四）病机分析可以求同存异做出鉴别诊断

症状、体征是体内病机变化的外部联系与反映，各种症状、体征与各自的内在病机有着不可分割的联系，是帮助医生识别证候的向导[3]。《千金方·论大医精诚》云："病有内同而外异，亦有内异而外同。"说明相同的病机可以在外表现出不同的症状，不同的症状也可见到相同的病机。故病机辨识过程中不仅仅要了解症状、体征，还要认识某某症状、体征与某某病机特定的内在联系，这常常包含着对相似症状、体征的同中求异，进行症

① 李庆生. 试论中医辨证与病机分析 [J]. 湖南中医药导报，1996，2（1）: 3-5.
② 刘家义，周大勇，王福庆. 论辨证论治首重病机 [J]. 中国中医基础医学杂志，2007，13（11）: 811.
③ 赵金铎. 中医症状鉴别诊断学 [M]. 北京: 人民卫生出版社，1985: 1.

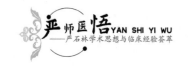
状、体征相互之间的鉴别诊断。

临床上同一症状、体征包含着若干个不同的病机。如《素问·至真要大论篇》"病机十九条"中的"诸暴强直，皆属于风""诸热瞀瘛，皆属于火""诸痉项强，皆属于湿""诸转反戾，水液混浊，皆属于热"四条，同是筋脉拘急之症，病机却有属风、属火、属湿、属热的不同。辨识证候时，就要联系相关的症状、体征进行鉴别诊断，才能从相同症状、体征中求出不同的病机，确立不同的诊断。这种求同存异的鉴别诊断，在病机分析的辨证思维过程中，有利于辨别症状、体征的真伪，确保诊断无误。

总之，中医诊病辨证的模式有多种多样，各有不同的临床运用价值，但最终均涉及症状、体征的辨识。症状、体征可以反映证候本质，也可以作为假象出现，干扰证候本质。辨证不能单纯以症状、体征的有无或权重的多少对号入座的方式进行判断，应当通过复杂的辨证抽象思维，详细审察每个症状、体征深蕴于后的病机，综合出病因、病位、病性、病势等证候要素，提炼出证候病机，形成证候诊断结论。由此可见，通过辨证抽象思维，辨识症状、体征病机、证候病机，是中医临床辨证最核心、最关键的问题。

二、从心辨证治失眠

心主精神、思维、意识活动，心神失调，阳不入阴，神不守舍，可致失眠。引起心神失调的原因很多，如心的阴阳气血诸虚不足，火热痰浊瘀血等病邪或病理产物的干扰，脾胃肝肾等脏腑疾病的传变或相兼，皆可影响心神，因此从心辨证，对治疗失眠病证具有极其重要的临床意义。

（一）心之实证

1. 邪热扰心

七情郁结，五志化火，或脏气过度亢盛，或过食辛辣燥热食物，或过服辛燥药品，均可致心火亢盛。心中火旺，心神被扰，心阳浮动，阳不入阴，神不守舍，则引起失眠多梦。与此同时，热扰心脉，加快心跳，可引起心悸怔忡；热扰胸膈，可致心烦不安，胸中热闷，懊侬颠倒；火热上炎，面舌血脉充盈，则为面红、舌红苔黄，脉象滑数。治宜清热除烦，宁心安神。方选《伤寒论》栀子豉汤加黄连、酸枣仁、甘草。

2.痰热扰心

七情所伤，气郁生痰，痰郁化火；或五志化火，火热灼津，炼液为痰；或外感热病，热盛灼津，炼液为痰，均能引起痰火互结为患。痰火内盛，互相搏击，"痰得火而沸腾，火得痰而煽炽"（《证治汇补·痰证》），形成痰火交结的病机。痰火内扰，心神躁动，不得安宁，神魂外游，则心烦不安，失眠多梦。因有痰浊困阻，神思不振，患者白天感到困倦思眠；到了夜间，火热烦扰，则精神倍增，无丝毫睡意。痰热上扰清窍，则伴见头昏眼花；痰热阻碍津液上承，则口干不欲饮水；痰热内阻，则舌红苔黄腻，脉滑数或濡数。治宜清热除痰，泻火安神。方选《六因条辨》黄连温胆汤加酸枣仁、夜交藤、合欢皮。此方对因精神紧张，气郁生痰化火，扰乱心神而引起的失眠证疗效显著。

3.瘀血内阻

心主血脉，推动血行。各种原因引起血行不畅，血脉瘀阻，影响血液对心神的濡养，导致心神不安、神不守舍而致失眠少寐。由于瘀血的形成和阻滞是一个漫长的过程，所以此类失眠十分顽固，不易好转。心脉瘀阻，对外周供血不足，致使心跳加快，可见心悸怔忡；心脉不畅，可致心胸疼痛；阻碍气血上养于头，可兼头昏眼花；唇舌血行不畅，可致面唇晦暗，舌质紫黯，或有瘀斑、瘀点，脉象细涩。治宜活血化瘀，养心安神。方选《医林改错》血府逐瘀汤加酸枣仁、夜交藤、远志。此方用治病程较长、顽固难愈的失眠病，坚持治疗，情况能逐渐得到改善。

（二）心之虚证

1.心气虚

心气能维持正常的心神活动，使人精力充沛，精神集中，思维活跃，反应灵敏，聪明智慧。若心气亏损，心主神志的功能减弱，心神不能自主，神气不安，则常感心中空虚、惶惶不安；神气衰减，不能维持正常的精神、思维、意识活动，则精神疲乏不振、忧愁悲伤、思想分散不易集中、思维反应迟钝；并因心神失养，神志不得安宁，神魂不时外游，而见睡眠表浅易惊、不寐多梦、睡中自醒等症。心气不足，运血无力，本脏失养，对外供血不足，心跳加快，则心悸怔忡，胸闷气短；心气不足，不能推动气血上荣于面，可兼面色淡白，唇舌色淡；心气虚，脏腑功能活动减弱，可见神疲乏力，少气懒言；心气不能推动脉行，故脉虚无力。治宜补养心气，安神镇惊。方用《医学心悟》安神定志丸

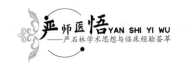

加紫石英、酸枣仁、小麦、大枣。对睡眠表浅易醒、心悸气短、精神不振的失眠证疗效较佳。

2. 心阳虚

《素问·生气通天论》曰："阳气者，精则养神"。心阳虚，阳气不能温养精神，则心神不能内守，神魂外游，致卧起不安，失眠多梦。并因心神失养而健忘。心阳虚，阳失温煦，可致畏寒肢冷，口淡不渴；心阳虚，不能振奋精神，可致白天精神困倦，多呵欠；心阳虚，不能温运气血上荣于面，则面色淡白，唇舌色淡，苔白滑；不能温运血脉，则脉多微细。治宜益心阳，敛心神。方用《伤寒论》桂枝甘草龙骨牡蛎汤加党参、酸枣仁、远志。大多数心阳虚者易神疲，困倦多眠，但临床上也有因心阳虚、心神外游而引起失眠者，用此方可使心神得敛而安眠入睡。

3. 心血虚

（1）血不养神：

神赖心血而养，心血不足，血不养心，神气失敛，心神浮越，神不守舍，神魂外游，则不易入睡，失眠多梦，睡眠易醒，醒后再难入睡。血不养神，心神不宁，神气躁动，则为心悸怔忡，惊恐不安；心血不能上荣，则面色淡白，唇舌色淡；血不养脉，则脉细。治宜补养心血，宁心安神。方用《古今医统》养心汤（人参、当归、生地黄、熟地黄、茯神、麦冬、五味子、炙甘草）加酸枣仁、远志、合欢皮，对于心血不足、神失所养而致的失眠，疗效满意。

（2）血虚脏躁：

心血不足，津亏血少，血虚脏躁，心体不得滋养，神气失去自主功能，不能控制神情活动，可引起精神恍惚不定，表现为时常悲伤欲哭，不能自主，甚则言语失常；同时，由于血虚脏躁、虚热扰动，而致心神不安，可引起心中烦乱、夜卧不安、遇事善忘等症。此类神志病变，大多数是由血不养心，脏阴失滋所致，张仲景称为脏躁病。治宜养心血，安心神。方用《金匮要略》甘麦大枣汤加酸枣仁、远志。此方以甘草、小麦健脾益气，大枣补脾益血，通过调中益气，而达到补益心血、安神定志的作用。本方补益力量不强，须坚持久服，才能发挥疗效。

4.心阴虚

（1）心阴失滋：

心神活动属阳，其性易动，必赖以心阴的滋养，心阴内守，包涵心神，神志才得安宁、清静。心阴不足，阴不涵阳，阳不入阴，神不守舍，神魂外游，则为失眠多梦，夜卧不宁。心阴虚，心神失养，阴不制阳，阳气浮动，扰动心神，则为心悸怔忡；心阴亏虚，阴不养神，神思减弱，记忆力减退，则为健忘；心阴虚，形体官窍失滋，则口燥咽干，形体消瘦，舌红少苔乏津，脉象细数。治宜滋养心阴。方用《摄生总要》天王补心丹。此方是治疗阴虚失眠的常用方剂，对多数失眠证均有疗效。

（2）阴虚内热：

温热病后，余热伤阴，或汗吐下后，耗伤阴津，心阴不足，阴不制阳，虚热内生，热扰心神，神志不宁，神魂不安，则心绪不调，沉默寡言，精神恍惚，欲行不能行，欲卧不能卧，失眠多梦。虚热上扰于头，则头痛时作；阴亏津伤，则口苦，小便黄；阴虚内热，则舌红少苔，脉象略数。治宜养阴清热，方用《金匮要略》百合知母地黄汤加酸枣仁、小麦、大枣。本证为《金匮要略》中的"百合病"。从外形观察，病情不明显，但患者却精神不安，睡眠较差。百合病为"百脉一宗，悉致其病也。"心主血脉神志，肺朝百脉，心肺失养，阴虚内热，则引起百合病的各种心神改变。由阴虚内热引起精神失调所致的失眠证，用其他方药治疗无功，坚持服用此方，可收到意想不到的疗效。

（3）阴虚火旺：

七情郁滞，化火伤阴，心阴不足，阴亏火旺，心火扰动，心神妄动，神不守舍，则为心中烦热，不易入睡，失眠多梦。心阴不足，虚火内扰，则口渴咽干，潮热盗汗；虚火扰面，则阵阵烘热，两颧潮红；虚火扰少阴之经，则手足心发热；虚火扰舌，则口舌糜烂，舌尖红赤，少苔或无苔乏津；虚火扰脉，则脉象细数。治宜滋阴降火，清心安神。方选《伤寒论》黄连阿胶鸡子黄汤加酸枣仁、夜交藤。此方长于养阴清热泻火，对虚火扰神引起的失眠证疗效显著。

（三）心之脏腑兼证

1.心肝血虚

心血不足，心神失养，心神不宁，则心悸而惊；神不守舍，则失眠多梦；心肝血虚，肝

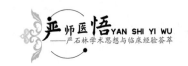

魂妄动，则妄想疑忌；心血虚，不能上荣于脑，则头晕；肝开窍于目，肝血失养，则眼花、视力减退；肝血不能濡养筋膜，则爪甲不荣，手足麻木；肝血不养冲任，则月经失调，量少色淡，甚至于经闭。心肝血虚，面舌失养，则面色淡白，唇舌色淡；脉失充养，则脉细弱。治宜养心补肝，宁心安神。方选《太平惠民和剂局方》四物汤合《金匮要略》酸枣仁汤。

2. 心肾不交

心主火，肾主水，心火下降，肾水上升，水火既济，心肾交通，精神内守，神魂安宁，才能安静熟睡。心肾不交引起不寐，有心肾阴虚和心火肾寒之别。

（1）心肾阴虚：

①以心阴不足为主者：烦劳思虑过度，暗耗心阴，由心阴不足，下汲肾阴，导致心肾阴虚，阴不制阳，心火偏亢，扰乱心神，上见心烦不安，失眠多梦，健忘遗事；下因肾阴不足，腰府失养，而见腰膝酸软；心肾阴虚，不能上养于头，而见头目眩晕；心肾阴虚，舌脉失养，故舌红少苔，脉象细数。引起原因在心，病机及临床表现以心阴虚为主，治法侧重补益心阴，兼补肾阴。方选《摄生总要》天王补心丹。

②以肾阴不足为主者：热病后期，或房劳过度，耗伤肾阴，肾阴亏损，不能上养心阴。心阴虚，心火偏亢，扰动心神，神不守舍，也会引起心烦，失眠多梦；在下肾阴不足，腰膝失养，则腰膝酸软；肾阴虚，相火妄动，扰乱精关，而致妄梦遗精；阴虚火旺，而见口燥咽干，形体消瘦，五心烦热，潮热盗汗，颧红烘热；肾阴不足，冲任失养，女子可致月经量少，经闭。阴虚火旺，故舌红少苔，脉象细数。引起原因在肾，病机及临床表现以肾阴虚为主，治法侧重补肾阴，兼顾心阴。方选《医宗金鉴》知柏地黄汤加夜交藤、酸枣仁、合欢皮、茯神。

③以心火亢盛为主者：邪热内犯，或嗜食辛辣厚味刺激性食物，使心火亢盛，耗伤心阴，心阴不足，下汲肾阴，也可引起心肾不交之证。此时以心火亢盛为矛盾的主要方面，上有心火扰神而致的心烦、失眠、多梦、口苦、口渴、口舌生疮等实火表现，同时又见心阴不足、心神失养所致的心悸不安、健忘等症；在下还见肾阴失养引起的腰膝酸软。心火内炽，故舌红苔黄，脉象滑数。由于以心火亢盛为主，治宜清热泻火，养阴安神。方选《寿世保元》朱砂安神丸加酸枣仁、夜交藤、麦冬、生地黄。

（2）心火亢盛、肾水寒凝：

多思妄想，所欲不遂，气郁化火，心火亢盛，热扰心神，心神不安，神不守舍，则心

 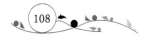

烦失眠多梦；火扰口舌，则为口苦口干，舌尖红赤；心火上炎，不能下降以温肾阳，肾水寒凝，不能温养腰府，可致腰膝酸冷，下肢软弱，形成上热下寒的病机。治宜清上温下，交通心肾。方选《韩氏医通》交泰丸加龙骨、牡蛎、酸枣仁。方中黄连清心泻火，使心火不亢，下交于肾；肉桂温暖肾阳，以蒸腾肾阴上济于心，佐以龙骨、牡蛎、酸枣仁宁志安神，共奏交通心肾之功。

3. 心脾两虚

常因思虑过度，耗伤心脾。脾气虚则精神疲乏，困倦思睡，入睡容易；脾气虚，不能化生气血，血不养心，心血不足，血不养神，神不守舍，故心悸怔忡，睡中多梦，睡眠易醒，醒后难以再次入睡。脾虚运化无力，则口淡无味，不思饮食，食后腹胀；气血虚弱，故面色萎黄，舌淡苔白，脉象缓弱。治宜补益心脾，养心安神。方用《济生方》归脾汤。此种失眠，临床较为多见，使用本方，疗效甚佳。

三、从《金匮要略》探讨恶寒病机

《金匮要略》中提到"恶寒"之条文有20余处，涉及痉病、中暍、疟疾、肺痈、寒疝、痰饮、水肿、疮痈、肠痈、妊娠、产后等10余种病证，论述病机广泛，特做如下探讨。

（一）寒伤卫阳

感受风寒邪气引起恶寒，在《痉湿暍病篇》有两条。一为"病者身热足寒，颈项强急，恶寒，时头热，面赤目赤，独头动摇，卒口噤，背反张者，痉病也。"二为"太阳病，发热无汗，反恶寒者，名曰刚痉。"两条均论述风寒侵犯经脉引起痉病。寒主收引，经脉拘急而痉挛，肌腠紧密而无汗。寒为阴邪，损伤卫阳，表失温煦而怕冷恶寒。此外，《中风历节篇》附方千金三黄汤条有"治中风手足拘急，百节疼痛，烦热心乱，恶寒，经日不欲饮食"之说，治用麻黄、独活、细辛发汗解表，可知恶寒的病机为风寒束表，损伤卫阳。

（二）风性开泄

《妇人杂病篇》云："妇人中风，发热恶寒，经水适来，得之七八日，热除脉迟，身凉和，胸胁满，如结胸状，谵语者，此为热入血室也。"本条论述表邪内陷，热入血室的证治。从条文中"妇人中风"和"热入血室"两句，可悟出病因为外感风邪，与寒无关。

 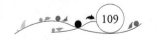

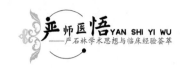

风为阳邪，袭于肌表，邪正相争，卫阳抗邪而浮盛于体表，故有发热见症；风性开泄，肌腠疏松，卫外失固，故有怕风、发冷之感。按《伤寒论》太阳中风的惯例应为"汗出恶风"，两者提法似乎不同。实际无论从病因还是病机上，并无多大差异。恶风、恶寒都是怕冷之感，只有程度轻重之分，而无本质之别。由此可见，本条恶寒的病机应为风性开泄，肌腠失密，与寒伤卫阳、失却温煦的病机自然不同。此外，《妇人产后病篇》云："产后风，续续数十日不解，头微痛，恶寒，时时有热，心下闷，干呕汗出虽久，阳旦证续在耳，可与阳旦汤"。条文中"产后风"，多数医家认为是"产后中风"，"阳旦汤"亦倾向于桂枝汤。均可说明本条中恶寒的病因是外感风邪，病机是风性开泄，卫阳失密。

（三）暑热升散

外感暑热之邪引起恶寒的论述在《痉湿暍病篇》有两条。其一是"太阳中暍，发热恶寒，身重而疼痛，其脉弦细芤迟。小便已，洒洒然毛耸，手足逆冷，小有劳，身即热，口开，前板齿燥。若发其汗，则恶寒甚；加温针，则发热甚；数下之，则淋甚。"条文中"太阳中暍"（即中暑），"其脉弦细芤迟"，提示外感暑热，耗伤气阴。暑为阳邪，其性炎热，故有发热之症；暑热升散，肌腠疏松，热迫汗出，气随液泄，卫表失固，故中伤暑热仍有怕冷恶寒之感。暑有耗气伤阳的特性，小便已，阳气下降，故有洒洒然形寒，毫毛耸起的感觉。误发其汗，再伤阳气，故恶寒更甚。其二是"太阳中热，暍是也。汗出恶寒，身热而渴，白虎加人参汤主之"。本条恶寒非太阳伤寒、中风，从白虎加人参汤清热益气的治法可知，是暑热炽盛，迫津外泄，腠理空疏所致。两条均说明外感暑热引起恶寒的病机是暑热升散，耗伤阳气，腠理空虚，肌表失密。

（四）疮毒壅塞

肺痈初起可见恶寒。如《肺痿肺痈咳嗽上气病篇》曰："病咳逆，脉之何以知此为肺痈？当有脓血，吐之则死，其脉何类？师曰：寸口脉微而数，微则为风，数则为热；微则汗出，数则恶寒。风中于卫，呼气不入；热过于营，吸而不出。风伤皮毛，热伤血脉。"肺痈初起见恶寒的病机，一方面为外感风热，风邪袭表，其性开泄，汗出肌疏所致。然而这并不是主要因素，从"数则为热"可理解为热邪内侵，"热伤血脉"，卫气相争于里，营卫壅塞于内，卫气不能运行于肌表，皮毛失却温煦而引起恶寒。

疮痈初起亦见恶寒。《疮痈肠痈浸淫病篇》云："诸浮数脉，应当发热，而反洒淅恶寒，若有痛处，当发其痈"。浮数之脉一般主外感风热表证，当以发热为主。今反洒淅恶寒，是恶寒突出，兼身有局部疼痛，说明风热毒邪壅遏局部，营卫阻塞不通，凝滞为痈；卫气不能运行于外以温煦皮毛，故恶寒明显。正如《金匮要略论注》所说："风热应发热，而反洒淅恶寒，且有痛处，明是内有壅结之毒，致卫气为内热所搏，不行于表，而外反洒淅恶寒。"

肠痈亦见恶寒之症。《疮痈肠痈浸淫病篇》又云："肠痈者，少腹肿痞，按之即痛如淋，小便自调，时时发热，自汗出，复恶寒"。其病机亦为毒热壅遏，卫气滞塞，不能温煦于外。

（五）水气阻滞

水肿病可见恶寒症状。《水气病篇》曰："寸口脉弦而紧，弦则卫气不行，即恶寒，水不沾流，走于肠间。"寸口主肺候表，脉弦紧为水寒外束，阻遏卫气，不行于肌表而恶寒。《妇人妊娠病篇》又说："妊娠有水气，身重，小便不利，洒淅恶寒，起即头眩，葵子茯苓散主之"，亦是妊娠水肿，水气不行，阻遏卫气，卫阳不能温煦肌表而引起的恶寒。由此可见，水气内停，气化不行，可阻遏卫气，卫阳失于温煦而引起恶寒。

（六）表卫虚弱

卫阳有布敷肌肤、温煦肌表的作用。表卫虚弱，肌表失温可致恶寒。如《水气病篇》云："太阳病，脉浮而紧，法当骨节疼痛。反不疼，身体反重而痠，其人不渴，汗出即愈，此为风水。恶寒者，此为极虚发汗得之。"此条为患风水表虚之人，发汗太过，肺卫阳气受损，表卫虚衰，卫阳失却温煦而引起的恶寒。与外感六淫，阻遏卫气引起恶寒的病机有虚实之殊，不可同日而语。

（七）阳气内虚

阳气虚衰，不能温煦肌表亦可引起恶寒。《妇人妊娠病篇》说："妇人怀娠六七月，脉弦发热，其胎愈胀，腹痛恶寒者，少腹如扇。所以然者，子脏开故也，当以附子汤温其脏"。妊娠出现腹痛恶寒是因素体阳虚，命门火衰，不足以温煦胞胎。阴寒凝滞不通则腹痛，阳虚产热不足，不能温煦于外则恶寒。用附子汤温其里，虽未治表，恶寒亦得缓解。又如《中风历节病篇》也说："侯氏黑散，治大风四肢烦重，心中恶寒不足者。"侯氏黑散主治中风，风邪痹阻四肢经络，兼有心中怕冷的方剂。从使用干姜、细辛、桂枝温里散

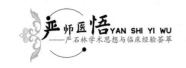

寒可知，心中恶寒的病机为阳气内虚，失于温煦。

结语：

历代文献有恶风、恶寒、畏寒之分，三者含义略有差别：恶风为遇风怕冷，病机为外感风邪；恶寒为患者怕冷，加衣近火，不解其寒，病机为外邪袭表，卫阳被遏；畏寒为患者经常怕冷，加衣近火，可减其寒，病机为阳虚失于温煦。临床意义上，恶风、恶寒均主外感表证，畏寒主里主寒证。这样划分概念比较清楚，但在临床运用中未免机械、死板，亦不适用于复杂的恶寒病机辨析。通过原文分析，可以看出《金匮要略》所谓的恶寒，无论病因、病机、主病都有更为广泛的含义，已把恶风、畏寒概括在内。《金匮要略》恶寒的主要表现是怕冷，病因包括风、寒、暑、热、疮毒、水气、痰饮等诸多因素。总的病机为阳失温煦：属虚的有表卫虚弱和阳气内虚，肌表失温。属实的有二：一为卫阳被遏，如寒伤卫阳、疮毒壅塞、水气阻滞，卫气不能温煦肌表；另为肌腠失密，如风性开泄，或暑热升散，风暑热邪干扰，肌腠开张，卫失温煦，从而产生怕冷的感觉。因此，临床凡见怕冷，即可叫做恶寒。但不可简单认为，恶寒主表，畏寒主里。必须结合其他症状，详细分析，准确辨证。

四、辨识畏寒与恶寒病机的关键是卫气

（一）畏寒与恶寒的历史沿革

畏寒与恶寒名词的出现最早可追溯到《黄帝内经》，书中明确涉及畏寒之词的仅1条，见《素问·五常政大论》："……其脏心，心其畏寒，其主舌，其谷麦，其果杏，其实络，其应夏，其虫羽，其畜马，其色赤"[①]。从文意可知，它表达的是心脏的生理特性，而非临床症状。书中明确记载恶寒之词共7条。《素问·宣明五气篇》《素问·调经论篇》《灵枢·九针论》篇中的3条是表述生理特性，其余4条为描述临床表现。《素问·骨空论篇》曰："风从外入，令人振寒，汗出、头痛、身重、恶寒"，可以看出这里的恶寒是指外感病中怕冷。《素问·至真要大论》曰："寒热皮肤痛、目瞑齿痛……恶寒发热如疟，少腹中痛、腹大、蛰虫不藏"，这里的恶寒也是指在外感疾病发展过程中，恶寒与发热交替出现的情况。而在《素问·六元正纪大论》中则有"少阴所至为惊惑，恶寒战栗，谵妄"，指

---

① 马烈光，张新渝. 中医经典导读丛书·黄帝内经·素问［M］. 成都：四川科学技术出版社，2008.

的是内伤疾病中出现的怕冷症状；同样，在《灵枢·寒热病》中记载："臂恶寒补之，不恶寒泻之"①，这里的恶寒也指内伤怕冷。总之，内经中使用恶寒一词是用于描述怕冷的临床表现，没有做出怕冷是外感还是内伤的词条区分。

东汉末年张仲景的《伤寒杂病论》一书中，也沿袭内经的用法，无论外感还是内伤怕冷的症状均用恶寒指代。

直到宋代，朱肱所撰《类证活人书》将畏寒明确代指临床上怕冷这一症状，即"伤寒者畏寒不畏风""伤风者畏风不畏寒""治伤寒中风头痛，憎寒壮热，支体痛，发热畏寒。"②此3条均为描述外感，而不包含内伤怕冷。描述内伤怕冷的表现仍然使用恶寒。明代王肯堂《伤寒证治准绳》一书仍然保持这种用法。《金匮玉函经二注》刻本中共出现畏寒6处，其中有一处为喻嘉言所注，一处指外感怕冷，其余均指内伤怕冷。表明在明末清初时期，畏寒与恶寒可以相互代指，清代各种医著中，畏寒与恶寒混用的情况普遍存在。

总之，畏寒与恶寒的用法，从最初恶寒代指一切怕冷症状，经历了（宋代）用畏寒部分代指外感怕冷，其后（明清）畏寒与恶寒混用的格局。直到近代，在高等教育的中医诊断学教材中将畏寒与恶寒严格区分，用恶寒描述的表示外感，用畏寒描述的表示内伤。并以加温近火后怕冷能否缓解进行鉴别，对临床诊断无疑起到了一定的作用。但是，也容易导致初学者忽略怕冷形成的机理，对一些疑难病证的诊断产生错误。因此，明晰怕冷症状发生的机理是十分必要的。

（二）病机关键在于卫气

无论畏寒还是恶寒，临床上从问诊得到的患者自我感觉均是怕冷。人体产生怕冷这种感觉的部位来自于皮肤感受器，故畏寒和恶寒发病部位均应在皮。肺合皮毛，卫气出于上焦，温煦皮肤肌腠。因此，产生畏寒与恶寒症状的机理在于卫气的循行功能正常与否。"卫气行于阴二十五度，行于阳二十五度"，运行于全身的阴经和阳经，五十度而复大会于手太阴。因卫气属阳，具有温分肉、充皮肤、肥腠理、司开阖的作用，卫气循行异常则人体容易失于温煦、腠理开阖失度而产生怕冷的症状。造成卫气循行异常的原因主

---

① 张新渝，马烈光. 中医经典导读丛书·黄帝内经·灵枢［M］. 成都：四川科学技术出版社，2008.
② 宋·朱肱. 类证活人书［M］. 天津：天津科学技术出版社，2003：51，133.

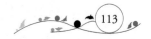

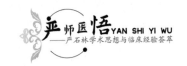

要有两点：一是卫气阻滞。即卫气受邪气阻滞，卫气运行不畅。邪气包括外感六淫，内生五邪，饮食积滞，瘀血、痰饮等，均可阻滞卫气。当外感六淫时，六淫之气阻滞卫气循行于太阳，则出现恶寒、发热、头身重、脉浮等症状；邪气阻滞卫气循行于少阳，则有恶寒发热交替出现等症状；热毒之邪阻滞卫气行于肌肤，正邪交争而恶寒，郁久可致血败肉腐而成疮痈；湿热之邪入侵下焦，阻滞卫气循行于足太阳膀胱经，仍可出现恶寒；寒痰寒饮内停，阻滞卫气出于阳，亦可出现恶寒。所以，恶寒的症状出现在外感疾病中，仅仅是邪气阻滞卫气循行于表的一个表现，它可以出现在任何邪气阻滞卫气循行于不同部位的时候。二是卫气亏虚。卫气亏虚，运行不畅，功能减弱。卫气根于心阳、肺阳、脾阳、肾阳。当肺、脾、肾阳气亏虚时，必然影响到卫气，使卫气在全身的循行减慢，功能衰退，产热不足，从而产生怕冷的症状。

总之，只要认识到怕冷症状病机的关键是卫气，临床上出现的各种怕冷症状就都能从容应对。而对怕冷这个临床症状的辨识，主要是判断卫气的循行受阻于某经。若舍此仅去辨别怕冷属恶寒还是畏寒，未免有舍本逐末之意。

五、小便失调与肺失肃降的关系

小便贮藏于膀胱，其生成、排泄与肾气的蒸腾气化有密切的关系。临床上小便失调，从肾与膀胱辨证治疗者多，从肺脏论治的讨论较少。事实上，在《素问·经脉别论篇》中有："饮入于胃，游溢精气，上输于脾，脾气散精，上归于肺，通调水道，下输膀胱。"从生理上指出肺的肃降与膀胱和小便生成有密切关系。这是因为肺主宣降，有通条水道的功能，为水之上源，参与小便的生成和排泄过程。当邪气犯肺、肺窍闭塞或肺脏虚损、制约失调，均可导致小便失调。严师从上窍闭塞、肺虚失制、肺寒失约、肺阴失滋等几个方面对小便失调的病机进行了探讨。

（一）上窍闭塞，小便癃闭

生理状态下，肺气肃降，上焦得通，津液得下，水液下输膀胱，小便排泄正常。若外邪闭肺或痰热阻肺，邪郁化热，热盛津伤，肺金燥盛，肺气不能肃降，津液不能下输膀胱，气化无权，发为癃闭。在上可见喘促气粗、咳喘痰鸣的表现；在下则为小便急迫、淋涩不畅、短少黄赤、灼热疼痛等症。甚者小便不通，点滴不出。朱丹溪说："肺为上焦，膀胱为下焦，上焦闭则下焦塞。如滴水之器必上窍通而后下窍之水出焉"（《丹溪纂要·淋闭》）。治用吐法以通小便，取其"上窍通，下窍自出"之意。吴鞠通治疗癃闭也提出"启上闸，化肺气，宣上则利下"的治法。

严师曾治一患者，女，65 岁，1996 年 9 月 7 日初诊。半月前感冒后发高烧持续不退，咳喘吐大量黄稠痰，经西药抗生素治疗，现在烧热已退，痰嗽已除，但见精神错乱，小便不畅，点滴而出，大便秘结，频频欲便，不得而出，心中烦乱，坐起不安，痛苦万分。舌质红绛，舌苔黄厚干燥，脉弦滑数。初诊为阳明腑实，用大承气汤，泻腑通便，服药 2 剂，病无丝毫松动。复诊从其精神狂乱，结合舌脉，始知为痰迷心窍，痰热壅肺，上窍闭塞，肃降难行。投以清金化痰汤加减，药选半夏、茯苓、瓜蒌壳、葶苈子、桑白皮、郁金各 15 克，胆星、橘皮、杏仁各 10 克，鱼腥草 30 克，黄芩重用达 40 克，清热泻肺，化痰开闭，提壶揭盖，以通下窍。服药 2 剂后，二便通利，其病大减，于是深感肺的生理功能与小便关系密切。

（二）肺虚失制，小便遗失

肺主肃降，肺气下行能推动津液下输膀胱，同时还能协助膀胱气化，影响膀胱贮尿、排尿之功。若肺气虚弱，不能主司肃降，影响膀胱气化，失却对膀胱的制约，上见咳喘无力、少气短息之症；下见小便色白量多、遗失，或失禁等表现。如《中藏经·论脏腑虚实寒热生死逆顺脉证》曰："咳而遗溺者，上虚不能制下也。""上虚"是因咳而伤肺，肺气虚衰；"不能制下"即言肺气虚不能对下制约膀胱，使之开多合少，故在咳嗽的同时，小便不能控制而自遗。《脾胃论·分经随病制方》说："小便遗失者，肺气虚也。"肯定地指出，引起小便遗失的病机有肺虚失制。张景岳深入地分析到肺气虚，不能约束水之上源，而使水液过度下趋，可导致小便不禁。并通过升提肺气，达到治疗目的。正如《景岳全书·遗溺不禁论证》所云："肺脾气虚，不能约束水道，而病为不禁者，此其各在中上二焦，宜补中益气汤。"《医学入门·脏腑》亦说："肺之气，虚则呼吸少气，不足以息，小便频数或遗。"此外，肺脾气虚不能升举，亦可影响膀胱气化，导致小便不利。如陈士铎说："膀胱必得气化而始出，气升者即气化之所验也。气之升降，全视乎气之盛衰，气盛则清气升而浊气降，气衰而则清气不升、而浊气不降。"治用补中益气汤，服后"则清升浊降，而肺气不虚，自能行其清肃之令，何至有闭结之患"（《辨证录·小便不通门》）。

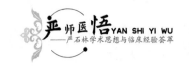

某女性患者，34岁，干部，1995年10月2日初诊。反复咳嗽已1月余。因外感风寒而发，初起恶寒无汗，鼻塞清涕，喉痒咳嗽，痰少不利，未及时治疗。后来寒涕鼻塞均去，咳嗽却频频发作。喉痒而起，每次几至十数声不等，咳声清脆，咯痰不利，咳引面目红赤，咳久用力吐少许细泡沫样黏痰，偶尔可暂时缓解。前医见干咳，误认为阴虚，施用一派养阴清热止咳之剂，咳嗽反而加重。就诊时干咳剧烈，咳引胁痛，严重时咳引尿出，自觉神疲乏力，少气气短，声低懒言，口干，舌红苔白少津，脉细数。本病咳嗽月余，虽干咳少痰，但无阴虚见症，不应诊断为阴虚咳嗽。从初见风寒表证，现仍喉痒脉浮，得知此乃凉燥；久咳肺气受伤，肺虚失制，故而咳引尿出，气短懒言；诊断为燥邪犯肺，肺虚失制。严师自拟荆苓玄桔汤加黄芪、党参，疏风润燥、补气升提。药用荆芥、青黛^{（包煎）}、桔梗、牛蒡子各10克，桑白皮、紫菀、枇杷叶、黄芩、玄参各15克，黄芪、党参各20克，五味子、蝉蜕、甘草各6克，嘱其连服4剂，药尽咳嗽大减，已不咳遗。

（三）肺寒失约，小便清长

膀胱的排尿，与肾阳的蒸腾气化有密切的关系，但亦受到肺中阳气的制约。肺中阳气旺盛，宣发肃降水液下行膀胱，尿液得以正常排泄。肺阳虚衰，肺中虚冷，肺叶萎缩，上源失制，不能收摄水液，脾气上输于肺中的津液直接下流；与此同时，肺阳虚衰，无力约束膀胱，所谓"上虚不能制下"，膀胱开多合少，而致小便频数、清长，甚至遗尿。早在《素问·气厥论》中提到："心移寒于肺则肺消，肺消者饮一溲二，死不治。"此乃消渴病中之上消证，因肺阳虚，上不制下而引起小便量多。此外，肺痿常致小便遗尿。如《金匮要略·肺痿肺痈咳嗽上气篇》说："肺痿，吐涎沫而不咳者，其人不渴，必遗尿，小便数，所以然者，以上虚不能制下故也，此为肺中冷。"治用甘草干姜汤，温肺散寒，上源得固，下源自清。喻嘉言在论述《金匮》甘草干姜汤阐述其义时说："若肺痿之候，但吐涎沫而不咳，复不渴，反遗尿而小便数者，……必其人上虚不能制下，以故小便无所收摄耳。此为肺中冷，阴气上巅，侮其阳气，故必眩。阴寒之气，凝滞津液，故多涎唾"（《医门法律·肺痈肺痿门》）。进一步肯定了肺阳虚弱，不能摄津，上不制下，可致小便频数而清长的病机。

某男性患者，64岁，职员，1993年1月19日初诊。患咳嗽气喘病已十多年，平素咳吐大量白色清稀泡沫痰。近一年多来口干口渴十分显著，每天饮水不少于两水瓶，小便频数，色白量多而清长，检查无血糖尿糖增高，已数更其医，不见疗效。刻诊时，患者咳喘吐痰已不显著，口渴饮水尿多如故。形体偏胖，面色晦暗，舌质红，舌苔黄厚燥腻，脉弦有力。从渴饮尿多、舌红苔黄燥，辨证为痰热化燥伤津。用定喘汤合人参白虎汤加天花粉、芦根治疗，服药 4 剂，全然无效。复诊时，细看前医处方，已用大剂清热化痰生津之品，患者渴饮有增无减。反复思考，悟出舌红苔黄，全系假象。此乃咳喘日久，损伤肺之阳气，阴盛似火，故现一派痰热渴饮之征；上虚不能制下，而见小便频多。治当温肺散寒，化饮止遗。用甘草干姜汤合苓甘五味姜辛半夏杏仁汤加减，药选干姜、半夏、茯苓各 15 克，杏仁、五味子、甘草各 10 克，细辛 6 克，连服 4 剂，口渴逐渐减轻，黄燥腻苔渐退，色红减轻，但小便减少不显。再诊时，原方加黄芪、党参各 30 克，续服 8 剂，渴饮大减。

（四）肺阴失滋，小便短涩

《血证论·咳嗽》云，"肺叶腴润，复垂向下，将气敛抑，使气下行，气下津液随之而降，是以水津四布。"，即言肺主通调水道，肺气肃降，能使津液敷布小肠，通过分清泌浊，将代谢后的废水下输膀胱，变成尿液，排出体外。若燥热伤阴，或汗、吐、下后，或胃中津液不能上输于肺，肺中津液匮乏，化源不足，不能滋润于下，小便生成减少，膀胱气化失司，则为小便短涩不畅，甚或癃闭。又如《血证论·脏腑病机》说："肺中常有津液养其金，故金清火伏。若津液伤，……水源不清，而小便涩。"陈士铎在《辨证录·小便不通门》中指出："人有小便不出，中满作胀，口中甚渴，投以利水之药不应，人以为膀胱之火旺，谁知是肺气之干燥乎？……上焦之气不化，由于肺气之热也，肺热则金燥而不能生水。"谈到治疗时，陈氏反对使用清热利水法，认为越利水而越不得水。主张益气滋阴清热，用生脉散补肺气生津液，加黄芩泻肺火降肺气"以助肺金清肃之令也"。上焦得清，生化有源，小便自通。若热甚伤阴，肺中津液枯竭而失润，清肃之令不行，水液不能正常输布，泛溢肌肤而成水肿，同时已无津液下输膀胱亦可见小便短少之症。此乃阴虚水肿，源于肝肾阴虚，波及肺阴。阴精亏损，精不化气，阳用失司，水液泛溢；虚火上炎，肺津被伤，无液下流，小便短少。诚如《杂病源流犀烛·肿胀源流》所说："肾水不足，虚火灼金，小便不生而患肿。"

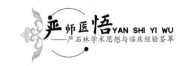

某男性患者，32岁，干部，1996年11月24日就诊。2年前患肺结核，反复咳嗽。近1个多月来小便淋涩不利，用清热利尿通淋法，屡治不效。现见形体消瘦，面色潮红，咳嗽痰少，黏稠不利，口干咽燥，小便淋涩不通，尿黄短少，舌红少苔乏津，脉细数。从形体消瘦，口干舌燥，未见厚腻之苔，判断为阴虚肺燥，化源不足。不能再用清利之剂，选用沙参麦冬汤加黄芩，养阴清热、滋上通下。药用沙参、百合各24克，麦冬、玉竹、花粉、黄芩、枇杷叶、百部各15克，知母、黄柏各12克，五味子、甘草各6克。初服4剂，疗效不显，续服10余剂后，咳虽未平但小便已经通利。

总之，小便失调的病机十分复杂，与许多脏腑的功能活动有关，肺失肃降为其重要因素之一。上窍闭塞，肃降无权，可引起小便癃闭。肺气虚，不能制下，可致小便遗失。肺阳虚，约束无权，可致小便清长。肺阴虚，化源不足，可致小便短涩。提示治疗小便失司时，必须注意肺失肃降而产生的影响。

六、饥不欲食辨析

饥不欲食是指心中饥饿，但又不思饮食或进食不多的表现。胃主纳，脾主运，饥不欲食为胃弱脾强。陈修园对《伤寒论》120条注释时说："吐之则胃伤而脾不伤，故脾能运而腹中饥，胃不能纳而不能食。"指出病变中心侧重于胃，相关于脾，辨识饥不欲食关键在于分清损胃之因。先哲对此曾有不少名训，然而论治者多，说理者少；提热者多，言寒者少。叙述一端者多，汇参辨析者少。严师采撷精华，分纲辨析，旨在窥测全貌，识病本源，提高辨证论治水平。

（一）邪热扰胃

《灵枢·大惑论》云："精气并于脾，热气留于胃，胃热则消谷，谷消故善饥，胃气逆上，则胃脘寒，故不嗜食也。"首先提出邪热扰胃是导致饥不欲食的重要原因。其中化谷知饥是由于邪热干扰。邪热包括外邪入里，或病后余热未尽，或其他脏腑传变。不欲食是因胃土被损。胃损包括胃气阻塞，胃气虚弱，胃阴耗伤，胃中兼寒。临床常见下列几种类型。

1. 胃热气滞

外邪入里化热，邪热扰胃消谷，纳食易消，故知饥；邪热内扰，阻碍气机升降，胃气

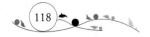

为之滞塞而逆上，饮食难下，故不思食。临床表现为饥不欲食，口苦咽干，心中烦热，睡卧不安，舌苔薄黄，脉滑数。治宜清热和胃。方选栀子豉汤加竹茹、枳实、谷芽。如《伤寒论》228条云："阳明病下之，……心中懊憹，饥不能食，但头汗出者，栀子豉汤主之。"

邪热入里，与糟粕相搏，有形实热阻于胃肠，胃气壅塞，腑气不通，秽浊上逆，失于和降，则饮食难下；病在胃肠，未及于脾，故仍有饥饿感。临床表现为潮热，腹满硬痛，饥不欲食，大便秘结，小便黄赤，舌苔黄燥，脉沉迟有力。治宜泻热通腑，选大、小、调胃承气汤加减治疗。如治一感冒发烧后，6日未解大便的患者，自觉腹满胀痛，口干苦，饥不欲食，舌质红，苔黄白略厚，脉沉细。诊断为燥热内结，腑实不通。用通腑降胃之法，麻仁丸加减。服3剂后，大便通利，饮食恢复正常。

2. 胃热气虚

邪热扰胃，耗伤气机，使胃气虚损；或误用下法，损伤胃气。胃气虚弱，仓廪不纳，则不思饮食。同时因受邪热干扰，尚知饥饿，故见饥不欲食之症。临床常伴见心中烦热，口干，精神不振，少气懒言，倦怠乏力，舌红苔黄，脉虚数或洪大无力等症。治当清热补虚，但应视其胃热与胃气虚损的具体情况而定。若胃中邪热尚盛，胃气亦伤，用人参白虎汤加减治疗；若仅余热残存，胃气虚弱为主，用异功散加竹茹、荷叶、黄连服之。《证治汇补》云："若善饥不能食，属胃热，脉洪虚者，异功散加竹茹、黄连，脉洪而实者，人参白虎汤。"正是此意。

3. 胃热伤阴

热病后期，余热未尽，耗伤津液，胃阴不足，功能低下，故少思饮食。内有虚热内扰，故见心中善饥。此类饥不欲食症常伴心中灼热或嘈杂，干呕呃逆，口干不欲饮，小便短少，大便干结，舌红少苔，脉细数等症。治宜养阴清热和胃。方选益胃汤，沙参麦冬汤加减。叶天士治陆某案："时病后，脉弦而劲，知饥不纳，胃气未和，当静处调养。鲜省头草、鲜莲子、茯神、大麦仁、川斛、炒知母"。可供参考。

4. 胆火犯胃

胆附于肝，助肝而主疏泄。胆气不疏，郁而化火，可横乘胃土。邪热扰胃，则心中易饥；胃受克伐，不得和降，胃气上逆，则不欲饮食。临床表现为口苦咽干，夜寐不安，心烦欲呕，胁肋胀满疼痛，饥不欲食，舌苔薄黄，脉弦细或弦滑。治宜清胆和胃，用四逆散、左金丸、温胆汤等方加减治疗。如《新脾胃论》云："胆木克胃土，亦可出现饥不

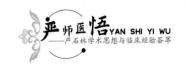

能食，……应以清胆和胃之法。"如一胆囊炎患者，自觉右胁下胀满疼痛，心下痞满、嗳气，口干苦，饥不欲食，睡眠不安，小便黄，大便干，舌红苔薄黄，脉弦滑。诊断为胆郁气滞，胃失和降。治用理气开郁，清胆和胃。四逆散合温胆汤加夏枯草、金钱草、郁金、川楝、玄胡、麦芽。服药20余剂后，胁痛减，食欲好转。

5. 肝热胃寒

《伤寒论》326条云："厥阴之为病，消渴，气上撞心，心中疼热，饥而不欲食，食则吐蛔。"肝为风木之脏，内寄相火，气火上冲，则心中疼热，胁迫胃府，而现饥饿之感。胃虚不耐肝气戕伐，以致胃气损伤，虚寒内生，故又不思饮食。《再重订伤寒集注》云："心中疼热，阳热在上也，饥而不欲食，阴寒在胃也。"此即"肝热胃寒"之证，临床除见饥不欲食外，常伴口渴心烦，腹痛，手足厥冷，食入吐蛔，脉伏等症。治宜寒热并用，方选乌梅丸加减。曾治一小儿，反复脐周阵发性疼痛，口干苦，心中饥嘈，时时欲食，食下则痛作而不敢思食。形体消瘦，面色萎黄，舌红苔白，脉弦细。诊断为肝热胃寒，用乌梅丸3剂，配合西药驱虫。药后泻出蛔虫10多条后，腹痛止而饮食正常。

（二）痰饮阻胃

《伤寒论》355条云："病人手足厥冷，脉乍紧者，邪结在胸中，心下满而烦，饥不能食者，病在胸中，当须吐之，宜瓜蒂散。"根据"脉乍紧"，可推测胸中有"寒饮实邪"。阴霾之邪壅塞胸中，阻碍胃气，纳食无权，故不思饮食；寒饮痰湿未伤及脾，故仍有饥饿之感。临床兼见心下痞满，口干不欲饮，或饮水不多，水入即吐，咳吐痰涎，苔白厚腻，脉滑或乍紧等症，此乃痰饮阻碍胃气。邪在胸中，其高者因而越之，可用瓜蒂散或探吐法涌吐痰涎；也可用化痰和胃之法，如二陈汤、平胃散之类加减治疗。如治一骨髓炎患者，长期使用抗生素后，头昏神倦，知饥不欲食，欲呕，咳吐痰涎，四肢牵强，面色淡白浮虚，苔白厚，舌体胖，脉沉弦。诊断为痰湿阻胃。治用化痰除湿，陈平汤加白蒺藜、砂仁、姜汁、桂枝。服药3剂后，吐痰减少，食欲好转，其他症状亦得缓减。

（三）胃阳虚衰

《张氏医通》云："胃热则饥不欲食。"但亦有"食则易饥，非火也"（汪石山）。这是因为胃中阳气虚衰，胃内空竭，须借谷食以充填，故饥饿；同时胃气已经衰惫，纳食无权，则又不能食，或少食即饱。如《玉机微义》说："夫饥饿不食者，胃气空虚。"临床表现为饥不欲食，少气懒言，倦怠乏力，手足不温，舌淡苔白，脉虚弱。治宜温胃益气，和中丸（人参、白术、干姜、陈皮、木瓜、甘草）加砂仁治之。如秦笛桥治胃寒一案，因夏日嗜食生冷瓜果而起，表现为"味美知饥，食则易饱，困倦乏力，……脉象浮大，右觉微弦，不喜饮水。"诊断为"土衰木旺"，立法是"宣通胃阳，稍佐泄木"。药用六君子汤合生脉散去白术，加砂仁、淮山、白芍、郁金、佛手、木瓜（《清代名医医案精华》），则属此类。

综上所述，饥不欲食的病机是脾强胃弱。脾强是对胃弱而言，损胃为病变中心，关联于脾，故治疗时，辨证得当，自可收到满意效果。

七、忧思抑郁类便秘的病机

中医对便秘的认识长期以来着眼于大肠传导功能的失调，辨证多从"燥热""寒凝""风闭""气滞""阴虚""血虚""气虚""阳虚""瘀血"入手。其中"气滞"便秘虽然与情志因素有关，但多数侧重于肺气闭郁、肺失肃降、上窍闭塞、下窍不通的角度进行辨证论治，较少论及忧思抑郁对大便的影响[1]。并非古代医家没有发现情志因素与便秘的关系，如明代秦景明《症因脉治·大便秘结论》说："气虚便结之因：怒则气上，思则气结，忧愁思虑，诸气怫郁，则气壅大肠，而大便乃结。"清楚地指出了精神情志等心理因素变化对便秘的影响。清代黄元御《四圣心源·便坚根原》更详细地分析："盖肾司二便，而传送之职，则在庚金，疏泄之权，则在乙木。阴盛土湿，乙木郁陷，传送之窍既塞，疏泄之令不行。大肠以燥金之腑，闭涩不开，是以糟粕零下而不黏联，道路梗阻而不滑利；积日延久，约而为丸。"对精神情志不遂，心理因素障碍，肝气郁结，疏泄失职，大便不通的病机变化进行了论述。但是以上十分精彩的论述，并未引起现代人们对忧思抑郁等情志因素失调与发生便秘的关系的重视。因此，有必要从中医理论的高度，重新审视忧思抑郁等精神、心理因素引起便秘发生的机制和意义[2]。

祖国医学认为，忧思抑郁等情志、心理变化与肝的疏泄功能有密切的关系。肝主疏泄，表现在气机的调畅、脾胃运化的促进，以及情志的调节等诸多方面。大肠的主要生

① 徐三荣. 心理社会因素与慢性便秘关系的研究进展［J］. 国外医学消化分册，2003，23（2）：99-100.
② 林征，林琳，赵志泉，等. 社会心理行为因素在功能性便秘发病中的作用研究［J］. 基础医学与临床，2003，23（增刊）：97.

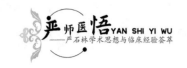

理功能是传化，而大肠的传导，有赖于气机的升降，清气升，浊气降，气机升降有序，大肠方能通降有常。而人体气机的升降活动是由肝之疏泄功能来调节，肝脏通过调节气体之升降，时刻影响着大肠的传导功能。忧思抑郁等情志、心理因素，通过影响肝的疏泄功能，使大便排泄失调，从而引起便秘[①]，具体病机如下。

（一）气郁糟粕致便秘

祖国医学认为，水谷经口、食道进入胃中，经过胃的腐熟，脾的运化，小肠分清别浊，然后浊物下注大肠，最后经大肠传导变化而出是为大便。糟粕顺降有序，大便正常，不会秘结。上述任何一个脏器发生病变，特别是忧思抑郁，精神情志失调，气机郁滞，影响水谷的传化，糟粕的顺降，导致糟粕在肠道停留时间过久，均可发生便秘之证。如戴元礼《秘传证治要诀·大便秘》云："郁者，结聚而不得发越也，当升者不升，当降者不降，当变化者不得变化。此为传化失常，六郁之病见矣。"糟粕虽不能以六郁类分，但其滞留、不降亦为郁滞，导致大肠传化失常而成便秘，故便秘亦当从郁论治。《素问·举痛论》指出："百病生于气也。"尤在泾《金匮翼·便秘统论》说："气内滞而物不行。"黄元御《四圣心源·厥阴风木》中说："风木者，五脏之贼，百病之长。凡病之起，无不因于木气之郁，以肝木主生，而人之生气不足者，十常八九，木气抑郁而不生，是以病也。"

（二）气不左升而致秘

《素问·脏气法时论》云："肝病者，两胁下痛引小腹。"肝之经脉从少腹上循胸胁，肝气从左上升。忧思抑郁，精神情志不遂，肝气郁于本经，木失条达，肝气不从左升，气欲升不能，停滞于左侧小腹，气机不展，欲降不能，故使排便不畅，努挣不出，矢气不能，而成便秘。唐容川《血证论·脏腑病机论》云："（肝经）分部于季胁少腹之间，凡季胁少腹疝痛，皆责之于肝。"少腹疝痛，是因肝气不从左升，气滞肠中，阻碍糟粕传导，有形之物填塞肠府，故患者多觉小腹，特别是左侧小腹撑胀不适，甚至波及两胁下，左侧小腹触之板硬、疼痛，或可触及串珠状累累包块，为大便秘结不通。

（三）肝失疏泄而成秘

水谷从口进入胃肠至化为糟粕从肛门排出，尽管与很多脏器功能相关，但肝脏的调

---

① 胡薇，喻德洪.便秘心理因素的评估和治疗［J］.大肠肛门病外科杂志，2004，10（2）：150-153.

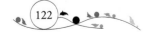

节作用尤为重要。肝主疏泄，能条畅三焦气机，脏腑功能协调，升降出入有序，水谷得以运化，糟粕自然顺降，故大便有常。此外，肝主疏泄，还能促进脾胃运化，脾升胃降，大肠传导有序，则排便正常。如果忧思抑郁，精神刺激，情感变化，肝失疏泄，气机郁结，升者不升，降者不降，推动无能，致糟粕郁滞肠腑，停留过久而为便秘，或排便时间延长。清代周学海《读医随笔·升降出入论》谓："肝者，贯阴阳，统气血，居贞元之间，握升降之枢者也。"故为"升降发始之根也"，肝脏正是通过调节气机之升降，时刻影响大肠的传导功能[1][2]。唐容川《血证论·脏腑病机论》也云："食气入胃，全赖肝木之气以疏泄之。"总之，忧思抑郁，情志郁结，肝失疏泄最易影响水谷、糟粕的传化，长时间郁滞体内，即可发生便秘之证。黄元御对便秘形成过程中肝气不舒所起的突出作用进行了阐述。《素灵微蕴·噎膈解》曰："饮食消腐，其权在脾，粪溺疏泄，其职在肝。以肝性发扬，而渣滓盈满，碍其布舒之气，则冲决二阴，行其疏泄，催以风力，故传送无阻。脾土湿陷，风木不达，疏泄之令弗行，则阴气凝塞，肠窍全闭，关隘阻隔，传道维艰。而饮食有限，糟粕无多，不能冲关破隘，顺行而下，零星断落，不相联接。大肠以燥金之腑，而津液上凝，不复下润，故粪粒干燥，梗涩难下。"明确指出了忧思抑郁、情志变化、肝郁不畅、大肠传导失职，是大便秘结、欲便不出的重要病机。

（四）肝火煎熬而成秘

忧思抑郁，精神情绪变化，肝气郁滞，气郁日久化火，横乘脾胃，肠道气机受阻，大肠传导失司，加之热毒伤津，肠中津液大伤，失于滋润，均可引起大便秘结，干燥坚硬，排出艰难。如《太平圣惠方·肝脏论·肝实热》在论述泻肝柴胡散方时明确指出："治肝实热，头疼目眩，心膈虚烦，大肠不利。"

（五）肝血失濡而成秘

肝主藏血，肝脏体阴而用阳，肝血充盈，肝气得以濡养，肝气才能正常发挥疏泄作用。若忧思抑郁，精神情志失调，耗损阴血，肝血亏虚，肝体失养，肝脏就失却正常的疏泄功能，继而不能推动气机的升降，导致大肠传导失司。同时，忧思抑郁，肝血暗耗，阴血不足，不能濡养大肠，肠道失濡，无水行舟，亦可影响大便的传导，出现大便秘结之证。

---

① 李淑彦. 习惯性便秘从肝论治体会［J］. 河北中医药学报，2003，18（1）：23-24.
② 张小军. 浅议疏肝达木法治疗便秘及体会［J］. 陕西中医，2003，24（3）：286-287.

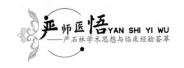

（六）忧郁之体多便秘

流行病学调查发现，许多便秘患者除大便秘结、困难外，别无所苦，辨治较为困难，疗效每多不佳。从便秘患者好发人群流行病学特点来看，他（她）们都具有忧思抑郁，精神、心理因素失调的体质特点。男性患者中，工作压力大，思考问题多，焦虑情绪严重，有的人性情暴烈，易恼易怒，均易引起肝气郁滞，疏泄失调，排便不爽而致便秘。"妇人以肝为本"，女性患者胸襟不宽，常多愁善感，多疑善惑，抑郁不乐，不知不觉中，肝气已郁，疏泄不能，糟粕郁积故而每每便秘。

（七）劳倦"罢极"生便秘

现代医学认为，便秘最常见的原因是环境因素，如外出旅游，或工作变迁、搬家、入学、就业等引起生活环境的改变，或者人际关系紧张、家庭不睦、心情长期处于压抑状态，常发生便秘。中医认为肝为罢极之本，肝主筋膜，肝的阴血充足，筋膜能忍受疲劳。因此，环境变化，人的思想情绪发生变化，或心情长期处于压抑状态，机体处于劳累状态时，阴血不足，影响肝脏，导致筋膜失养，肠道筋膜疲惫，大肠传导失司而出现便秘；同时，"劳倦生内热"，热则伤津耗液，津液不能濡润肠道亦可出现便秘。

（八）肝虚无力而致秘

忧愁思虑，焦虑抑郁，烦恼怨恨，劳倦过度，常易损伤肝之阳气，肝的阳气虚衰，温运无力，不能推动糟粕运行，大肠传导缓慢，大便停留过久，从而发生便秘。

总之，忧思抑郁等精神情志变化与肝主疏泄等生理功能有密切关系。现代社会的不断发展和进步，人类生存的压力越来越大，各种社会、家庭压力无法有效释放及社会心理的不平衡，容易导致人们精神情志障碍，肝的疏泄功能失调，成为现代人大便秘结的重要发病病因和病机。临床辨证治疗便秘，不仅要注意病性的区别、病位的判断，还要注意精神情志、心理因素对排便的影响，必须时刻勿忘便秘从肝辨治。

八、辨小便余沥不尽

小便余沥不尽，或称尿不尽，是中医肾系疾病的常见症状。可见于多种西医泌尿系统疾病过程中，如尿路感染、前列腺炎、慢性非细菌性前列腺炎等。

中医诊断学教材认为小便余沥不尽多因肾气不固、膀胱失约，这无疑是正确的。中医内科学教材中没有专门讨论小便余沥不尽，仅在淋证和癃闭中提到这一症状，却没有具体做出病机分析。如果临床上遇到小便余沥不尽情况出现，只从肾气不固、膀胱失约的病机去考虑显然是不够的，容易误认为只有虚证才会出现小便余沥不尽。结合临床实践，下文从四个方面进行辨析。

（一）下焦湿热

湿热之邪侵袭膀胱，湿邪易阻遏气机，热邪亢盛加速气的运行使气机逆乱，湿热之邪交争于膀胱，则肾气的气化与固摄功能不能协调，就出现小便时时溢出或小便余沥不尽。临床表现为小便余沥不尽常与小便频数、涩痛同时出现，伴有烧灼感，小便黄，可出现身热，口干或苦，舌红苔黄腻，脉滑数。一般选用八正散清利湿热。如热重可增加蒲公英、蚤休、野菊花等清热解毒药。此时切不可用补涩之法。

（二）肝郁气滞

在文献中由于肝郁气滞而出现小便余沥不尽症状时，一般认为是中医淋病中的气淋。明·虞抟在《苍生司命》中曰："气淋为病，小便涩滞，常有余沥不尽"[1]，在明代医家龚廷贤《寿世保元》和李梴《医学入门》两书中也有类似描述，说明气机郁滞可导致小便余沥不尽从明代开始就已经基本达成共识。具体机理是气机郁滞，肝疏泄太过影响肾气固约膀胱。临床表现以小便余沥不尽为主症，小腹拘急胀闷，常太息，情志抑郁，余沥不尽的症状随心情变化时好时坏，或有小便涩滞，舌淡苔薄白，脉弦或少阴脉数。可选《太平圣惠方》沉香散或益元散加茴香、木香、槟榔。

（三）中气下陷

脾胃气虚，中气下陷也可出现小便余沥症状，是因气机下陷，影响肾气固摄作用。此时主要还是有中气下陷的其余表现，常伴有小便混浊，小腹坠胀，以及全身乏力、疲倦等气虚的表现。此时应采用益气升提法，可选用补中益气汤或升阳益胃汤。

（四）肾虚不固

肾中亏虚，包括肾气、肾精、肾阳的不足引起的肾虚，这种虚而不固导致的小便余

---

① 明·虞抟. 苍生司命［M］. 上海：中医古籍出版社，1985：45.

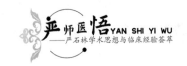

沥不尽最容易被理解和接受，也是临床上出现较多的情况。可伴有腰膝酸软，小便清而频数，男性滑精早泄，女性白带清稀等，损失到肾中气、阳、精时又会出现相应的临床表现。其中小便的清浊可作为鉴别是中气下陷还是肾虚不固的依据。治疗法则以补肾固肾为主。可以金锁固精丸或桑螵蛸散为基础方，根据肾气、阳、精的不足选用补肾气、肾阳、肾精的方剂。

另外，以上四种具体病机由于影响到全身气机的运行，容易出现病理产物痰和瘀。当出现痰瘀互结时，临床表现除了有小便余沥不尽外，还可表现为小腹的疼痛、坠胀感，病程较长，舌苔厚或舌边尖有瘀点，脉滑或涩。

综上，临床上小便余沥不尽症状的出现，不能绝对地看成是某一虚证的临床表现。通过分析可知，导致小便余沥不尽的基本病机是肾气不固、膀胱失约。这一基本病机还可受到湿热侵扰、气机郁滞、中气下陷、肾中亏虚四种具体病机的影响，这在临床诊病中不得不辨。

九、四肢逆冷症病机探讨

"四肢逆冷"又名"四肢厥冷""四肢发冷""四肢清冷""四肢不温""手足发凉""肢冷"，是临床或正常人最常见的症状。既可见于正常人，尤其是女性；也可见于某些亚健康状态的人；还可作为各种疾病的一个伴见症状。在《内经》中称"寒厥""四逆"，至《伤寒论》问世，始有"四肢厥冷"的称谓。四肢逆冷表现为四肢由手指或足趾尖冷至腕、踝、肘、膝。一般冷至腕、踝的称"四肢清冷"或"四肢不温"；冷至肘、膝的称"四肢逆冷"。对于本症发生的机制，历代医家比较公认的是阳气虚衰所致身寒肢冷和阳气被热邪郁遏所致身热肢冷。但本病发生的时间、部位、人群、诱发因素等不同，因此病机较为复杂，下文从八个方面进行探讨。

（一）阴寒凝滞

寒凝又分为实寒、虚寒和亡阳证。寒邪伤里者，闭郁阳气，不达于四肢，均致四肢血脉凝涩不畅，阳气不能温养四肢而见肢端冰冷，此为实寒凝滞。既可见于风寒表证，也可见于里实寒证，如《金匮要略·腹满寒疝宿食病脉证治》云："寒疝绕脐痛，若发则白汗出，手足厥冷"；若劳倦或久病损伤心脾肺肾，或素体阳气不足，肾阳亏虚不能温煦，阳气衰微，而致阴寒内生，不能外达温煦四肢也可发生本症，此为虚寒证[1]，如《素问·厥论》云："阳气衰于下，则为寒厥"；大汗出或大吐大泻而失水吐血的患者，若救治不及，会由亡阴导致阳气欲脱，在大汗淋漓、面色苍白的同时，可见四肢逆冷的表现，是阴阳离绝的垂危重证。

（二）热邪闭遏

因热而致手足厥冷。由外邪从表入里化热，邪热深入，里热独亢，阳气郁闭不能通达四肢所致[2]。此时，患者可见胸腹灼热、口渴、口臭、小便黄赤、大便干结等里热炽盛的表现，属真热假寒证。其特点是热深厥亦深，热微厥亦微。《类证治裁·厥症论治》云："热厥者，身热面赤，四肢厥逆，指甲暖，烦渴昏冒，便短涩，脉滑数，即阳厥也。"《证治汇补·暑症》云："绞肠痧者，暑郁中焦，腹痛连心，上下攻绞，不得吐泻，或手足皆冷。"

（三）气机郁结

由于情志不畅，肝气郁结，气机不宣，阳郁于里，不能通达四肢，出现四肢厥冷。此类证型多和情志因素密切相关，多由紧张、惊恐、情志失调诱发[3]。如《伤寒论》318条云："少阴病，四逆，其人或咳，或悸，或小便不利，或腹中痛，或泄利下重者，四逆散主之"。此证四逆乃由肝气郁结，阳郁于里，不能通达四肢而致。《证治汇补·厥症》云："经云：暴怒伤阴，暴喜伤阳，忧愁不已，气多厥逆，卒尔倒仆，手足冰冷，口无涎沫，但出冷气，气不相续，其脉沉弦或伏，为中气症。与中风身温多痰涎者大异。宜顺气和中，如乌药顺气散、木香流气饮之类。"

（四）气血虚弱

患者素体虚弱，气血不足，气血不能荣润四末，四肢失却阳气温养而手足发凉[4]；或病久气血亏损，腠理空虚，感于寒邪，寒邪凝滞，留连于血脉络道，气血运行受阻，四肢失于温养出现四肢厥冷。此类患者发病特点是睡后下肢不易温暖。如《诸病源候论·虚

① 刘世荣.《伤寒论》厥逆证探析［J］.辽宁中医杂志，2001，28（3）：144-145.

② 周克振.热厥试析［J］.江苏中医药，1982（6）：56.

③ 周锡奎，李克明，韦树森，等.蠡沟穴治疗肝郁气滞之厥冷证［J］.中国民间疗法，2007，15（4）：7.

④ 裘黎明.补中益气汤治验二则［J］.辽宁中医学院学报，2006，8（3）：31.

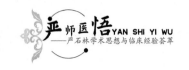

劳四肢逆冷候》云："虚劳则气血衰损，不得温其四肢，故四肢逆冷也。"《直指方·血荣气卫论》云："盖气者，血之帅也。气行则血行，气止则血止，气温则血滑，气寒则血凝，气有一息之不运，则血有一息之不行"。

（五）血行瘀滞

气为血之帅，气行则血行。若气虚不用，鼓血无力必致血行不畅而发生瘀滞；或气机不畅，气不行血，则阻滞经络；或体内瘀血，阻碍气血运行，均可致脉络不充、络道失于通达，四末失于荣养而发本症①。血瘀肢冷的病机常见于许多慢性疑难性疾病的过程之中，极为隐蔽，容易导致诊断失误。如《叶天士医案精华·痛》云："经几年宿病，病必在络，痛非虚症，因久延体质气馁，遇食物不适，或情怀郁勃，痰因气滞，气阻血瘀，诸脉逆乱，频吐污浊，而大便反秘。医见身体肢冷，认为虚脱，以理中和附子温里护阳，夫阳气皆属无形，况乎病发有因，决非阳微欲脱。忆当年病来，宛是肝病，凡疏通气血皆效。其病之未得全好，由乎性情食物居多，夏季专以太阴阳明通剂，今痛处在脘，久则瘀浊复聚，宜淡味薄味清养，初三竹沥泛丸仍用。早上另立通瘀方法。苏木、人参、郁金、桃仁、归尾、柏子仁、琥珀、茺蔚、红枣肉丸。"

（六）痰湿停留

痰湿为病理产物，性质属阴，具有黏滞、重浊，容易阻碍气机、损伤阳气的特点，无论停留于胸腹、四肢，还是停留于人体的任何部位，均易遏阻气血，阳气不能通达四肢而致手足厥冷。《伤寒论》324条云："饮食入口则吐，心中温温欲吐，复不能吐，始得之，手足寒，脉弦迟者，此胸中实，不可下也，当吐之。"《类证治裁·痰饮脉候》云："痰厥者，因内虚受寒，痰气阻塞，手足厥冷，麻痹晕倒，脉沉细也。"

（七）风湿痹阻

风寒湿侵袭，停滞全身经络，阻碍气血运行，当气血不能畅通运行四末，可导致四肢发凉。如《素问·五藏生成篇》曰："卧出而风吹之，血凝于肤者为痹。"首次提到外感风邪，阻碍气血运行，血凝而瘀阻，引起四肢逆冷。

---

① 白明贵. 浅述《伤寒论》治厥八法［J］. 时珍国医国药，2009，20（2）：498-499.

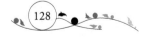

（八）湿热残存

湿热内犯，侵犯肝胆脾胃，大肠膀胱，湿热残存，黏滞缠绵，阻碍于内，气机升降失调，气血运行不畅，清阳不展，不能温煦四肢，可导致四肢发冷。《随息居重订霍乱论·燃照汤》云："暑秽挟湿，霍乱吐下，脘痞烦渴，苔色白腻，外显恶寒肢冷者，飞滑石（四钱）、香豉（炒，三钱）、焦栀（二钱），黄芩（酒炒）、省头草（各一钱五分），制厚朴、制半夏（各一钱）。"《随息居重订霍乱论·蚕矢汤》云："霍乱转筋，肢冷腹痛，口渴烦躁，目陷脉伏，时行急证，晚蚕沙（五钱），生苡仁、大豆黄卷（各四钱），陈木瓜（三钱），川连（姜汁炒，三钱），制半夏、黄芩（酒炒）、通草（各一钱），焦栀（一钱五分），陈吴萸（泡淡，三分）。"

结语：

总之，本病病位主要在于络脉，病机有虚实之分，虚即阳虚、血虚，阴虚；实即气滞，血瘀，寒凝，痰阻，风、湿、热邪痹郁。上述几种病机及虚实证型在实际发病中，往往不是单纯出现的，而是间夹错杂发为本病。轻症患者平时多肢凉喜暖，却别无他症，随着病程的进展或可逐渐表现阳虚、气滞和寒凝、痰凝，临床应根据具体证候辨证论治。

第四章 证候的客观化研究

中医理论源于几千年的临床实践，是根据医生与患者的感觉来认识、诊断疾病，不可避免地具有一定的模糊性、不确切性和易变性。中医定性、定量及客观化、规范化的研究已成为中医药现代化研究的重要方向。

第一节 证候调查量表评判操作标准

辨证论治是中医学的精髓，证的研究是中医基础研究的核心。近年，学术界从分子生物学角度、微观辨证、证的动物模型实验等方面开展了大量的探索工作，取得了一定成果[①]。尽管这些研究寻找了许多揭示"证"的本质的实验指标，在揭示"证"的本质方面是良好的开端，但仍不能为"证"的临床诊断、鉴别诊断提供切实可行的诊断依据，特别缺乏临床实际操作的可行性，更谈不上确立公知公认的诊断标准[②]。几十年的探索未能阐明证的本质，更应该强调"证"的研究必须结合中医临床辨证的特点。中医认为"证"的实质是整体层次上各种机能反映状态的总和，其内容泛指医生收集到的可用作中医诊断凭证的有关患者的信息[③]。因此，以中医理论为指导，从中医原位思维出发，根据四诊获取的临床资料，对组成和反映证候本质的要素因子——症状、体征的定量化研究，才是根据中医的理论特色，从临床实用的角度，具有长远开发意义的重要研究思路。

---

① 申维玺. 论中医"证"的现代医学属性和概念 [J]. 中医杂志，2001，42（5）：307-309.
② 杨维益，陈家旭. 关于中医"证"研究的思考 [J]. 中国医药学报，1996，11（1）：4-6.
③ 成肇智. 走出"证"概念的误区 [J]. 中医杂志，2001，42（6）：369-372.

证候量表是以中医理论为指导，参照国际量表制作经验和方法，结合中医辨证思想和特色编制而成的，全称为中医证候辨证量表[①]。目前，不少中医临床科研工作者，参照国际通用调查量表，并将之移植于中医证候诊断标准的研究，制订了大量的证候调查量表，应用于科研和教学工作中，以期对某种证候的诊断标准与和临床疗效做出客观的评定，已取得了重要进展。这些工作对中医药研究和证的规范化、客观化、标准化起到了积极的促进作用。

一、肾虚证辨证因子等级评判操作标准

严师对肾虚证辨证因子的评分细则做了初步研究，不仅对前人提出的制定评分细则的原则做了较大的修改和补充，使之具有更强的可操作性，而且从五脏中的肾病入手，建立了一整套较为完善的肾虚证辨证因子的评分细则，为中医五脏病的定量化研究迈出了可喜的一步。

（一）古今研究方法

古代医籍中早有计量诊断的端倪。如张仲景根据汗出的不同情况，做出了无汗、微汗、多汗、大汗的描述；把口渴分为口不渴、口微渴、口渴、口大渴饮引等不同等级，开中医半定量研究之先河。可惜这在后世的临床辨证思维中并未引起人们的广泛重视，普遍只关注某一辨证因子（症状、体征）的存在与否，或重视哪些是主要因子，哪些是次要因子，形成了几个主症加几个次症而判断为某一证候的诊断模式[②]。这样的诊断方法在临床诊断中固然发挥了一定作用，但当证候要素的轻重程度、性质特征、出现频率、持续时间、诱发条件发生变化时，这样的诊断思维模式就难以应付临床的复杂变化。这里涉及证候计量化的研究，要做到证的量化，首要的问题是解决对证候辨证因子——症状、体征的定量化研究。

移植现代心理学行为功能量化及生命质量量化等评分方法，把辨证的要素因子——

① 朱文锋，樊新荣，姜瑞雪，等．用评定量表法进行中医辨证研究［J］．湖南中医学院学报，2006，26（2）：17-21.

② 韦黎．證、证、症、候的沿革和证候定义的研究［J］．中国医药学报，1996，11（2）：4-9.

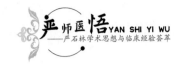

症状、体征进行轻、中、重的等级记分，对证候辨识注入一定量化的分析[1]，是实现病证诊断标准和疗效判定标准规范化、客观化的重要步骤。

（二）评定原则

由于中医症状、体征多为变量，具有模糊的属性，要使等级评分制定的标准具有临床的可操作性，必须探索制定评分标准的基本原则。本研究是根据国家颁布肾虚证的辨证标准[2]，结合肾虚证临床上的常见表现，提取最能反映肾虚证的 68 个症状、体征，制定肾虚证辨证因子的评分细则。为保证评分细则在制定过程中量化表述的准确性，并具有较强的适用性和可操作性，特提出以下几条基本原则，作为量化症状、体征的标准。

1. 程度轻重

以症状、体征的性质特征、出现的明显性程度，以及症状的轻重变化为标准。一部分症状、体征有比较明显的量化指标，如小便清长，可以昼夜尿量 2000 ~ 2200 mL 者为轻，2200 ~ 2500 mL 者为中，2500 mL 以上者为重；月经量少，以每次经血来潮小于 50 mL 为轻，小于 30 mL 为中，小于 10 mL 为重。这些量化都以西医的正常值为参考指标，借以做出划分等级评分的标准。另有许多症状、体征，没有明显的数量特征，则以衡量症状的性质特征、轻重程度进行划分。如四肢发冷，轻者腕、踝关节以下有冷感；中者腕、踝关节上下有冷感；重者肘、膝关节以下有冷感。又如下肢水肿，轻者按之凹陷不甚明显；中者按之凹陷明显，尚能逐渐恢复；重者按之如泥，凹陷不易恢复。再如刺痛程度，像蚊虫叮咬一样为轻；针刺一样为中；刀割一样为重。这类症状很难以数量计算，因而重点在于考察其性质特征和轻重程度。

2. 伴随条件

有的症状、体征本身特征并不突出，则可通过伴随条件帮助判断。如面色黑暗，配合有无光泽，更有利于等级的评定。多以面色灰暗，而有光泽为轻；面色黑暗，略带光泽为中；面色黑暗，没有光泽为重。再如，腰背发冷，结合穿衣多少这一伴随症状，更有利于评级，轻者不必增加衣被；中者适当增加衣被；重者喜加厚衣被。

---

① 梁茂新，洪治平. 中医症状量化的方法初探［J］. 中国医药学报，1994，9（3）：37-39.
② 国家技术监督局. 中华人民共和国国家标准—中医临床诊疗术语：证候部分·肾虚证观察变量及隐变量层次［S］. 北京：中国标准出版社，1997.

3. 持续时间

以症状、体征持续时间的长短为依据来判断病情轻重。持续时间短，缓解快为轻；持续时间长，不易缓解为重。如心悸，轻者持续时间短，很快缓解；中者时间较长，亦可自行缓解；重者经常心跳不安，不能完全缓解。又如潮热，很快消失的为轻；可持续0.5～1.0小时的为中；持续2、3小时以上的为重。

4. 发作频率

以症状、体征发作次数的多少为凭证来判断病情轻重。偶尔出现的为轻；间断出现的为中；频繁出现的为重。如耳鸣，偶尔出现，时作时止的为轻；间断性耳鸣，按之可减的为中；持续性耳鸣，按之不减的为重。

5. 诱发因素

主要考察与诱发原因的关系，一般有所感触而发者轻；稍有刺激而发为中；没有明显因素而发的为重。如精神萎靡，劳倦后才出现者轻；稍劳即可诱发者中；无刺激原因成天无精打采者重。又如失眠，有事诱发、偶尔发生者为轻；稍有事诱发、经常失眠者为中；无明显事情刺激、彻夜不眠者为重。

6. 参照对比

有的症状、体征自身很难寻找差异，则可与平常做比较来判断轻重。如发育迟缓，轻者比同龄人推迟半年到一年；中者推迟2～3年；重者推迟4～5年。这里是把正常人的生长发育水平，如行走站立、说话早迟、头发牙齿生长状况作为参照对象，进行比较判断，有助于临床操作。

以上基本原则，除可单独进行判断外，大多数情况下两条或三条原则结合起来进行综合运用，才有利于实践操作，达到预期的目的。具体评分细则见表4。

表4　肾虚辨证因子评分细则

症状	轻	中	重
夜晚尿频	夜晚2～3次。	夜晚4～5次。	夜晚6次以上。
白天尿频	白天6～7次。	白天7～8次。	白天9次以上。
尿后余沥	尿后几滴即尽。	尿后滴几滴，停顿片刻，又滴几滴，方能解尽。	尿后反复滴尿，淋漓不尽。
小便失禁	小便自我控制能力较差，偶尔自流，或劳累诱发。	小便不能控制，容易自己流出，不存在诱发原因。	小便完全失控，有一点流一点。

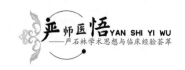

症状	轻	中	重
夜间遗尿	1周内偶尔睡中遗尿1～2次，遗后可醒。	1周内睡中遗尿3～4次，遗时可醒。	每晚均有遗尿，遗后不知。
小便清长	尿清，昼夜2000～2200 mL。	尿清，昼夜2200～2500 mL。	尿清，昼夜2500 mL以上。
小便黄赤	淡黄，如淡茶叶水。	正黄色，如二开茶叶水。	深黄，如浓茶叶水。
小便涩少	尿出偶尔不畅，尿道略有不适，1日尿1200～1500 mL。	尿出间断不畅，尿道有滞涩感，1日尿1200～1000 mL。	尿出经常不畅，尿道有疼痛感，1日尿1000 mL以下。
大便秘结	大便干结，排便欠畅，2日1次。	大便燥结，排便不爽，3～4日1次。	大便燥结坚硬，排便艰难，4日以上1次。
大便溏稀	大便略稀，1日2～3次。	大便清稀，1日3～4次。	大便清稀如水，1日4次以上。
大便失禁	尚能控制，偶尔自流。	大便已不能控制，不时自遗。	大便失约，经常自遗。
完谷不化	大便中含有少许食物残渣。	大便中含有较多食物残渣。	大便清稀如水，食物成形，全未消化。
五更泄泻	偶尔清晨5到6时解便，腹部稍有不适。	每日清晨5到6时解便，腹部隐痛，大便微溏。	每日清晨5到6时解便，腹痛明显，大便清稀。
早泄	性交不足0.5分钟即射精。	阴茎刚插入即射精。	还未进入阴道已经射精。
遗精	偶尔遗精，1个月2～3次，能进行性生活，但无快感。	不时遗精，1个月3～6次。性欲淡漠，精神不振。	经常遗精，1个月6次以上。无性欲要求，身倦乏力。
阳痿	阴茎能勃起，刚进入阴道，立即射精。	阴茎虽能勃起，但举而不坚，不能进入阴道。	阴茎完全不能勃起，不能进行性交。
阴冷	阴囊略有冷感，得温则减。	阴冷发凉，得温难减。	阴冷如冰，冷汗淋漓，得温不减。
面色淡白	面色微微淡白。	面色淡白，略有光彩。	面色苍白，面目轻度浮肿，白而发光。
面色暗黑	面色灰暗，而有光泽。	面色黑暗，略带光泽。	面色暗黑，没有光泽。
月经量少	经来3天内干净，量偏少，小于50 mL。	经来3天内干净，量少，小于30 mL。	经来点滴而下，量极少，小于10 mL。
月经淋漓	经量较少，持续5～10天。	经量中等，持续10～15天。	经量较多，持续15天以上。
胎动易滑	妊娠期腰膝酸痛，少腹下坠，阴道少量出血，尚无堕胎病史。	有1～2次堕胎或半产病史。	有3次以上堕胎或半产病史。
性欲减退	不易引起性欲冲动，性交无快感。	性欲淡漠，不欲同房。	没有性欲，排斥异己，厌恶同房。
性欲亢进	容易引起性的冲动，有触即发，容易满足。	有较强的性欲要求，时有梦交，能基本满足性欲要求。	性欲很强，性交频繁，不易满足性欲要求。

续表

症状	轻	中	重
精神萎靡	劳倦后出现精神不振，休息后容易恢复。	不因任何原因，容易出现精神疲倦，休息后不易恢复。	成天无精打采，疲惫不堪，休息后不能恢复。
面目水肿	面目时有轻度浮肿，皮薄不发亮。	面目经常浮肿，皮薄发亮，按之凹陷不显。	面目明显水肿，眼裂变窄，皮薄光亮，按之有凹陷。
下肢水肿	内踝附近有轻度水肿，按之凹陷不甚明显。	膝关节以下经常水肿，按之凹陷明显，尚能逐渐恢复。	整个下肢高度水肿，按之如泥，凹陷不易恢复。
畏寒冷	时有怕冷，稍有怕风，不必增加衣被。	经常怕冷，见风则畏，想穿着厚衣被。	极度怕冷，不敢见风，必着厚衣被。
四肢发冷	自不觉冷，摸之腕、踝关节以下有冷感。	自觉手足发冷，按之腕、踝关节上下有冷感。	自觉手足如冰，按之肘、膝关节以下发冷明显。
腰背发冷	腰背时有冷感，不必增加衣被。	腰背经常发冷，喜温喜热，适当增加衣被。	腰冷如冰，着厚的衣被不能缓解寒冷。
咳喘痰清	偶尔咳嗽气喘，痰白清稀，活动后无明显加重。	经常咳嗽气喘，痰白清稀，呼多吸少，活动加重，休息减轻。	咳嗽心累气喘，痰白清稀，呼多吸少，动则尤甚，休息无明显减轻。
行动不便	下床活动不便，生活二便能够自理。	下床活动困难，需要别人帮助，生活二便基本能够自理。	不能下床活动，生活二便不能自理。
两颧发红	午后时见，两颧微微发红。	午后两颧经常微微红，但脸部不热。	经常两颧发红，红而鲜艳，局部发热。
头晕目眩	偶尔发生，略感头昏眼花，随即自行消失。	经常感到头昏眼花，时轻时重，但闭目能止。	头昏眼花，天旋地转，如坐舟车，站立不稳，不能自止。
潮热	偶尔见到，热势较低，很快消失。	间断出现，热势中等，可持续 0.5 ~ 1.0 小时。	每日发作，热势较甚，持续 2 ~ 3 小时以上。
五心烦热	偶尔发作，发热轻，可自行消失，不影响生活。	间断出现，发热明显，但对生活休息无碍。	经常感到手足心发烧，手足贪凉喜冷，心中烦躁。
盗汗	偶尔睡中出汗，汗量较少，不足湿衣。	间断睡中出汗，局部汗出较多，汗出润衣。	每天睡中遍身汗出，湿透衣衫。
失眠	偶尔失眠，能睡 5 ~ 6 小时，精神尚可。	经常失眠，或睡眠表浅，能睡 3 ~ 4 小时，精神稍差。	不易入睡，或能睡 3 小时以下，甚至彻夜不眠。
健忘	记忆力比平时减弱，总感到不易记事。	往事尚能记忆，近事却易忘记。	远事近事均不能记忆，甚至不认识亲人朋友。
耳鸣	偶尔出现，鸣声较低，时作时止。	间断性耳鸣，鸣声如蝉，白天声小，夜晚声大，按之可减。	持续性耳鸣，鸣声如潮，持续发作，按之不减。
耳聋	时而听不清正常说话的声音，或总是容易听错说话。	听力明显减退，要大声讲话才能听清，或极易听错说话。	听力完全丧失，不能听见任何声音。

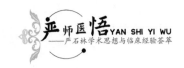

续表

症状	轻	中	重
痴呆	说话、行动、反应都较迟慢，生活一切正常。	沉默少言，表情淡漠，智力迟钝，生活尚能自理。	目光呆滞，说话不清，不能识人，生活不能自理。
发育迟缓	比同龄人生长发育推迟半年至1年左右。	比同龄人生长发育推迟2~3年左右。	比同龄人生长发育推迟4~5年以上。
齿松发脱	牙齿稍有松动，头发偶尔脱落。	牙齿明显松动，头发时常脱落，但数量减少不显。	牙齿极易脱落，头发大量脱落，数量明显减少。
早衰	比正常年龄提前衰老5~10年以上。	比正常年龄提前衰老10~15年以上。	比正常年龄提前衰老20年以上。
腰痛	隐隐约约感到腰痛，可自然消失，无多大痛苦。	劳累后腰痛，休息、按压后可好转，活动自如。	经常腰痛，休息按压后不能减轻，弯曲转侧困难。
久病不愈	病程0.5~1.0年以内。	病程2~3年以内。	病程3年以上。
刺痛	偶尔发生，刺痛轻微，如蚊虫叮咬，疼痛可忍。	间断发作，刺痛明显，有如针刺，痛苦勉强可支。	持续发作，刺痛较凶，有如刀割，疼痛难忍。
痛处拒按	重按才有疼痛，疼痛可忍。	轻按即有压痛，痛不可忍。	轻按即痛，常用手护痛处，防止触按。
心悸	感触而发，或偶尔发作，微感心跳加快，持续时间短，很快缓解。	有无感觉均可发生，或间断发作，持续时间较长，亦可自然缓解。	经常心跳不安，动则加剧，不能完全缓解。
口渴饮水	口中微渴，或口干明显，但饮水量少，或渴思热饮。	口渴明显，饮水量不多，但思温或冷水，饮可解渴。	口渴尤甚，饮水量多，但思冷饮，饮不解渴。
口咸	口中略带咸味，偶尔可见。	口中有咸味，或吐痰、吐口水中带有咸味。	口中常有咸味，或吃任何食物只能感觉咸味。
舌上津少	舌面上只有少许津液，舌质淡红，苔质不燥。	舌面缺乏津液，舌质红，苔质颗粒较粗。	舌面津液严重亏损，舌质红绛，苔质颗粒粗糙如砂。
舌青紫	舌淡紫，舌面有津；舌红紫，舌面无津。	舌青紫，舌面有津；舌绛紫，舌面无津。	舌紫，舌面有津；舌紫，舌面无津。
舌质红	舌淡红。	舌鲜红。	舌深红（略带暗色）。
舌质淡胖	舌质淡白，舌体略有增大，伸舌时与口唇四周有一定间隙。	舌质淡白，舌体略有增大，伸舌时与口唇四周有少许间隙。	舌质淡白，舌体增大明显，盈口满嘴，舌露口外，不能回缩。
苔黄	苔淡黄，舌上津润。	苔深黄，舌质颗粒粗而干燥。	苔焦黄，呈黄褐色，舌面焦干。
苔白滑	苔白，舌上有津，苔质细腻。	苔白，舌面津液充足，光亮。	苔白，舌面水液过剩，伸舌欲滴。
苔薄	舌面舌苔似有似无，能清楚看见舌质。	舌面有少许舌苔，能见舌质。	舌面有层薄薄苔垢，隐隐能见舌质。

续表

症状	轻	中	重
苔厚	舌苔边缘较薄，中心略厚，透过舌苔中心不见舌体。	舌苔满布，从舌的表面完全不见舌体。	舌苔满布，明显高出舌面，厚厚堆积一层，完全不见舌体。
细数脉	脉一息5次（每分钟90～100次）。	脉一息5～6次（每分钟100～120次）。	脉一息6次以上（每分钟120次以上）。
迟脉	脉一息4次。	脉一息3.0～3.5次（每分钟50～60次）。	脉一息3次以下（每分钟50次以下）。
脉浮	轻取即得，但脉象不明显，中取、重取脉象显著。	轻取明显，但中取、重取脉象亦显著。	轻取最明显，中取、重取不显著。
沉脉	轻取、中取脉象轻微跳动，重取明显。	轻取无脉，中取脉象轻微跳动，重取明显。	轻取、中取无脉，重取明显。
脉无力	脉象柔弱，应指略有一点力量。	脉象极软，应指缺乏力量。	脉象似有似无,应指毫无力量。
尺脉不足	浮取不得，中取、重取脉来略有力量。	轻取无脉，中取、重取力量不足。	轻取、中取无脉，沉取隐约感到尺脉跳动。
脉有力	轻取脉跳应指有力，重取力量不足。	三部脉应指均有力量。	脉象搏动强劲有力,如按坚石。

编者按：严师指出，表中选择的辨证因子是否恰当、准确，数目是否可以减少？并因许多症状、体征主观性太强，变化性太大，在制定评分细则的过程中一时还找不到较为合理的指征，是否能适合临床的具体情况，操作起来是否方便，都有待通过临床的验证，以做进一步的修改和提高。

二、肾阳虚证半定量化操作标准的研究

肾阳是人体生命活动的原动力，乃人体生命之根本[①]。历代医学对肾阳的重要作用推崇备至，并且对肾阳虚的研究做了大量的工作。严师对肾阳虚证的临床症状诊断标准进行了定量化研究，对于促进肾阳虚证的诊断量化、客观化具有积极的意义。

（一）评分细则

中医症状、体征有模糊的特点，并受气候、环境、体质等因素的影响，对肾阳虚证

---

① 沈自尹. 从肾阳虚证的研究谈中医药走向世界［J］. 中国中医药信息杂志，1997，4（4）：5-6.

的症状、体征进行计量研究具有较大难度。为了使制定的肾阳虚等级评分标准具有临床可操作性，严师参照国家颁布的《中医临床诊疗术语证候部分》《中药新药临床指导原则》《中医诊断学》《中医内科学》及对古今文献资料进行深入研究，在前期已完成肾虚证辨证因子等级评判操作标准的基础上，通过大量临床调查，从中提取最能反映肾阳虚证的40个症状、体征，并对评分细则反复修改，制定出较为符合临床实践的肾阳虚证辨证因子及评分细则，见表5。

表5 肾阳虚证辨证因子评分细则

症状	轻（评1分）	中（评2分）	重（评3分）
腰膝酸痛	隐隐约约感到腰膝酸痛，可自然消失，痛苦不大。	劳累后腰膝酸痛，休息、按压后可好转，活动自如。	经常腰膝酸痛，休息、按压后不能减轻，弯曲转侧困难。
畏寒	时有怕冷，稍有怕风，不必增加衣被。	经常怕冷，见风则畏，想穿厚的衣服。	极度怕冷，不敢见风，必着厚的衣服。
肢冷	自不觉冷，摸之腕、踝关节以下有冷感。	自觉手足发冷，按之腕、踝关节上有冷感。	自觉手足如冰，按之肘、膝关节以下发冷明显。
腰背发冷	腰背时有冷感，不必增加衣被。	腰背经常发冷，喜温喜热，适当增加衣被。	腰冷如冰，着厚的衣被不能缓解寒冷。
面色白	面色微微淡白。	面色淡白，略有光彩。	面色淡白，面目轻度浮肿，白而发光。
面色暗黑	面色灰暗，有光泽。	面色黑暗，略带光泽。	面色黑暗，没有光泽。
头晕目眩	偶尔发生，略感头昏眼花，随即自行消失。	经常感到头昏眼花，时轻时重，但闭目能止。	头昏眼花，天旋地转，如坐舟车，站立不稳，不能自止。
耳鸣	偶尔出现，时间短，很快消失。	时有耳鸣，夜深人静时较明显。	持续耳鸣，鸣声较大。
精神萎靡	劳倦后出现精神不振，休息后容易恢复。	无任何原因，容易出现精神疲倦，休息后不易恢复。	成天无精打采，疲惫不堪，休息后不能恢复。
面目水肿	面目时有轻度水肿，皮薄不发亮。	面目经常水肿，皮薄发亮，按之凹陷不显。	面目明显水肿，眼裂变窄，皮薄光亮，按之有凹陷。
下肢水肿	内踝附近有轻度水肿，按之凹陷不甚明显。	膝关节以下经常水肿，按之凹陷明显，尚能逐渐恢复。	整个下肢高度水肿，按之如泥，凹陷不易恢复。
阳痿	阴茎能勃起，但进入阴道立即射精。	阴茎虽能勃起，但举而不坚，不能进入阴道。	阴茎完全不能勃起，不能进行性交。

续表

症状	轻（评1分）	中（评2分）	重（评3分）
阴冷	阴囊略有冷感，得温则减。	阴冷发凉，得温难减。	阴冷如冰，冷汗淋漓，得温不减。
滑精	偶尔滑精，每月2～3次，能进行性生活，但无快感。	不时滑精，每月3～6次，性欲淡漠，精神不振。	经常滑精，每月6次以上，无性欲要求，身倦乏力。
早泄	性交不足2分钟即射精。	阴茎刚插入即射精。	还未进入阴道已经射精。
性欲减退	不易引起性欲冲动，性交无快感。	性欲淡漠，不欲同房。	没有性欲，排斥异己，厌恶同房。
咳喘痰清	偶尔咳嗽气喘，痰白清稀，活动后无明显加重。	经常咳嗽气喘，痰白清稀，呼多吸少，活动加重，休息减轻。	咳嗽心累气喘，痰白清稀，呼多吸少，动则尤甚，休息无明显减轻。
久病不愈	病程6个月到1年。	病程2年到3年。	病程3年以上。
口淡无味	口中稍淡，仍有味觉。	口中稍淡，口味偏差。	口中淡味，毫无味觉。
口渴饮水	口中微渴，或口干明显，不想饮水，或渴思温水。	口渴明显，饮水量不多，但思温水，饮可解渴。	口渴尤甚，饮水量多，但思热水，饮不解渴。
口咸	口中略带咸味，偶尔可见。	口中有咸味，或吐痰、吐口水中带有咸味。	口中常有咸味，或吃任何食物只能感觉咸味。
尿频	白天5～6次。	白天7～8次。	白天9次以上。
尿后余沥	尿后几滴即尽。	尿后滴几滴，停顿片刻，又滴几滴，方能解尽。	尿后反复滴尿，淋漓不尽。
小便失禁	小便自我控制能力较差，偶尔自流，或劳累诱发。	小便不能控制，容易自己流出，不存在诱发原因。	小便完全失控，有一点流一点。
夜尿频多	夜晚2～3次。	夜晚4～5次。	夜晚6次以上。
小便清长	尿清，昼夜尿量较正常略多。	尿清，昼夜尿量明显增多。	尿清，昼夜尿量极多，甚至不能控制。
小便不利	尿出偶尔不畅，尿道略有不适，尿量基本正常。	尿出间断不畅，尿细，尿量略偏少。	尿出经常不畅，排尿难，尿量极少。
大便秘结	大便干结，排便欠畅，每2天1次。	大便燥结，排便不爽，3～4天1次。	大便干燥，排便艰难，4天以上1次。
大便溏稀	大便略稀，2次/天。	大便清稀，3～4次/天。	大便清稀如水，每天5次以上。
大便失禁	尚能控制，偶尔自流。	大便已不能控制，不时自遗。	大便失约，经常自遗。
完谷不化	大便中含有少许食物残渣。	大便中含有较多食物残渣。	大便清稀如水，食物成形，全未消化。

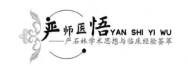

症状	轻（评1分）	中（评2分）	重（评3分）
五更泄泻	偶尔清晨5—6时解便，腹部稍有不适。	每日清晨5—6时解便，腹部隐痛，大便微溏。	每日清晨5—6时解便，腹痛明显，大便清稀。
苔薄	舌面舌苔似有似无，能清楚看见舌质。	舌面有少许舌苔，能见舌质。	舌面有层薄薄苔垢，隐隐能见舌质。
苔白滑	苔白，舌上有津，苔质细腻。	苔白，舌面津液充足，光亮。	苔白，舌面水液过剩，伸舌欲滴。
舌青紫	舌淡紫，舌面有津；舌红紫，舌面无津。	舌青紫，舌面有津；舌绛紫，舌面无津。	舌紫，舌面有津；舌紫，舌面无津。
舌质淡胖	舌质淡白，舌体略有增大，伸舌时与口唇四周有一定间隙。	舌质淡白，舌体略有增大，伸舌时与口唇四周有少许间隙。	舌质淡白，舌体增大明显，盈口满嘴，与口唇四周没有间隙。
迟脉	脉搏迟慢，一息3.5~4.0次。	脉搏较慢，一息3.0~3.5次。	脉搏极慢，一息3次以下。
脉无力	脉象柔弱，应指略有力量。	脉象极软，应指缺乏力量。	脉象似有似无，应指毫无力量。
沉脉	轻取、中取脉象轻微跳动，重取明显。	轻取无脉，中取脉象轻微跳动，重取明显。	轻取、中取无脉，重取才觉明显。
尺脉不足	浮取不得，中取、重取脉来略有力量。	轻取无脉，中取、重取力量不足。	轻取、中取无脉，沉取隐约感到尺脉跳动。

（二）肾阳虚证辨证要点

1. 主证

①腰膝酸痛；②畏寒；③夜尿频多；④尺脉不足。

2. 兼证

（1）阳失温煦：

①肢冷；②腰背发冷；③面色白；④面色黑暗；⑤头晕目眩；⑥精神萎靡；⑦耳鸣。

（2）不主生殖：

①阳痿；②阴冷；③滑精；④早泄；⑤性欲减退。

（3）水液失调：

①面目水肿；②下肢水肿；③口咸；④口淡无味；⑤口渴饮水。

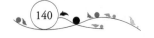

（4）不司二便：

①尿频；②尿后余沥；③小便清长；④小便不利；⑤小便失禁；⑥大便秘结；⑦大便溏稀；⑧大便失禁；⑨完谷不化；⑩五更泄泻。

（5）不主纳气，咳喘痰清。

（6）舌脉：

①苔薄、苔白滑；②舌青紫、舌质淡胖；③迟脉、脉无力、沉脉。

3. 病史

久病不愈。

（三）操作说明

①定性记分：主证每出现1项记2分；兼证每出现1项记1分。

②定量记分：每项按轻、中、重各记1、2、3分。

③肾阳虚证具备主证2项以上，兼证3项以上，定性定量积分相加≥12分，即定性记分中主证2项、兼证3项共7分，定量共5分。

④典型肾阳虚证具备主证4项，兼证3项以上，定性定量积分相加≥18分，其中定性11分，定量7分。

以上从实用、可操作性和可重复性的角度出发，对肾阳虚证辨证因子半定量化的评分细则做了初步研究，今后还可在此基础上进行大量的流行病学调查，应用模糊神经网络逼进等数理统计方法建立肾阳虚证的多元回归分析数学模型，这对于促进肾阳虚证研究的现代化具有积极意义。

三、寒证辨证因子等级量化操作标准

寒证的辨证一直没有较为详尽的参考诊断标准，国家颁布的中医诊疗术语有表里、虚实、阴阳辨证的标准，却没有寒热辨证标准，其研究是难点，也是空白。严师在详实的中医文献基础上，提取最能反映寒证的39个症状、体征，以下列基本原则为依据，制定寒证的评分细则。

1. 单位计量

对部分有明显数量特征的症状、体征的量化，应尽量以现代医学的正常值为参考指

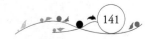

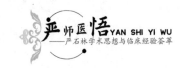

标，设计带度量单位的数值指标作为划分等级评分的标准。

2. 程度轻重

以症状、体征的性质特征、出现的明显性程度为标准，进行划分。

3. 持续时间

以症状、体征持续的时间长短为依据来判断病情轻重，持续时间越长的越重，持续时间与病情轻重呈反比。

4. 发作频率

以症状、体征发作的次数多少来判断病情轻重。偶尔出现的为轻；间断出现的为中；频繁出现的为重。

5. 伴随条件

有的症状、体征本身无明显特征，可通过伴随条件来判断病情轻重。

6. 外界刺激

主要考察机体对外界刺激的反应程度的强烈与否来判断病情轻重。

7. 缓解条件

以症状、体征对缓解条件的不同程度的要求来判断病情轻重。

以上为基本原则，在临床应用中，往往三四条原则结合起来综合判断病情，较单独判断，更符合实践操作情况，更有利于达到预期目的（表6）。

表6　具体评分细则

症状	轻	中	重
恶寒	稍怕寒冷，加衣不得缓减。	明显寒冷，加衣仍不缓解。	严重寒冷，增加厚衣厚被不解其寒。
畏寒	有时怕冷，不必增加衣被。	经常怕冷，见风则畏，想穿或盖厚的衣被。	极度怕冷，不敢见风，必着厚的衣被。
喜暖	喜稍加衣被，或略喜热饮。	喜增加较多的衣被，喜较热的食物。	喜穿或盖极厚的衣被，喜滚烫的食物。
肢冷	自不觉冷，摸之腕、踝关节以下有冷感。	自觉手足发冷，按之腕、踝关节上下有冷感。	自觉手足如冰，按之肘、膝关节以下发冷明显。
蜷卧	缩手缩足，不必盖被。	身体收缩，略盖衣被。	蜷屈成团，要盖厚被。
面色淡白	面色略带淡白。	面色明显淡白，略有光泽。	面色明显淡白，没有光泽。
面色白	面色发白，略有光亮。	面色白而发亮，颜面轻度浮肿。	面白光亮，面部浮肿明显。
面唇色青	面唇微微带青。	面唇明显发青。	面唇青紫晦暗。

症状	轻	中	重
面红如妆	面色苍白，两颧时而淡红。	面色苍白，两颧阵阵嫩红。	面色苍白，两颧鲜红。
口淡	口中稍淡，仍有味觉。	口中稍淡，口味偏差。	口中味淡，没有味觉。
口渴饮热	口略干渴，喜饮 40～50 ℃温水。	口常干渴，喜饮 50～70 ℃热水，饮水量少。	口干渴较甚，喜饮 70 ℃以上热水，饮水量少。
口吐清水	口中有清水，不欲吐出。	口中清水较多，可吐 1～3 口。	口中清水量多，吐 4 口以上。
喜食热物	喜食温热食物，但也能食少许冷食，食后无不适感。	喜食较热食物，不能食较冷的食物，食后略有不舒适感。	喜食极烫食物，一点冷食都不能食，食后不适感显著。
隐痛	偶尔有隐痛感，很快消失。	时有隐痛，持续几分钟至半小时即去，发作次数不多。	经常隐痛，绵绵不已，持续半小时以上，反复发作。
喜温喜按	稍微抚按，即感舒适。	加热抚按即感舒适，不必持久。	欲得极热温烫，抚按持久方能缓解，甚至难以缓解。
呕吐清稀	偶尔呕吐，30～50 mL 清稀痰涎。	时而呕吐，50～100 mL 清稀痰涎或不化食物。	经常呕吐，100 mL 以上清稀痰涎或不消化食物残渣。
肠鸣	时有肠鸣，鸣声极小。	时有肠鸣，鸣声较大，持续时间不长。	频繁肠鸣，鸣声很大，持续时间长。
痰白清稀	痰白略微清稀，吐痰 5～10 mL。	痰白清稀，痰量较多，吐 10～30 mL。	痰白清稀如水，吐痰颇多，痰量达 30 mL 以上。
喷嚏	偶有 1～2 个喷嚏。	时有喷嚏，每次 3～5 个。	经常喷嚏，连声不断。
清涕	偶流清涕，3～5 mL。	不时清涕，5～10 mL。	常流清涕，10 mL 以上。
鼻塞	偶有鼻塞。	时见鼻塞，嗅觉减弱。	经常鼻塞，不闻香臭。
冷汗	时有少量冷汗。	冷汗偏多，不湿衣衫。	冷汗不断，常湿衣衫。
无汗	一般情况下无汗，时有少许汗出。	多数情况下无汗，偶尔汗出。	一直无汗出。
神疲乏力	学习工作劳累较久方感神疲，身体轻度乏力，稍微休息则好转。	学习工作劳累一会儿就感精神不足，身倦无力，休息或睡眠后才能好转。	不做任何事情均感没有精神，全身软弱无力，成天想睡，休息睡眠也难恢复。
小便清长	尿清，昼夜 2000～2200 mL。	尿清，昼夜 2200～2500 mL。	尿清，昼夜 2500 mL 以上。
夜尿频多	夜晚 2～3 次。	夜晚 4～5 次。	夜晚 6 次以上。
大便溏稀	大便略稀，1 日 2～3 次。	大便清稀，1 日 3～4 次。	大便清稀如水，1 日 4 次以上。
完谷不化	大便中含有少许食物残渣。	大便中含有较多食物残渣。	大便清稀如水，食物成形，全未消化。
五更泻利	偶尔清晨 5 到 6 时解便，腹部稍有不适。	每日清晨 5 到 6 时解便，腹部隐痛，大便微溏。	每日清晨 5 到 6 时解便，腹痛明显，大便清稀。

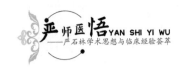
症状	轻	中	重
舌质淡白	舌质略带淡白。	舌质明显淡白，仍有光泽。	舌质淡白无华，没有光泽。
舌质胖嫩	舌质比正常偏大，伸舌有明显间隙。	舌体明显增大，伸舌满口，间隙较小。	舌体明显增大，伸舌满口，没有间隙。
苔白	舌苔隐隐带白。	舌苔淡白。	舌苔白色显著。
苔灰黑	舌苔灰黑，少有津液。	舌灰黑，润泽有津。	舌灰黑，滑润多津。
苔滑	舌面津液偏多。	舌面津液充足，望之滑腻。	舌面多津，伸舌欲滴。
脉迟	脉一息4次。	脉一息3.0～3.5次（每分钟50～60次）。	脉一息3次以下（每分钟50次以下）。
脉紧	脉来绷紧，但无弹指感。	脉来绷急，有弹指感。	脉来绷急，有弹指、绞转感。
脉微	脉来细软，按之脉形不太清楚。	脉形极细极软，按之脉形不太清楚。	脉形极细极软，按之若有若无，应指模糊。
脉细欲绝	脉形时有时无。	脉形基本上感觉不到。	脉形完全感觉不出。
脉散	脉形浮取散大，中取有脉，重按力量较差。	脉形浮取散大疏松，中取脉形明显不足，重按无脉。	脉形浮取松软乏力，中取重取均无脉象。

编者按： 严师对寒证辨证因子的评分细则所做的研究，既是对寒证辨证因子的一次整理归纳，也为中医八纲辨证的定量化研究奠定了基础。同时，严师认为，此量化标准尚不完善，寒证辨证因子的确立是否恰当、准确、全面，值得进一步深入研究；本研究中部分症状、体征还难以找到更合理的等级评定指标，仍然采用了一些主观性较强的描述性语言，是否适合临床实际，能否顺利操作，有待临床验证。

四、证候调查量表临床运用反馈问题分析

通过临床科研工作运用，发现制定出的证候量表难免残留主观或推测的内容，特别是难免不受西医诊断思维或模式的影响，存在这样或那样的缺陷，制约了证候研究工作的开展，严师就目前证候量表制定研究中存在的问题进行如下探讨，以供同行商榷。

（一）未能展示辨证思维

为实现中医证候的客观化、标准化而制定出的证候调查量表，希望能把中医原本只有定性的模糊证候指标予以量化，应当属于创新的壮举。然而，当今设计的许多调查量表，从数理统计的严密要求出发，所搜集的证候指标是固定的，不能随意增加或减少。与传

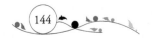

统中医调查临床资料时，边调查边开展辨证思维，并根据不同病例辨证的需要，不断变更调查指标的模式大相径庭。如对口渴症状的采集，从辨证的逻辑思维出发，不局限于口渴的有无，还应进一步搜集是否喜欢饮水，饮水量的多少，饮水冷热的喜好及饮水后能否解渴、有无呕吐，饮水后对饮食、小便的影响等，这一切对辨明口渴的属性十分重要。但是量表是一成不变的，不可展开如此多的联想。因此，用现阶段设计的证候量表搜集的证候指标还不能充分展示中医辨证思维的要求和过程，往往遗漏许多重要的辨证信息，影响辨证结果，难以适应临床辨证的需要。

此外，证候调查量表通过周密的设计，一旦完成，运用于临床，参研人员便可不假思索地按照量表逐条逐款进行辨证资料搜集。依靠这样的方式搜集临床资料并获取辨证结论，不是从症辨证，甚至可能成为约束辨证思维的精神枷锁，抹杀中医辨证论治的精髓，与中医丰富多彩的辨证思维相距甚远。

（二）未能体现整体特色

中医临床上运用的症状、体征，其性质、状态、类属均是模糊的，所以中医诊断中大量地使用模糊概念[1]。用多个不精确的模糊信息组成一个"模糊集合"，使模糊具有一定的倾向性，从而揭示证候的本质。由于中医证候具有这样的特殊性，证候指标必须是大量具有模糊属性的症状、体征的集合。然而由于证候量表受到形式的约束和使用的限制，其数量是有限的，不可能收入过多的指标。这种量表的有限性，无论如何也不能满足辨证所需的信息量。岂不谈根据已知的文献、教材结合专家系统综合而建立的某一证候（如肾阳虚、脾气虚、血瘀证）调查量表的指标较少，即使按照望闻问切方式设计的四诊调查量表，搜集的范围和指标已相对较大，但对于不少具体的病例，特别是为辨证需要对某些症状、体征开展深入调查时，还是不能满足辨证的需要。而且对于那些不具有普遍规律的指标，量表一般不能纳入，很难面面俱到。有人统计中医辨证所需要的常用指标近800个[2]，证候量表无论如何也难满足中医这类信息量大、具有整体辨证特色的特殊要求，有必要进行新的探索。

① 郦永平，温淑云. 中医证候量化研究的理论探讨［J］. 中医杂志，2008，49（8）：677-679.
② 朱文锋. 制定全病域中医辨证量表的设计思路［J］. 辽宁中医杂志，2005，32（6）：521-522.

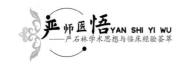

（三）难以实现临床辨证目标

调查量表是国际通用的对企业管理调查的最为常用的调查工具。是对被调查者的态度、意见或感觉等心理活动进行判别和测定的方法，其主要作用是将定性的数据转化为量化数据。移植形成的证候调查量表可以实现把许多具有模糊属性的症状、体征转化成为可以量化指标的目的，但要满足中医的临床辨证需求尚有差距。因为在获取证候诊断结论这个总目标时，一方面证候量表主要立足于量化数据的数学推理，与传统中医的辨证思维有别，很难达到临床辨证的实际需要。另一方面证候量表所概括的是证候的基本或典型信息，在针对具体病例搜集时，量表或是搜集了许多与本证无关的内容，或是导致辨证资料的缺损，不能满足具体临床患者辨证要求。以量表资料辨证得出的结果一般只能诊断十分典型的证候，对于一时辨证资料不够充分，或尚不显露，或症状、体征存在虚假的非典型证候则难以识别。有些为调查单一证候而设计的调查量表，由于不具备许多兼夹证的指标，常常造成兼夹证的遗失，得出错误的诊断结论。如严师曾设计肾阳虚证候调查量表①，辨证因子（证候指标）已达40项，已大大超过一般的同类证候诊断指标。可是运用于临床调查时，那些兼有肾阴虚证候的患者，却因量表中缺少五心烦热、潮热盗汗等肾阴虚证的诊断指标，而遗漏兼夹证的诊断，把肾的阴阳两虚证错误地诊断为单纯的肾阳虚证。所以，用证候量表进行科研得出的结论有时令人难以置信，若运用于指导临床，则较难达到预期目标。

（四）不便于临床操作使用

表面上有了证候调查量表操作使用应十分方便，其实并非如此。原因有三。

1. 量化指标并不客观

量表中许多是模糊指标，以发热为例，中医不可单纯按照体温的高低来判断发热的轻重，更不能以此来判断其性质。有的患者体温并未升高，全凭主观感觉，一方面患者描述困难，另一方面搜集者把握不准，容易出现差异。此外，中医四诊的许多指标还未实现客观化操作，特别是面色、神气、舌象、脉象这类对中医辨证很重要的指标，要实现客观化还有很长的过程，操作者用量表的方式很难达到客观化目标。

---

① 详见本节二：肾阳虚证半定量化操作标准的研究。

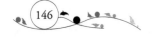

2. 量化指标很难判断

目前，在症状、体征等量化的研究中，对症状、体征的分级的方法，是不出现、轻度、中度、重度和轻度、中度、重度、严重共4级，分别用0、1、2、3和1、2、3、4分值表达。对难以分级的症状、体征分为不出现、出现，分别记为0、1分值，形成了等级计量诊断，也称为半定量诊断[①]。量表对每个症状、体征分级程度信息进行具体的描述，如失眠，轻、中、重不同等级的描述分别是：偶尔失眠，睡眠不足5小时；反复失眠，睡眠3～4小时；似睡似醒，睡眠不足3小时，甚至彻夜不眠。此类描述性分级标准，有明确的量化数据，较容易掌握。但大多数症状、体征使用具有很大随意性的描述语言，不便进行数据衡量。如望面色时，分为细察方得，稍察即得，一望即知；问汗时，分为汗量不多，汗量较多，汗量极多；闻耳鸣时，分为偶尔、反复、经常发作，将上述症状分别作为判断轻、中、重等级的标准，完全依靠操作者的主观判断，这样的量化指标往往不符合临床实际情况，可操作性差，难掌握，不能达到真正量化分级的目标。

3. 量表烦琐不便使用

按四诊全量表调查，或设计较完善的量表，由于项目较多，医生操作使用不便，患者不愿意配合，不易临床推广。如为防止被调查信息的遗失和缺损，保证四诊全部信息量的搜集而设计的某某疾病证候调查量表，根据中医诊断学教材四诊所列举的症状、体征，设大项80多个，每项下又分出若干小项，每个小项再分零、轻、中、重4个等级，共涉及几百项收集指标。如果按照量表项目认真进行收集，至少每例患者耗费时间不下于十几分钟，无论是科研还是临床，都会因此受到限制。

（五）辨证结论不易确定

证候调查量表获取资料最终目的是为证候判断提供依据。如果按照如主症加兼症，再加权积分等数学模式获取的辨证结论，当然不会有所差异。然而依靠几位有经验的专家做出的辨证结论，则会出现很大争议。如某量表记录慢性病毒性乙型肝炎患者，男，35岁，有盗汗，夜晚头颈项汗出量多；疲倦，正常活动后有乏力感，但勉强能坚持日常工作；咽喉偶有轻微干燥，吞口水可缓解；口干不欲饮；口中偶有味道；大便较平时略显臭秽；小便晨起呈淡黄色；舌淡红，苔薄白，脉细等症状。五名中医诊断学专家，分别

---

① 洪净. 中医辨证的量化研究现状与展望［J］. 中国医药学报，2002，17（8）：452-454.

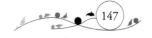

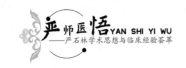

诊断为肝郁脾虚夹湿热证、肝胆湿热证、脾胃湿热气滞证、气阴两虚挟湿热证。客观而论，这位患者存在有气虚、阴虚、湿热、西医病位在肝等表现，即使五名专家不存在辨证水平的差异，只据量表提供的信息而言，由于各位专家辨证思维和切入的角度不同，得出如此差异的辨证结论也就不足为奇。关键在于专家辨证时需要进一步获得支撑的指标，包括病史、体质特点、治疗经过（已服过的处方），量表无法提供，所以是非功过无法定论。

综上所述，证候调查量表目前在科研和临床的运用中还存在一些亟待解决的问题，不是否定证候调查量表这一新生事物已取得的成绩，而是为了完善量表的研究，针对提出问题寻求更好的解决方法，使中医证候的规范化、客观化、标准化既符合中医自身特点，又能建立统一、客观的中医证候诊断标准，赶上现代化的进程。

五、从辨证思维探讨中医证候量表存在的问题及对策

近几十年来，为实现中医证候的规范化、客观化、标准化，纷纷使用证候量表开展临床研究。除少部分用于传统证候研究外，绝大多数按照病证结合方式、经四诊采集信息、半定量化或量化编制而成。如王阶等[1]关于冠心病、心绞痛病证结合的证候诊断量表的制定思路与方法，杨洪艳[2]对绝经综合征疗效评定量表构建思路和循证研究探讨，郭全等[3]对原发性高血压肝阳上亢证评定量表的初步编制，牟新等[4]对糖尿病肾病中医证候量表的条目初筛，郑秀丽等[5]基于头脑风暴法和德尔菲法的慢性乙型肝炎中医证候信息采集量表研制初探，王天芳等[6]对疲劳自评量表的理论构建及其研制等。虽然证候量表研究取得了可喜的成绩，普遍认为是中医证候较好的研究方法之一[7]，但从中医辨证思维的角度，对已

---

① 王阶，李军，杨戈，等. 冠心病心绞痛病证结合的证候诊断量表的制订思路与方法 [J]. 世界科学技术—中医药现代化，2007，9（3）：13-17.

② 杨洪艳. 绝经期综合征疗效评定量表构建思路和循证研究探讨 [J]. 循证医学，2007，7（3）：172-192.

③ 郭全，陈泽奇. 原发性高血压肝阳上亢证评定量表的初步编制及考评 [J]. 中国临床康复，2006，10（43）：20-22.

④ 牟新，赵进喜，刘文洪. 糖尿病肾病中医证候量表的条目初筛 [J]. 中国中西医结合肾病杂志，2011，12（1）：47-49.

⑤ 郑秀丽，冯全生，贾睿，等. 基于头脑风暴法和德尔菲法的慢性乙肝中医证候信息采集量表研制初探 [J]. 亚太传统医药，2010，6（6）：132-133.

⑥ 王天芳，薛晓琳. 疲劳自评量表的理论构建及其研制 [J]. 北京中医药大学学报，2007，30（4）：221-223.

⑦ 陈家旭. 中医四诊信息和证候量表研制中的关键问题 [J]. 中国中医基础医学杂志，2011，17（10）：1053-1054.

 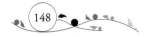

使用的证候量表存在问题进行深入、细致分析和思考也势在必行，以便寻找对策，提高证候量表应用水平。

（一）存在问题

1. 先入为主的经验框架

从现代期刊文献中可以发现，多数证候量表的条目来源于历代中医典籍、文献调研、教材整理、国家标准、行业标准、专家咨询[①]，是许多著名专家、学者对该证候诊断标准的典型、共性规律的经验总结，有着判断证候性质的意义。但这样形成的量表，难免带有片面、主观、先入为主的缺陷，并成为一种经验框架，约束医生的临床辨证思维。为避免此类错误，近期在前人研究成果的基础上，有人提出用数据挖掘的方法，采用四诊合参，全方位、多中心搜集的病例信息，通过聚类处理等先进手段，挖掘症状、体征在证候中的组成分布与贡献率，动态地确定证候量表的条目[②]。此类量表遵照循证医学的理念，运用有限范围内的临床流行病学调查和数学运算，可删除或增添、选择或修改量表的条目，在一定程度上避免人为因素的影响，比过去的量表有所改进和提高。但仍然脱胎于文献调研、专家咨询的量表条目，大部分或主要条目保留了先入为主的经验性框架烙印。由此可以认为，用并不完善、先入为主而带有经验性框架的证候量表，进行新的证候调查研究，其结果一方面仅仅是完善或证实原有证候诊断标准的正确性、可靠性，不可能有较大的突破、创新和发展；另一方面，对于简单、典型、符合共性规律的证候，使用这类经验框架性量表进行比对，可以保证诊断的准确性和可靠性。但对于症状、体征缺少或潜证、复杂或变化的证候，用如此一成不变的经验框架性量表，不结合个体特征进行病机分析，容易导致辨证错误。

2. 症状、体征真假难辨

目前临床科研时大多数采用证候量表规定的条目与患者的表现逐项对比，进行有、无判断，并按零、轻、中、重等程度不同的半定量记分统计，加权求和，当分值达到规定阈值时，即可诊断为该证候[③]。这样的方式辨证，运用了流行病学调查方法，有一定的数理

① 刘丽星，张哲，杜蕊，等. 中医证候量表的研究现状［J］. 辽宁中医药大学学报，2011，13（9）：28-30.
② 张晓红，梁茂新. 基于数据挖掘的小儿肺炎中医辨证动态量表的生成方法［J］. 世界科学技术—中医药现代化，2008，10（1）：27-34.
③ 戴霞. 中医证候量表条目量化的方法学初探［J］. 辽宁中医杂志，2010，37（8）：1477-1478.

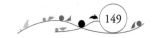

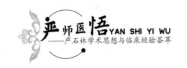

运算，基本上可实现证候诊断的客观化、标准化，具有可重复性，符合现代医学的诊疗模式。此外，操作简单易行，不要求研究者具备高深的中医理论，便于普及和推广。但是该方法最大的缺陷是省去了复杂、灵活的中医临床辨证思维和对辨证要素的病机分析，未跳出"对号入座"的简单、粗糙诊断模式。因量表中的每个症状、体征对证候诊断的贡献不是唯一的，而是具有多重属性的，它既可反应证候本质，又有出现假象的时候。如"发热"，其可以由实热、湿热引起，也可因气虚、血虚、阴虚而出现，与热证性质完全相反的寒证（如阳虚）也可见到发热的症状。但在证候量表使用中，通常把"发热"视为热证的唯一表现，不能辨别其症状的真假属性。因此，在一般病证中，症状、体征反映证候本质时，通过证候量表获得的辨证结论真实、可信。在大量慢性疑难病证中，当症状、体征以虚假面貌出现时，证候量表所获取的信息失真，辨证必将导致重大失误，这是证候量表难以逾越的障碍。

3. 兼夹证候及相关要素容易遗漏

证候量表是调查前设计完成的，已具备固定格式。临床调查时只是根据量表拟定的条目对患者（或健康人）进行询问，并在量表中做出记载。对于量表所规定的各种症状、体征，除因调查人员水平低、不认真、不仔细，或因量表中的专业术语与患者描述不相同，或因患者对症状、体征的忽略而有遗漏外，大多数情况下能收集该证所需的辨证资料，但在下列情况下则可出现症状、体征的丢失。

（1）非常见或变异的症状、体征：

每个证候量表症状、体征数量有限，研究者会通过文献调研、数据挖掘，综合筛选出现频率较高或较多的作为量表条目。因此，一般量表拟定的是典型症状、体征，非常见的症状、体征或发生变异的症状、体征或个别阴性体征，量表未予纳入。如脾阳虚证，常见表现为腹胀、腹泻，脾阳虚推动无力而出现便秘时，通常会被忽略；脾阳虚常见迟脉，而细、微、弱三脉主病与之相似，量表不一定列入，临床出现时，量表难以记录；缓脉可见于正常人，脾阳虚患者偶尔见到，会因量表中无此脉象而不予记录，上述情况均会因量表资料搜集不全面而导致辨证失误，影响疗效。

（2）相兼证的症状、体征：

量表设计是针对某一证候，其条目绝大多数是该证候的性质相似的症状、体征，与此性质不同的症状很少纳入。如风寒表证的量表中一般难见到口渴、苔黄、尿黄、便干、舌红、脉数等性质偏热的症状。然而风寒化热的寒包火证患者，却常见这类热象。使用量表调查时，相兼证会因条目未设计而遗漏，导致辨证不准确。

（3）他脏的症状、体征：

为防止证候之间相互干扰，量表设计时尽量排除其他证候的条目。如进行慢性肾炎肾阳虚证的研究，证候量表一般只列入单独、典型该病肾阳虚证的有关症状条目，代表其他脏腑的症状条目一概不予列入。根据久病及肾的规律，大多数慢性、危重病的后期，肾阳虚证很少单独出现，常与心、肝、脾、肺的阳虚证同见，或既有肾病又有肝、肺、心、脾病的其他证型。一个慢性肾炎肾阳虚证的证候量表不能包罗万象，什么症状、体征都能囊括，量表调查时，必然导致他脏症状、体征的遗失。

（4）其他密切相关的辨证要素：

证候量表通常以证候临床表现为主，有关患者病症的发生、发展、治疗经过、体质、时间、季节、环境等重要信息，证候量表中自然不会列入。然而上述项目在辨证中意义重大，缺少这些要素的证候量表不可能得出正确的辨证结论。

4.个体化诊疗特点易于削弱

中医治病主要不是着眼于"病"的异同，而是取决于"证"的本质。异病同治、同病异治的关键在于病机的异同[1]。因此，辨证的精髓是对组成证候的每一个症状、体征的病机逐一辨识，并最终综合出该证的病机而做出证名诊断。

证候量表的使用主要是针对症状、体征的有无和表现程度的轻重，但却陷入了片面追求症状、体征出现频率的高低和对证候诊断贡献度的误区，由此带来的后果是不辨别症状、体征的真假，不分析引起症状、体征的病机。因此，该方法在诊断过程中因使用循证医学、数理分析等现代研究方法，操作简便、规范，容易重复，也总结出证候的基本规律和共性特征，但却舍去了患者个体特征，舍去了中医诊疗核心——临床辨证思维，丢掉了对证候本质即病机的认识，削弱了中医个体化的诊疗特点，影响辨证论治水平的发挥。

（二）对策

证候量表的优势是能综合、归纳出证候的基本特征和共性规律，有利于开展与证候相关的科研工作，还有利于加快证候标准化、客观化、现代化的研究的进程，并能指导初学

---

① 李德新，刘燕池. 中医基础理论［M］. 2 版. 北京：人民卫生出版社，2011: 58.

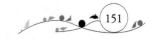

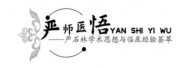

者和西学中的医师进行辨证论治，适用于一般或典型证候的诊治，也便于对某一病证不甚了解的临床医生提高辨证论治水平。

对于立足宏观、疾病整体机能的外在反应，具有非特异性的症状、体征而言，证候量表的使用，容易丢失中医的临床辨证思维、病机分析、个体化的诊疗特点，难运用于临床辨识复杂、疑难病证。基于上述原因，特提出下列对策。

1. 量表条目设计

为减少非典型症状、兼夹证、他脏及相关的辨证要素等的丢失，在证候量表设计中，除进行文献调研、专家咨询外，应采用全信息四诊调查，进行症状、证候的规范及量化[①]，制定全病域中医证候辨证量表[②]，尽可能保证辨证信息的全面、完整。

2. 症状真假鉴别

单一的症状、体征不具备辨证意义，相互关联症状、体征的集合才有辨证价值。例如，单一的"发热""口渴"等症状，其寒热真假难辨，若与虚热诸症集合则性质主热；与虚寒诸症集合则性质主寒。为鉴别症状的真假，建议将证候量表与证素辨证结合使用。证素辨证由朱文锋教授提出[③]，严师等结合临床运用做了修改[④]。两种方法结合，先用证候量表提取病因、病性、病位、病势四大辨证要素，并根据四大要素的有机综合，完成证候诊断。用如此方式使用证候量表，既有症状、体征的有机集合，可鉴别其真假，又有简要的病机分析，比单纯使用证候量表有所进步。

3. 辨证思维应用

由于中医学属于非线性科学，基于规则或精确的数学模型、数理分析方法都难以完全反映辨证思维的复杂性。因而要综合运用多种信息挖掘、分析处理技术，如 Meta 分析、多元分析、基于假设的真值维护系统（ATMS）、模式识别、粗集分析、决策树、遗传算法、神经自动机模型、神经网络、贝叶斯网络等，尽可能使辨证思维有所体现和发挥，结合新的科学技术出现，从实践中进一步探索解决方法。

据实而言，上述对策远远不能填补证候量表存在的不足，要使证候量表代替传统的辨

① 郭铭隆，陈家旭. 中医学量表设计中的证候规范化思考［J］. 安徽中医学院学报，2008，27（6）：8-10.
② 朱文锋. 制定全病域中医辨证量表的设计思路［J］. 辽宁中医杂志，2005，32（6）：521-522.
③ 朱文锋. 构建"证素辨证"新体系的意义［J］. 浙江中医药大学学报，2006，30（2）：135-136.
④ 详见本章第二节：构建新的证素辨证设想。

 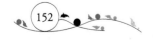

证思维还有很长的路要走。但是正视证候量表研究中的缺点，不是否定，而是努力帮助选择更加适合突出中医自身特色的现代化研究手段和方法，克服前进中的缺点，以期实现提高证候量表应用水平的目的。

第二节　新的证素辨证建构

证素辨证是著名中医诊断学家朱文锋教授提出的新的辨证方法。朱教授证素辨证方法的创建，为中医证候的研究开辟了新的途径，特别是科研方面已得到广泛的应用，但要运用于指导临床，还有不少困难。本着从临床出发的目的，严师与"病毒性肝炎中医证候生物学技术平台"课题组成员经过认真研究，在参照朱氏证素辨证的基础上，针对存在问题，并参照中医教材相关内容，对证素的分类和判断证素的症状、体征进行修订，提出构建新的证素辨证设想。

一、构建新的证素辨证设想

证素辨证是著名中医诊断学家朱文锋教授提出的新的辨证方法。朱教授认为对疾病本质认识的共同核心，就是辨证要素（简称证素），辨证过程中关键的环节是对证素的提取。经过多年的潜心研究，他总结性地提出基本证素包括病位、病性两大类，共53项[1]。朱教授认为在辨证思维过程中，通过搜集症状、体征就可辨别证素，通过归纳证素就可判断证候，最终获得证名诊断[2]。判断证素准确，便于抓住病变的本质，执简驭繁地把握复杂、动态的证候特征，可增强辨证的准确性、规范性、公认性和可重复性[3]。正如路志正评价所说："证素辨证可将中医核心的客观本质用证素的方式表示出来，阐释了中医辨证的科学性，提高了中医的实用性，能促进中医学诊断治疗的科学规范"[4]。自朱教授提出证素

① 朱文锋.证素辨证学［M］.北京：人民卫生出版社，2008：53.
② 朱文锋.创立以证素为核心的辨证新体系［J］.湖南中医学院学报，2004，24（6）：38-39.
③ 朱文锋.证素辨证学［M］.北京：人民卫生出版社，2008：81.
④ 路志正.读《证素辨证学》有感［J］.湖南中医药大学学报，2009，29（1）：1.

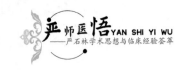

辨证后，有不少学者用证素提取的方法开展多项中医病证的研究。从中国知网（CNKI）上输入关键词"证素"可检索出的论文已达150多篇，取得了可喜的成果，推动了中医证候研究的发展。众所周知，任何一件新生事物的发展、成长还需要不断补充和完善。严师在开展对"病毒性肝炎中医证候生物学技术平台"（"十一五"国家科技重大专项课题）的研究中，采用朱教授的53个证素对收集的1262例临床资料进行辨证分析，从中发现下述问题，并在此基础上提出解决方法。

（一）存在问题

1. 证素分类

朱教授把53个证素分为病位、病性两大类，其根据是中医的证候有近千种，中医的证名可能是数千个，然其本质则无非是病位和病性的不同[①]。其实从第五版中医教材开始，一直认为证是对疾病过程中所处一定阶段的病位、病因、病性和病势等所做的病理性概括，认为证的本质可从病位、病因、病性、病势等方面反映出来。这一观点得到学术界的广泛认可。把病因、病势纳入病性之中是朱教授一贯的主张，但病因、病势各有特色，病性一词未必能全部概括。如气滞、气逆、气闭等证，是反映病势变化，寒、热、虚、实均可引起，很难判断其病性改变。又如外风、痰证、湿证，是反映病因变化，兼有寒热两种相反属性。故用病性一词来概括该类证候尚有不尽完善之处。再者，按照朱教授的划分，病性包括33个证素，所包含内容太多，不便于临床区分和操作。

2. 证素症状

每个证素由若干个症状、体征组成，辨别是什么证素完全依赖于症状、体征的识别。朱教授各个证素的症状、体征来源于5800例临床资料建立的数据库，再结合中医教材，显得较为繁杂，缺乏规范，不便操作。如肺的定位证素中，咳嗽包含了干咳、阵发性呛咳，其实只要有咳嗽，即可定位在肺，没有必要做出更为细致的划分；吐痰包含了痰多质稠、痰多质稀、痰少质黏、痰少质稀；气喘，又再分了久病、新病等，对于定位而言，既属多余，又显得较为烦琐，给操作带来不便。此外，同为肺的定位症状、体征，朱教授定为30个，李灿东教授[②]定为28个，并在选择证素症状、体征方面尚存在一定差异，说

---

① 朱文锋. 证素辨证学［M］. 北京：人民卫生出版社，2008：80.
② 李灿东，甘慧娟，朱文锋. 脏病证素特征症的提取［J］. 福建中医药，2007，38（5）：1-3.

 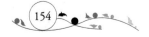

明证素判断指标还未获得统一和同行公认。

3. 证素权值

朱教授结合大样本的调查，运用复杂的"双层频权剪叉算法"计算，为每个证素的症状、体征制定权值，以此作为判断证素贡献度的数据指标。以肺的证素症状、体征权值为例：咳嗽，朱教授定为50%，李教授定为48.9%；干咳，朱教授定为40%，李教授定为24%；阵发性呛咳，朱教授定为37%，李教授定为27%[①②]。由此可见证素症状、体征权值的确定比较难求，也不易统一。就临床而言，凡见咳嗽，即可定位在肺，其权值应为100%，为何在他们的标准中还有如此大的差异，这不得不引起对此种计算方法的思考。

（二）新的证素构建

朱教授证素辨证方法的创建，为中医证候的研究开辟了新的途径，特别是科研方面已得到广泛的应用，但要运用于指导临床，还有不少困难。本着从临床出发的目的，严师与"病毒性肝炎中医证候生物学技术平台"课题组成员经过认真研究，在参照朱氏证素辨证的基础上，针对存在问题，并参照中医教材相关内容，对证素的分类和判断证素的症状、体征进行修订，提出构建新的证素辨证设想。

1. 证素分类

立足于从传统辨证思维出发，建立病位、病因、病性、病势4类要素。参考朱教授病位证素，由于脑的概念传统归属于心，特舍去朱教授心脑证素的内容，新增头颈、胃脘病位要素。故新的病位证素仍为21个，包括心、肺、脾、肝、肾、胃、胆、小肠、大肠、膀胱、胞宫、精室、头颈、胸膈、胃脘、少腹、经络、肌肤、筋骨（关节）、表、半表半里。将朱教授原病性证素分为病因、病性、病势3类：病因证素有（外）风、（外）寒、暑、湿、燥、火（热）、痰、饮、水停、瘀血、虫积、食积、脓、毒等共计14个；病性证素有气虚、血虚、阴虚、阳虚、津亏、寒、热等7个；病势证素有气滞、气陷、气脱、气闭、气不固、亡阴、亡阳、阳亢、阳浮、动风、动血等11个，3类证素共计32个。与朱教授不同之处是减去了血寒、血热，变成了范围较广的寒、热两大类病性证素，减去了临床运用较少的精髓亏证素。新构建的证素共53个，分为病位、病因、病性、病势4类。

---

① 朱文锋. 证素辨证学 [M]. 北京：人民卫生出版社，2008：66.
② 李灿东，甘慧娟，朱文锋. 脏病证素特征症的提取 [J]. 福建中医药，2007，38（5）：1-3.

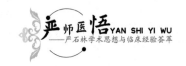

建立新的病位、病因、病性、病势的证素分类法，遵循临床辨证思维特点，更能抓住证的本质属性，有利于将临床复杂多变的症状、体征条分缕析，先分别纳入证素，再概括为 4 个大类，通过排列组合，得出证名诊断。新的证素分类，在综合构成证名的诊断过程中，有病位与病因的组合，如燥邪犯肺、寒邪束表、热邪壅肺等证名；有病位与病性的组合，如肝胆湿热、寒湿困脾、心阳虚等证名；有病位与病势的组合，如肝阳上亢、脾气下陷、肾气不固等证名；还有病性与病势的组合，如血虚生风、湿热下注、阴虚阳亢等证名。这一组合过程，灵活机动，圆机活法，可做出多种规范化的证名诊断。新的证素中，将范围狭窄的血寒、血热证素，扩大为寒、热证素，这是判断每个证候必不可少的属性，有非常广阔的运用前景。

2. 证素症状

新的 53 个证素的症状、体征，分别选用中医教材中已被大家所公认的症状、体征为主。如病位证素中的肺，是以肺病辨证中所涉及的主要表现为主，分别是咳嗽、咯痰、咽喉疼痛、咽喉发痒、胸闷、胸痛、气短、气喘、哮鸣、鼻塞、喷嚏、清涕、浊涕、声音嘶哑、喉间痰鸣、鼻翼翕动、水肿等 17 个；病性证素中的寒，是以八纲辨证寒证中的表现为主，分别是畏寒、喜暖、肢冷、蜷卧、口淡不渴、渴喜热饮、痰涕清稀、面白、尿清长、便溏、舌淡、苔白、苔滑、脉迟、脉紧共 15 个。这些证素的症状、体征简洁明了，是每个系统学习过中医的人已掌握的知识，便于操作，能保证准确判断证素。

3. 证素判断

由于症状、体征的权值一时难以统一、确定，故暂时舍去复杂的权值求阈方法，采用传统辨证思维，以症状、体征的有无进行评分。用于临床辨证时，采用症状、体征"有"计 1 分，"无"视作 0 分，某一证素出现症状、体征频次越多，该证素积分越高。用于科研时，采用半定量评分，设计调查量表时，能分辨出轻、中、重等级的症状、体征，计 1、2、3 分，不能分辨轻重者，如舌象、脉象，按有无记分，通过统计可分辨某一证素的积分高低。有了每个证素的分值，则可判断任何病例有哪些病位、病因、病性、病势证素，就能根据组合，做出证名诊断。

构建新的证素辨证方法，坚持从病位、病因、病性、病势中医证概念的原创思维出发，对辨证要素进行分类，以中医教材已被大家公认的症状、体征为准，制定各种证素的判断指标，结合半定量积分的方法，计算证素分值，然后进行证素归类，最后做出证名诊断。新的证素辨证设想，是受朱文锋教授创建证素辨证理念的启迪，是对朱教授证素辨证的补充和完善，其最大宗旨是服务于临床，能真正有效地指导临床辨证，提高中医辨证论治水平。

二、新的辨证"证素"症状判断指标

新构建的证素共 53 个，分为病位、病因、病性、病势 4 个大类，现分析如下。

（一）21 个病位证素

1. 心

心悸、怔忡、心烦、心痛、胸闷、神昏、神识错乱、失眠、多梦、健忘、口苦、舌疮、舌痛、舌尖红、脉结、脉代、脉促。

2. 肺

咳嗽、咯痰、咽喉疼痛、咽喉发痒、胸闷、胸痛、气短、气喘、哮鸣、鼻塞、喷嚏、清涕、浊涕、声音嘶哑、喉间痰鸣、鼻翼翕动、水肿。

3. 脾

腹胀、腹痛、纳差、食少、口淡无味、口甜、肢体困重、面白、面色萎黄、慢性出血、内脏下垂、水肿、腹水、肠鸣、便溏、久泻、完谷不化、苔白、舌淡红、齿印舌、脉缓。

4. 肝

头晕、眼花、耳鸣、胸胁胀痛、乳房胀痛、少腹胀痛、巅顶痛、视力减弱、视物模糊、眼干涩、羞明畏光、面红、面青、面黄、目黄、身黄、情志抑郁、烦躁、易怒、善太息、失眠、多梦、口苦、肢体麻木、四肢抽搐、肢体震颤、肌肉瞤动、口眼歪斜、舌体歪斜、手足蠕动、睾丸疼痛、阴囊潮湿、外阴瘙痒、带下黄稠、月经不调、苔白、苔黄、舌红、脉弦。

5. 肾

腰膝酸软、耳鸣、耳聋、听力减退、齿摇、脱发、阳痿、遗精、滑精、早泄、精少不育、经闭不孕、胎动易滑、带下清稀、月经淋漓、气短而喘、水肿、生长发育迟缓、早衰、尿少、尿清长、尿频、遗尿、夜尿频多、余沥不尽、五更泄泻、完谷不化、久泻、脉沉。

6. 胃

胃脘不适、胃脘疼痛、胃脘胀满、胃脘嘈杂、胃脘灼热、食后痞胀、得食痛缓、嗳

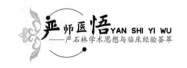

气、呃逆、恶心、呕吐、食少、不欲食、嗳腐吞酸、多食易饥、饥不欲食、胃中水声。

7. 胆

胆怯、易惊、身黄、目黄、面黄、口苦、右上腹痛、厌油。

8. 小肠

腹胀、腹痛、肠鸣、矢气、腹泻、便溏。

9. 大肠

腹胀、腹痛、便下脓血、肛门灼热、排便不爽、腹泻、便秘、便血。

10. 膀胱

小腹胀满、小腹疼痛、小腹包块、尿闭、尿痛、尿频、尿急、余沥不尽、小便失禁、遗尿、尿血、尿石。

11. 胞宫

小腹胀痛、小腹包块、月经夹块、经色紫黯、经行不畅、月经提前、月经推迟、月经错乱、阴道流血、月经深红、月经量多、月经量少、经期延长、痛经、闭经、崩漏、白带、黄带、赤带。

12. 精室

精少、精冷、死精、不育、精液带血、尿道白浊。

13. 头颈

头大、头小、囟填、囟陷、解颅、发黄、发白、脱发、瘿瘤、瘰疬、项强、项软。

14. 胸膈

胸痛、胸闷、胸胁胀痛、胁肋胀痛、胸骨后痛、气道梗塞、气短、气喘、心悸。

15. 胃脘

胃脘胀满、胃脘疼痛、胃脘痞塞、胃脘不适、胃脘包块、打呃、恶心、呕逆。

16. 少腹

少腹疼痛、少腹肿块、小腹胀满、带下量多、痛经、排便不爽。

17. 经络

肢体瘫痪、半身不遂、口眼㖞斜、语言不利、舌体歪斜、半身汗出、肢体拘急、腰痛连足、肢体麻木、头项强痛、项背拘急、肩痛、面痛、口舌发麻、转筋挛痛、头痛、背痛。

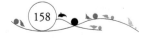

18. 肌肤

皮肤脱屑、皮肤皲裂、皮肤瘙痒，皮肤丘疹、疱疹、水痘、风疹、出疹，痈、疖、痱子、肌肤溃烂，患部红肿、脓肿、流脓、渗流脂水，肌肉疼痛，皮肤红斑、皮肤粗厚、皮肤硬肿、皮肤干燥、色素沉着。

19. 筋骨（关节）

关节僵硬、关节晨僵、关节肿、关节红、关节痛、关节畸形、关节冷、活动不利、关节作响、指/趾节痛、游走痛、酸重痛、固定痛、膝痛、腰脊痛、肩痛、足跟痛、肌肉疼痛。

20. 表

发热、恶寒、鼻塞、流涕、喷嚏、头痛、身痛、汗出、无汗、咽喉疼痛、咽喉发痒、声嘶、声重、咳嗽、苔薄、脉浮。

21. 半表半里

往来寒热、胸胁胀满、口苦、咽干、目眩、心烦、偏头痛、不欲饮食、恶心、苔薄、脉弦。

（二）14 个病因证素

1. 风

微发热、恶风寒、汗出、清涕、鼻塞、喷嚏、咳嗽、咽喉痒痛、皮肤瘙痒、皮肤丘疹、肌肤麻木、口眼歪斜、游走疼痛、苔薄、脉浮。

2. 寒

恶寒重、发热轻、无汗、头身疼痛、鼻塞、清涕、咳嗽、痰白清稀、头身疼痛、肢冷、胸腹疼痛、局部拘急、局部冷痛、面色白、面色青、便溏、尿清长、舌淡、苔白、脉浮紧、脉弦紧。

3. 暑

发热、恶热、汗出、口渴喜饮、肢体困倦、神疲、气短、尿黄、卒然昏倒、昏迷、惊厥、四肢抽搐、胸闷、呕恶、腹痛、舌红、苔黄、苔白、脉虚数。

4. 湿

头重、身体困重、面色晦暗、嗜睡、关节酸痛、肌肉酸痛、胸闷脘痞、口腻不渴、口干饮水不多、纳呆恶心、局部渗液、带下量多、皮肤湿疹、皮肤瘙痒、小便浑浊、便溏、舌苔滑腻、脉濡缓、脉细。

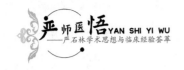

5. 燥

鼻干、咽干、喉干、唇干、口渴、干咳、痰少、痰黏难咯、皮肤干燥、皮肤脱屑、皮肤皲裂、尿少、便秘、舌苔干燥。

6. 火

发热、恶热、口渴喜饮、汗多、烦躁、面红、吐血、衄血、神昏、谵语、惊厥、四肢抽搐、痈肿、疮疡、尿少、尿黄、便秘、舌质红绛、舌质干燥、舌苔黄、舌苔灰黑、脉数有力。

7. 痰

头晕、目眩、咳嗽、痰多、痰稠黏、喉中痰鸣、胸脘痞闷、呕恶、形体肥胖、圆滑包块、柔韧包块、神昏、癫、狂、痴、痫、舌苔厚腻、脉滑。

8. 饮

头晕、目眩、喉中哮鸣、吐痰清稀、胸闷、心悸、咳唾引痛、肋间饱满、泛吐清水、口干不欲饮、脘腹痞满、息促不得卧、水声辘辘、身体疼重、舌苔白滑、脉弦。

9. 水停

全身浮肿、肢体浮肿、头面浮肿、身体困重、腹部叩之音浊、腹部膨隆、尿少、小便不利、苔白滑、舌淡胖、脉濡缓。

10. 瘀血

刺痛、痛处固定、痛处拒按、夜间痛甚、包块青紫、包块固定、包块质硬、皮下紫斑、反复出血、出血紫暗、出血有块、崩漏、腹壁青筋、肌肤甲错、面色黧黑、丝状红缕、黑大便、舌质紫暗、舌质瘀斑、舌边瘀点、无脉、脉结、脉涩。

11. 虫积

腹痛时作、腹部绞痛、腹部攻痛、腹部条索状物、呕吐蛔虫、形体消瘦、面白、面色萎黄、肛门瘙痒、大便排虫、大便虫卵、脉细弱、脉弦。

12. 食积

嗳腐吞酸、呕吐酸腐、脘腹胀满、脘腹疼痛、厌食、纳呆、矢气、大便酸腐、大便秽臭、大便不化食物、舌苔厚腻、脉滑。

13. 脓

脓性痰、痰腥臭、绿色痰、脓肿、流脓、大便脓血、大便黏液。

 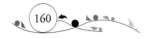

14. 毒

患部红肿、患部溃烂、腮肿痛、脓肿、流脓、脓性痰、腥臭痰、大便脓血、舌体强硬、苔白如积粉。

（三）7个病性证素

1. 气虚

气短、声低、懒言、神疲、乏力、自汗、头晕、体弱、体瘦、动则诸症加重、劳累后发热、舌淡白、齿印舌、脉虚弱。

2. 血虚

面白、面色萎黄、眼睑淡白、口唇淡白、舌质淡白、爪甲淡白、头晕、眼花、两目干涩、心悸、多梦、健忘、手足麻木、舌质淡白、脉细。

3. 阴虚

形体消瘦、口干、咽干、身体微热、五心烦热、手足心热、骨蒸发热、潮热、盗汗、颧红、尿少、尿黄、便秘、舌质红、少苔、无苔、裂纹舌、舌干少津、脉细、脉细数。

4. 阳虚

畏寒、肢冷、口淡不渴、渴喜热饮、痰涕清稀、尿清长、小便不利、便溏、面白、舌淡胖、舌嫩、苔白滑、脉沉迟、脉细数、脉无力、脉微。

5. 津亏

口干、咽干、鼻干、眼干、唇干、皮肤干燥、皮肤枯瘪、皮肤缺乏弹性、尿黄、尿少、便秘、舌干少津、舌红、脉细、脉细数。

6. 寒

畏寒、喜暖、口淡不渴、渴喜热饮、肢冷、蜷卧、痰涕清稀、面白、尿清长、便溏、舌淡、苔白、苔滑、脉紧、脉迟。

7. 热

发热、恶热、喜冷、口渴、饮水量多、口苦、口臭、面红、烦躁、身热不扬、痰涕黄稠、吐血、衄血、尿少、尿黄、便秘、舌红、苔黄、脉数、脉滑、脉洪。

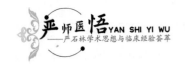

（四）11个病势证素

1. 气滞

情志不遂、情志抑郁、情志忧虑、胀痛、窜痛、牵掣痛、咽部异物感、吞食梗塞、喜叹气、胸胁胀痛、右上腹胀痛、乳房胀痛、胃脘痞胀、少腹胀痛、嗳气、矢气多、月经错乱、脉弦。

2. 气陷

头晕、眼花、气短、疲乏、体瘦、脘腹坠胀、肛门坠胀、眼睑下垂、内脏下垂、脱肛、子宫下垂、排便无力、喜呵欠、空痛、脉无力。

3. 气脱

气息微弱、呼吸不调、冷汗不止、口开目合、全身瘫软、神识朦胧、大便失禁、小便失禁、面色苍白、口唇青紫、舌淡、苔白、脉微。

4. 气闭

突然昏仆、昏迷、身灼肢厥、四肢抽搐、躁扰不宁、神志恍惚、鼾声不止、神志狂乱、神志错乱、喉中痰鸣、谵语、绞痛、便秘、腹胀硬满、矢气无、脉沉弦、脉有力。

5. 气不固

气短、疲乏、自汗、经常恶风、容易感冒、流涎不止、遗尿、余沥不尽、遗精、滑精、早泄、崩漏、滑胎、小产、舌淡、苔白、脉无力。

6. 亡阴

汗热、味咸、汗黏、汗出如油、恶热、唇焦、身热灼手、虚烦躁扰、面赤颧红、皮肤皱瘪、口渴欲饮、呼吸急促、尿少、舌深绛紫、脉细数、脉疾。

7. 亡阳

面色苍白、大汗淋漓、汗质稀冷、神情淡漠、肌肤不温、四肢厥冷、气息微弱、舌淡、舌润、脉微、脉浮大空虚。

8. 阳亢

头晕、头胀痛、偏头痛、目赤、面红、头重脚轻、项背拘急、肢颤头摇、烘热、烦躁、易怒、情绪易激动、失眠、阳强异举、耳鸣、眼胀痛、眼花、眼突、舌赤、脉弦、脉有力。

9. 阳浮

烘热、面红如妆、咽干、口腔痛、咽喉痛、牙痛、但头汗出、下肢厥冷、尿清长、完谷不化、五更泻。

10. 动风

头晕、头重脚轻、步履不稳、肢颤头摇、肢体麻木、肌肤麻木、四肢抽搐、角弓反张、筋惕肉瞤、瘛疭、舌动异常、卒然昏倒、半身不遂、牙关紧闭、口眼㖞斜、语言不利、舌体歪斜、直视上窜、两手握固。

11. 动血

咯血、痰中带血、眼出血、鼻衄、齿衄、吐血、呕血、斑疹、紫斑、便血、黑大便、尿血、月经量多、出血如崩、出血色黯、出血成块、流血淋漓、出血鲜红、出血浅淡。

用新设计的证素判断标准对"病毒性肝炎中医证候生物学技术平台研究"中的1262例慢性乙肝病例分别进行证素提取，发现由该样本病例提炼、汇总出来的92个中医症状、体征中有82个完全适用，占新设计证素症状、体征正确使用率约90%，说明新设计的证素判断标准具有可操作性。但也发现有的证素症状，如"汗出"范围偏大，而慢性乙肝病例中分为头汗、胸汗、腋汗、手足心汗，该标准未完全体现；慢性乙肝病例中有的指标如"带下"概念很粗，而证素判断指标分为白带、黄带、赤带等有更多细分。而慢性乙肝病例中有的症状、体征，如大便颜色、语音高低和部分舌象、脉象等，证素指标中缺如。

从上可以看出，新设计判断证素的症状、体征指标还需不断补充、修改，才能建立完善的证素辨证体系。

三、证候诊断标准研究存在问题的思考与对策

证候是中医辨证的核心，是论治的前提。近几十年一直以证候的客观化、标准化、现代化研究为突破点，企盼中医的内涵能被现代医学所理解、接受，使中医能走出国门，迈向世界。可是，无数前辈付出的艰苦努力并未取得显著的成果，现对存在问题进行分析思考，并提出相应对策。

（一）存在问题思考

为什么证候的客观化、标准化、现代化会遇到巨大困难，令人举步维艰，值得深刻反

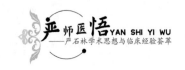

省、认真思考。归纳而言，尽管有种种客观因素，但最根本的原因是用现代的研究方法不能完全适应中医证候的组合方式、临床表现形式和个体化的诊疗特点。

1. 证候组合方式

证候受多因素的影响，组合有多种形式，有时表现单一，有时又表现十分复杂。

最常见的是简单证。这种证候症状、体征不多，病位、病性唯一，病机简单，易于辨识。辨证时，一目了然，不假思索，即可做出正确的诊断。

最难辨识的是复杂证。这类证候由多个证结合而成，症状繁多，病位、病性复杂，病机多样。形成的原因除证具有多元本质的特性外[①]，还受病因、病位、病性等因素整合方式不同的影响，临床不易辨识。

（1）病因多样：

临床上有的证候病因单一，辨证容易。有的证候由两个以上、性质不同的病因组成。如吴鞠通《温病条辨·中焦篇·湿温》所云："风寒暑湿，杂感混淆，气不主宣，咳嗽头胀，不饥舌白，肢体若废，杏仁薏苡汤主之。"证候由风寒暑湿等多个性质相反的病因混淆而成，辨证难度很大，初学者会感到不可思议，但临床上确实如此。

（2）病位错杂：

不同或同一病位见到两种或多种性质相反的证候存在。如不同病位有表寒里热，表热里寒，上热下寒，上寒下热，表实里虚，表虚里实的错杂；同一病位在上焦肺中有痰饮化热（小青龙加石膏汤），在中焦的有胃脾寒热错杂（半夏泻心汤）。属于不同脏腑的有胃热肾寒（附子泻心汤），胃热肠寒（乌梅丸），肺热脾寒（麻黄升麻汤）等错杂。这类证候症状、体征错综复杂，病机不易辨识。

（3）病性真假：

症状、体征以假象出现，掩盖证候本质，形成寒热真假（真寒假热、真热假寒）或虚实真假（真虚假实、真实假虚）的证候。这类证候以慢性疑难杂病最为多见，证候的本质只有一个，另一方面是假象，很容易受虚假症状、体征的影响而导致辨证失误。

从流行病学角度，采用大样本、多中心采样，按照循证医学的原则所制定的证候诊断标准，总结的是证候的基本或主要规律，只适用于教学和科研。临床上对简单证的辨证

---

① 杨振平 . 试论证候本质多元化特征［J］. 陕西中医，1988（8）：358-359.

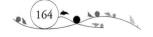

尚有一定指导意义，但病因多样、病位错杂、病性存在真假的证候则很难适用。也就是说，目前证候标准化、客观化的研究没有充分总结、概括复杂证的证候规律，还不能有效指导这类证候的临床辨证。

2.临床表现形式

临床中证候的表现形式并非千篇一律，而是多种多样，有的证候十分典型，有的证候却不典型，有的甚至"无症可辨"。

（1）典型证：

典型证是指证候的症状、体征样样齐备，十分典型，如同教材或国家颁布、被大家公认的证候标准一样。这样的证候，采用类比的方法，就容易做出正确的诊断。

（2）非典型证：

非典型证是指症状、体征并不齐备，或只见主症，或单纯兼症，或表现一两个主症加兼症。或只有症状、体征，缺乏舌脉的支撑，或舌脉典型，症状、体征缺如。这类证候不容易与标准证简单比对，必须通过辨证思维才能做出正确的判断，故称为非典型证候。例如，一名感冒患者，并未表现恶寒、发热、苔薄、脉浮等主症，只见鼻塞、清涕、喷嚏等兼症，凭借有感受风寒、病程较短等病史，仍可诊断为外感风寒。

（3）隐匿证：

隐匿证是指症状、体征并不显著，令人仿佛无症可辨，或仅有一些孤立的、次要的症状，或见某些微观指标异常[1]，这类证候称为隐匿证或潜证。如某些癌症的早期、隐匿性糖尿病等，可能患者并无症状或体征出现，但通过现代的检测手段可以发现疾病的存在[2]。尽管四诊不易发现这类证候显著的症状、体征，但仔细搜查，一定会有不少症状、体征具有辨证价值。如口不渴、苔白、舌淡红，可提示患者当前无燥热一类病证，性质偏寒，为辨证提供了方向，再结合病史、体质、时令季节、平素偏嗜，完全可以做出正确的辨证。

现代研究方法形成的证候诊断标准通常采用对号入座的比对法获得诊断结论。以标准证作为参照，具有典型证候的病例通常均可获得正确诊断。但对症状、体征并不齐备、或不显著的非典型证和隐匿证，标准证则无用武之地。临床辨证中会遇见大量非典型证和隐匿证，不可能再运用客观、标准化的诊断指标进行辨证。必须运用传统诊病方法，

---

① 周鸣宇.潜证刍议［J］.江苏中医，1999，20（12）：7-8.

② 徐国兴.《伤寒论》潜证初探［J］.四川中医，1993，11（6）：6-7.

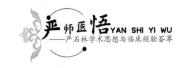

四诊合参地搜集临床资料，积极开展辨证思维活动，才能获得正确诊断。

3. 个体化诊疗特点

证是疾病阶段化的总体病理反映状态，是内在病理变化反映于外，各种症状、体征、环境、气候、个体、治疗经过结合医生辨证思维后的综合概括。用流行病学调查等现代研究方法制定的证候标准，虽然能总结证候的基本或总体的规律，但这类证候大多属于笼统证、基本证、理论证的范畴，所反映的是若干名不同特点具体患者，或不同疾病具体证候症状、体征的抽象集合，适用于简单或初级的教学、科研活动，也适用于一定范围的临床工作。但是，标准化、客观化的诊断指标只能对症状、体征的有无、多少、程度的轻重做出判断，对某一疾病或某种证候的基本或总的规律进行认识，对症状、体征的变化却无法捕捉，对症状、体征的真假不能识别，更不能结合个人体质、性格特征、环境、气候、治疗经过等个体化特征，用中医理论指导下的辨证思维进行思考。所以，用现代的认识方法研究中医的证候尚有不少问题亟待解决。

（二）证候研究的对策

传统中医同一症状、体征，证候名称，描述却千变万化；同一证候，诊断标准则各不相同；同一疾病，中西医认识和表达方式不同，中医的涵义宏观、古老，不易为现代人们理解、接受。如此种种，阻碍中医发展进程。必须走证候客观化、标准化的发展道路，才能使中医这个伟大宝库得以传承，发扬光大，使这朵奇葩更加灿烂光彩，舍此，必无他路。

尽管在证候客观化、标准化的进程中存在重重困难，中西医之间一时还不能相融贯通，但两者面临的对象和目的相同，借鉴西医腾飞发展的技术，运用现代化手段延伸中医认识和方法上的不足，选择有用的部分，移植为中医所用，从另一个侧面可推动中医的发展。在尚未找到更好的研究方法之前，不能求全责备，可先从下列步骤和方法入手。

1. 文献研究方面

拟定预期研究的某病某证文献查找的检索词，在现代出版的《中华医典》等电子书和中国知网（CNKI）等数据库进行检索（不足部分用手工查寻作为补充），对下列内容进行文献研究整理。

·古今文献中有关某一病证的医著和医论。

·古今文献中有关某一病证的医案。

 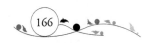

·现代期刊、杂志中有关某一病证的医案。

·大型医院中有关某一病证的医案。

用数据挖掘的方法研究上述内容，提炼该病证的主症、次症和一般表现，拟定该病证的诊断参考指标。

2. 临床研究方面

·坚持循证医学的模式，采用流行病学方法，大样本、多中心收集某一病证临床资料。

·从病入手，调查证候。

·制定全面四诊调查量表，调查某病各种证型的临床资料。

·整理过去国家、行业、学会和全国统编教材、专著、专家经验中有关该病本证候的诊断标准，经过五名以上主任医师分别诊断，集体讨论，分辨并确定哪些为本证候，哪些为其他证候（非本证候），为采用各种现代研究方法提供临床资料。

3. 研究方法

首先规范中医症状、体征。目前有不少关于症状、体征研究的数据库可提供借鉴，如果缺乏，事先应进行此方面的研究。

（1）选择数理统计方法：

如多元 Logistic 回归分析、聚类分析、因子分析、主成分分析、关联分析、神经网络、隐结构模型等[①]进行证候症状指标的提取，寻找证候的基本规律。这些方法各有优势、各有不足，但都能从不同角度揭示证候特征。在研究某一证候的诊断标准时，采用几种方法同时并用，数法结合，相互比较，提取该证候的基本规律，为创建新的证候诊断标准积累资料。这类研究方法是以数据为基础，具备现代特征元素。一方面可弥补传统方法依从经验、不便重复的不足，容易被世人接受；另一方面主要是对证候基本规律的总结，遗漏了许多特殊现象，磨灭了中医的辨证精华，不具备中医个体化的诊疗特点，必须寻求更适合中医辨证思维的现代技术方法。

（2）与证素辨证相结合：

构成证候的基本要素是病因、病位、病性、病势，从古到今传统中医临床看病都是围绕这四个方面进行思考。任何一名临床医生，只要能准确识别四大要素，就能正确判断

---

① 吴秀艳，王天芳. 中医证候诊断标准研究的思路 [J]. 新中医，2007，39（3）：1-3.

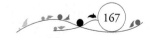

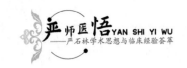

证候。要做好证候的研究工作，必须着眼于对中医临床的指导和运用，围绕这四大要素下工夫。已故著名中医诊断学专家朱文锋教授曾提出建立证素辨证，创造新的辨证体系的设想，以展现中医传统辨证思维特色，不愧为证候研究的新思路。尽管他过分强调病位、病性，未全面遵循病因、病位、病性、病势四大要素的基本原则，虽有美中不足，但已给我们总结了宝贵的经验、指出了前进的方向。

证候研究的方法应以"证素"为核心，创建新的辨证体系。此种研究方法是通过症状、体征的辨识而获得证素，又通过证素的归纳而确定病因、病位、病性和病势，进而获得证名诊断。证素辨证既能体现传统辨证的思维特点，又克服了传统辨证思维涣散、辨证结论不易统一的缺陷，具有规范化、客观化和可操作性。既能指导科研，又能适用于临床，具有准确性、公认性和可重复性。

综上所述，制定全面四诊调查量表，从病入手，采用流行病学方法，大样本、多中心收集某一病证临床资料，然后分别采用几种现代数理统计方法提取证候特征，与证素辨证获得结果相互参合，总结、提炼形成初步的证候诊断标准，再用古今医家经验总结而成的证候标准进行验证，创建普及型的常见基础证候诊断标准，为进一步建立传统中医证候诊断标准奠定基础。虽然目前研究成果仅仅是中医证候客观化、标准化的普及阶段，只适用于简单、典型病证，尚不适用于具有个体化诊疗特征的复杂证候的辨证。但千里之行，已始于足下。随着科学技术的不断发展，通过不断的努力，一定能寻找到既能保持中医辨证传统特色，又能展示现代科学成分、符合时代发展脉络的新的证候诊断指标，完成证候规范化的历史使命。

第五章　临证医话医案

第一节　医话荟萃

一、从温病两方探讨感冒复杂证型的辨证论治

在新世纪《中医内科学》①教材中感冒的辨证分型为风寒型、风热型、暑湿型及虚人感冒，新世纪《方剂学》②教材涉及感冒的方剂涵括了解表剂、祛暑剂、治燥剂、祛湿剂中的若干方剂，但验之临床，仍显有所不足。严师临床上常用"两解太阳法""杏仁薏苡汤"治疗症状表现复杂或他处治疗效果欠佳的感冒，往往可收到意想不到的疗效，特介绍如下，且由此进一步探讨感冒病复杂证型的证治。

（一）证型介绍及方剂分析

1. 风寒表虚兼表湿证

无论《中医内科学》还是《方剂学》，在对于感冒的症状表现为恶寒发热、无汗、肢体酸楚疼痛等症时，辨证为风寒表实兼表湿证，都选用九味羌活汤治疗。若患者恶风发热，伴有汗出头痛、肢体酸楚疼痛等症，辨证应属风寒表虚兼表湿证。对此证型的证治，历代医家及历版教材少有明确提及，而雷少逸先生的两解太阳法正是适用此证的代表方剂。

两解太阳法：桂枝一钱五分，羌活一钱五分，防风一钱五分，茯苓三钱，泽泻一钱五分，薏苡仁四钱，桔梗一钱五分。方中桂枝、羌活、防风为解表所用，《症因脉治·外感发热》有云："风邪伤卫，有汗恶风，防风汤（荆芥，防风，葛根）主之。"少逸先生以

---

① 周仲瑛. 中医内科学［M］. 北京：中国中医药出版社，2003：66-68.

② 邓中甲. 方剂学［M］. 北京：中国中医药出版社，2003：1-6.

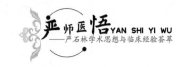

羌活易荆芥，配之防风，使其解表之功稍增。严师在临床中也常配用白芍，构建桂枝汤中的经典药对，取其调和营卫、解肌发表之效。以上解表药的组合可以有效解决风寒表虚的卫开营泻之证。茯苓、泽泻、薏苡仁为利湿之品，渗膀胱之府，使湿随小便而出。关于桔梗，少逸先生在《时病论·拟用诸法》谓其"可通天气于地道，能宣上而复能下行，可使风湿之邪，分表里而解也"。诸药同用尤适于风寒表虚兼表湿证。

2. 风暑寒湿杂感证

夏月之中，辛苦劳役，触冒暑热，得其病可谓阳暑，治以清热解暑，方选清凉涤暑法。暑月之中，贪凉过甚，不避风寒，得其病可谓阴暑，治以辛温解表，方选香薷饮。暑月的天气常常是酷暑炎热与狂风暴雨交替变化，若病者在烈日骄阳下辛勤劳作感受暑热，后又遭遇疾风骤雨，则易形成风暑寒湿杂感混淆证。患者常表现为恶寒发热、咳嗽头胀、不思饮食、肢体酸软无力、舌苔白腻等症。若单纯使用辛温解表祛湿法，则收效欠佳。吴鞠通先生在《温病条辨》中创立杏仁薏苡汤，并明确指出此方专为治疗风暑寒湿杂感，气不主宣证。

杏仁薏苡汤：杏仁三钱，薏苡三钱，桂枝五分，生姜七分，厚朴一钱，半夏一钱五分，防己一钱五分，白蒺藜二钱。方中桂枝与生姜相配祛除寒邪，桂枝与白蒺藜相配发散风邪，桂枝与杏仁、薏苡仁相配消除寒湿，防己用为清利暑热，厚朴行气调中，半夏燥湿和中，后二药合用是为改善因暑湿之邪所扰而出现的脾胃症状。此方辛温为主，兼有苦泄，不同药对针对不同邪气，使杂感病邪并行而出。故在暑月感冒中，此方适用于患者既有风寒湿的症状，又有暑热症状的风暑寒湿杂感证。

（二）典型病案

病例1：某男性患者，72岁，2005年9月14日就诊。自诉打喷嚏，背冷，汗出多，咳嗽，头晕重，身酸痛，神倦，不思饮食，二便正常，舌红，苔淡黄滑腻，脉细。严师分析此患者打喷嚏，背冷，汗出为风寒表虚，营卫不和证的表现；头晕重，身酸痛，神倦为风湿侵袭，湿邪束表；风寒犯肺，肺气上逆，引起咳嗽；风湿内阻中焦，脾运呆滞，导致患者不思饮食；舌苔淡黄滑腻，为风寒湿邪闭阻欲化热之象；风湿阻滞脉道，气血运行欠畅，故脉象为细。辨证为风寒表虚兼表湿证，处方以两解太阳法加减：桂枝15克，白芍15克，羌活10克，薏苡仁30克，茯苓15克，桔梗10克，藿香10克，牛蒡子15克，半夏 15 克，杏仁 10 克，紫菀 15 克，枇杷叶 15 克，甘草 6 克。患者服 3 剂后，诉诸症兼减，后以原方加减续服 2 剂，告之痊愈。

病例 2：某女性患者，27 岁，2006 年 7 月 27 日就诊。自诉恶风发热 3 天，打喷嚏，鼻流清涕，身痛，出汗，头重痛，口干口苦，喜冷饮，小便黄，大便不易解，舌红，苔淡黄厚腻，脉细。严师分析恶风发热，打喷嚏，清涕，身痛，汗出为风寒袭表，肺卫失宣。且患病正值酷暑之时，暑湿上袭，头目失清，引起头重痛；暑热内浸，伤津耗液，致患者口干苦，喜冷饮；小便黄，大便不易解也为一派暑热之象；暑湿内裹，苔见淡黄厚腻，脉见细脉。辨证为风寒暑湿杂感证。处方以杏仁薏苡汤：桂枝 15 克，白芍 10 克，杏仁 10 克，薏苡仁 30 克，白蒺藜 15 克，法半夏 15 克，防己 15 克，羌活 10 克，独活 15 克，滑石 18 克，黄芩 15 克，通草 10 克。患者服三剂后，诸症皆除。

（三）讨论

感冒一病，临证极为常见，临床的复杂性和变化性又使临床很难见到教科书般的患者，所以处方用药之后的疗效往往不尽如人意。通过"两解太阳法""杏仁薏苡汤"两方，既对感冒病中两个复杂证型进行了归纳，又可以看出两方的治法并非单纯的辛温或辛凉解表之属。推而论之，若在临证中只考虑单一的证型，只采用单一的治法就会显得步履维艰。故面对一种疾病时，需要对多个症状进行综合分析才能得出其背后的复杂证型，将多种治法综合运用才能收获良好的临床疗效。

二、运用《伤寒论》方治疗胃脘痛八法

《伤寒论》中虽未提出胃脘痛之病名，但在条文中散见其症状和病机，并拟定了基本治法和有效方剂，为辨证治疗奠定了基础。严师根据临床运用体会，将《伤寒论》方治疗胃脘痛归纳八法如下。

（一）解表和胃

《伤寒论》151 条："伤寒六七日，发热，微恶寒，支节烦疼，微呕，心下支结，外证未去者，柴胡桂枝汤主之"（条文序号以 1979 年湖北中医学院主编的《伤寒论选读》为据）。本条讨论"太少并病"，仅言"心下支结"，未明确提出胃脘痛的症状。盖邪犯少

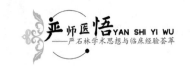

阳，肝木受病，常可侮其胃土，阻遏胃气，胃失通降而脘痛作矣。故《伤寒论译释》指出本方能治"心腹挛痛，肝木乘脾土者"。柴胡桂枝汤和解少阳，兼散表邪，胃痛服之，外邪得解，胃气不受克伐，疼痛自除。临床上常加入丁香、吴茱萸，增强温胃散寒之效，对外寒犯胃，胃脘暴痛、剧痛或冷痛又兼太少两经症状者，有解表和胃之功。与良附丸治疗胃寒疼痛，外证不甚显著者不尽相同，可资鉴别。

（二）疏肝和胃

318条："少阴病，四逆，其人或咳，或悸，或小便不利，或腹中痛，或泄利下重者，四逆散主之"。对条中"四逆"，李士材谓其"气不宣通"，黄坤载云其"土郁而木贼"，张隐庵曰其"土气郁结，胃脘不舒"，均以为本条病机非属阳虚，而是肝胃气郁不舒。肝胃气郁，升降失司，胃失通降必致胃脘疼痛。四逆散中柴胡、白芍疏肝理气，甘草、枳实培土泄滞，共奏疏肝理气，和胃止痛之功。运用于肝气犯胃，胃痛时作时止，胀满不适，走窜不定，或痛引两胁，嗳气频作等证最为合适。后世治疗肝胃气痛的方剂大多由此化裁而来，被列为首选之剂。

（三）扶土抑木

102条："伤寒，阳脉涩，阴脉弦，法当腹中急痛，先与小建中汤"。多数医家认为本条病机是脾土虚寒，木气乘虚加凌，疼痛多在脐腹。小建中汤温中补虚，补脾平肝，缓解血脉拘急，是治疗腹痛的有效方剂。然而仔细琢磨，木分甲（胆）乙（肝），土有戊（胃）己（脾），土虚木横，既可是肝病乘脾，亦可为肝病乘胃。《伤寒悬解》云："甲木上逆而克戊土，法当痛见于胸膈（包括胃脘），乙木下陷而克己土，法当痛见于腹胁"。故小建中汤不仅可治腹痛，亦可治疗土虚木乘的胃脘痛证，收扶土抑木之效。使用本方宜以胃脘拘急隐痛，进食痛减，食欲不振，精神疲惫为要点。

（四）泄胆和胃

99条："……脏腑相连，其痛必下，邪高痛下，故使呕也，小柴胡汤主之"。此云脾胃相通，肝胆相连，肝病乘脾，脾气不畅而大腹满痛；胆病犯胃，胃气上逆而呕恶，胃失通降致脘痛。142条："小结胸病，正在心下，按之则痛，脉浮滑者，小陷胸汤主之"。指出痰热互结心下，可致拒按的实热性胃痛。两条互参可知，邪犯肝胆，易郁而化热，肝胆之热横克脾胃，与胃中痰热互结心下，遂成胆胃郁热证。临床上将小柴胡汤与小陷胸汤合用，叫柴陷汤，有清泄胆胃郁热之效。适用于胃脘胀满，疼痛拒按，或痛引两胁，干呕嘈杂，心烦口苦，大便干，小便黄，苔薄黄，脉弦滑等证。

（五）柔肝养胃

29 条："……若厥愈足温者，更作芍药甘草汤与之。其足即伸"。此为阴血不足、筋脉失濡的筋急拘挛证。芍药甘草汤酸甘合化，养阴生津，是缓急止痛的良方。因其芍药柔肝，甘草和胃，具有柔肝养胃的特点，被加减化裁后，现在已成为治疗阴虚性胃痛的基本方剂，为后世养胃生津法奠定了基础。

（六）暖肝温胃

377 条："干呕，吐涎沫，头痛者，吴茱萸汤主之"。本条云厥阴肝木受寒，挟浊阴之气，横逆犯胃，肝寒胃气上逆，则头痛、干呕、吐涎沫；胃不通降，气滞于中则脘痛。临床上以胃脘疼痛，喜温喜按为主症，伴见干呕、吐涎沫、头顶疼痛，再结合白滑润苔、细微脉象，则可诊断为肝胃虚寒证，选吴茱萸汤，暖肝温胃以止痛。痛甚加入良姜、蜀椒更佳。

（七）温中散寒

273 条："太阴之为病，腹满而吐，食不下，自利益甚，时腹自痛，若下之，必胸下结鞕"。395 条："大病差后，喜唾，久不了了，胸上有寒，当以丸药温之，宜理中丸。"两条讨论中焦虚寒证，是由脾胃虚寒，运化失职，寒湿内停所致。除因脾胃升降失司而现吐利腹满外，亦当包括温煦失职，寒凝气滞的胃脘痛证。理中汤（丸）为温中散寒之剂，凡胃脘隐痛，绵绵不已，喜温喜按，泛吐清水，纳少食减，形寒肢冷，大便溏薄者，可效仿本法治疗。此以虚寒为主，与小建中汤之中虚不足，肝气加凌之拘急而痛，阳虚症状不太突出者自然有别。后世在本方基础上或加丁香、吴茱萸，或加砂仁、半夏，名之丁萸理中汤、砂半理中汤，对虚寒性胃痛均有较好的作用。若外兼表证，则当表里双解，用桂枝人参汤较为妥当，正如 168 条所云："太阳病，外证未除，而数下之，遂协热而利，利下不止，心下痞硬，表里不解者，桂枝人参汤主之。"

（八）苦辛通降

154 条："……若心下满而硬痛者，此为结胸也，大陷胸汤主之，但满而不痛者，此为痞，柴胡不中与之，宜半夏泻心汤。"此乃无形气机郁结，心下痞满是主证。所谓"但满而不痛"，并非全然不痛，只不过较之大陷胸汤之心下石硬，剧烈疼痛已居于次要地位，半夏泻心汤是寒热并用、苦辛通降之剂，如果临床上既见胃脘隐痛、喜温喜按、痞满不舒、呕恶气逆的虚寒症状，又见心烦嘈杂、嗳气泛酸、口干口苦、大便干结等虚热症状，结合舌质胖嫩，边尖齿痕，苔黄垢或黄白相兼的特点，可诊之为寒热错杂性胃痛，选半夏泻心汤治之。若胃中有水气，饮食停滞，又当另投生姜泻心汤，消痞止痛，宣散水气。

三、脾胃病治疗经验

（一）脾胃虚寒，辨证首务

脾为太阴湿土之脏，喜温燥恶寒湿，胃喜润而恶燥，均有赖于阳气的温煦蒸化。如果脾胃为寒所困，则易出现胃脘疼痛不适。除外感寒邪客胃所致胃脘疼痛急剧外，脾胃虚寒临床上较为多见。严师在诊治脾胃病时，首先辨证是否属于脾胃虚寒。脾胃虚寒证的典型表现为：胃脘隐痛不适，喜温喜按，喜热食，甚则进食稍凉即觉胃脘不适，或肢体欠温，大便溏薄，舌淡苔薄白，脉细或虚缓。严师针对此证，擅用砂半理中汤加味，常用药物包括砂仁、法半夏、广木香、党参、干姜（或炮姜）、香附、白术、陈皮、甘草。如兼有打嗝、胃脘胀满，可加厚朴、枳壳；如大便稀溏，可加收涩、升提药，如草豆蔻、肉豆蔻、升麻、葛根；如伴有胃烧灼感，加黄连，即砂半连理汤；如并发恶心呕吐，可加丁香、吴茱萸，即丁萸理中汤；如以脐周或小腹疼痛为主，食冷受凉易发，或腹泻，处以椒梅理中汤加减治疗，即花椒壳、乌梅加理中汤，或加小茴香，或再加良附丸、小建中汤。

（二）升降失司，中虚气陷

脾胃同居中焦，脾主升清、主运化，胃主受纳、主通降，二者互为表里，共司饮食水谷的消化、吸收和输布，有"后天之本"称谓。如脾虚失运、升清乏力，临床症见脘腹隐痛、身疲乏力、头晕头昏、纳差、腹泻便溏等中虚气陷之证，严师用升阳益胃汤治之每获佳效，常用药物包括黄芪、党参、柴胡、半夏、茯苓、白术、防风、白芍、羌活、独活、陈皮、泽泻、黄连、甘草等。如脾胃虚弱较甚，可用西洋参易党参，或增加西洋参用量；如中气下陷症状较明显，可加升麻、葛根、桔梗以增加升提之功；此处用柴胡取其升举清阳之效，故用量不宜大；如大便稀溏较著，可加固涩药物，如诃子、山药、芡实、石榴皮等；如脾胃虚弱、受纳运化无权，临床症见胃脘不适、不思饮食、身软乏力等，可用香砂六君子、资生丸、健脾丸加味治疗；如胃失和降，症见脘腹胀满疼痛、大便秘结，可加枳实、厚朴治疗；如为肠道气滞、饮食积滞，则加莱菔子治疗。

（三）夹湿阴虚，重视舌苔

脾为湿土，喜燥恶湿，如脾气虚弱，运化无权，湿邪即易停留体内，或夹寒夹热。胃为阳土，喜润恶燥，如胃阴不足以润，或不足以制燥，即易出现胃阴亏耗之证。严师在临床诊治上述证候时非常重视舌苔的变化，观察舌苔的有无、厚薄、色泽，对判断证候具有重要临床价值。其中舌苔厚腻者，若为脾胃湿热，临床症见胃脘疼痛、胀满不适、打嗝矢气、口干口苦、尿黄、大便秽臭黏稠、苔黄厚腻、脉滑数，严师多用一加减正气散：藿香、厚朴、茯苓、陈皮、神曲、麦芽、山楂、茵陈、大腹皮、通草加法半夏。如热重于湿加黄连、黄芩；如胃胀明显可加莱菔子、广木香、枳壳。若辨证为寒湿困脾，临床症见胃脘痞闷、隐痛不适、口淡无味、不思饮食、不喜冷食、渴喜热饮、大便稀溏、苔白厚腻或淡黄滑腻、脉濡细而滑，用半苓汤加减：法半夏、茯苓、陈皮、神曲、麦芽、山楂、黄连、厚朴、通草。其中黄连用量较轻，不为清热，而是取其苦坚燥湿之用。如脘腹胀满明显，可加炒莱菔子、厚朴、枳壳；如有反酸，可加煅瓦楞子、海螵蛸；如食温热则舒，可加吴茱萸。此外，舌上无苔少苔者，辨证为胃阴不足，症见舌红少苔、无苔，口干咽干，饥不欲食，可用沙参麦冬汤合益胃汤加减。

（四）木病犯土，调和肝脾

肝为刚脏，性喜条达，主疏泄，五行属木，脾胃属土，木克土，如因生气所致肝郁气滞，气郁化火，肝（胆）病变易犯脾胃，形成肝胃郁热证，常见胃脘胀痛，两胁胀痛不适，胃脘或心下灼热，嘈杂吞酸，口苦口干，或胸膈痞满，按之痛，尿黄，大便干，舌红苔黄腻，脉弦滑数。严师临证多用柴陷汤加味治疗，常用药物包括柴胡、党参、黄连、黄芩、法半夏、瓜蒌皮、广木香、砂仁、炮姜、甘草。如胃胀明显并伴有打嗝，可加厚朴、枳壳、陈皮、香附、台乌以降气除胀；如右胁痛明显，可加白芍以柔肝缓急止痛，加丹参以活血止痛；如厌油腻较为明显，可加山楂、金钱草以消食化积、清利湿热。亦可

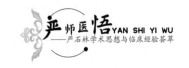

用柴胡疏肝散加减治疗。前者偏于胆胃不和，而后者偏于肝胃不和。如辨证属肝气郁结、脾胃气虚证候，严师多以柴芩六君子加减治疗。

（五）寒热错杂，苦辛并用

寒热辨证在八纲辨证中最为复杂难辨，明·张景岳《十问歌》即强调首要问寒热，弄清寒热辨证对于诊治疾病具有重要意义，尤其是对于脾胃病来说，其作用显得更为突出。临床很多慢性胃病，迁延日久，多致寒热错杂，临床症见：胃脘胀满疼痛、灼热烧心、反酸、打嗝、心中烦热，同时又见厌恶冷食、喜温、四肢怕冷、大便或干或不成形。严师常用半夏泻心汤加减治疗，常用药物包括法半夏、党参、黄连、黄芩、炮姜、广木香、砂仁。如打嗝或两胁胀满，可加枳壳、厚朴、陈皮；反酸可加海螵蛸、浙贝母、煅瓦楞子；吐清水或酸水，加吴茱萸；大便不成形可加炒白术；口臭或大便干或烧灼明显可加蒲公英；胃痛可加丹参。

（六）久病夹瘀，活血入络

脾胃病的初起病机多为气机失调，受纳运化失司，"气为血之帅"，气机郁滞不通、日久影响血液运行，所以慢性胃病症见胃脘疼痛明显多兼有血瘀，即"胃病久发，必有聚瘀"。临证可见病机较为复杂难辨，症见：胃脘疼痛可达数年，时有复发，痛有定处，隐痛或有如针刺样，按之痛甚或喜温喜按，或夜重，或大便稀溏，或见吐血，或有黑便，舌质暗红或紫黯或有瘀点，脉涩或弦。严师治疗此证，以四合汤加减治疗，四合汤即四逆散、丹参饮、良附丸、金铃子散或活络效灵丹加减。常用药物包括柴胡、白芍、枳壳、甘草、香附、高良姜、川楝子、延胡索、丹参、檀香、砂仁、当归、没药。如有胁痛、吞酸、口苦等症，可加左金丸即黄连、吴茱萸；如痛甚，可再加枳术丸即枳壳、炒白术，还可配加乳香、九香虫、广木香，以加强活血化瘀、理气止痛之效。病久顽固难愈，脾胃虚弱累及肾气，即"久病入肾"，需适当配伍补肾之品，常用山药、淫羊藿、补骨脂等。

四、反饱作胀的辨证分型治疗

反饱作胀俗称反胀，多发生在饥饿之时。此时食物早已消化，腹中空虚，但患者自觉脘腹胀满不适。有的在上午 11 时到 12 时发作，有的在午后 5 时到 6 时出现，伴嗳气、矢气、喜揉按等症，多于进食后反胀减轻。有的则在夜半或清晨脘腹胀闷不已，辗转不安，影响睡眠，必须反复揉按局部，甚者下床活动，嗳气、矢气之后，反胀方能缓解。这一表现，因其腹胀腹满，多认为是邪气或病理产物停留，胃肠气滞，病性属实，常用破气行气、消导散积的方药治疗。如木香、台乌、厚朴、枳实、槟榔之属，服后虽可畅快一时，继而反胀又作。有的甚至使用攻下之法，愈攻愈满，病情始终难解。

从腹满时作、喜按、多发于饥饿之时、进食可减等表现，可知病位在脾，病性属虚。之所以每发生于饥饿之时，反饱作胀，腹满难忍，并非是有形实邪阻碍气机，而是脾气虚弱，运化无力，气滞于中所致，其病机主要为中虚气滞，属痞满范畴。引起中虚气滞的原因十分复杂，因虚而致的有脾气虚弱、脾阳虚衰、脾胃阴虚。此外，病机失调或病理产物停留，因实而致的还有气虚血瘀、寒热错杂、肝气乘脾等。

（一）脾气虚弱

症见：胃脘痞满，间或隐痛，饥饿时胀满尤甚，喜揉按，嗳气方舒，进食稍缓，或夜晚反饱作胀，必须坐起或下床活动才能缓解，影响睡眠。平素纳呆食少，不能多食，稍有多食则心下痞塞不适。神疲乏力，少气懒言，形体消瘦，面色萎黄，舌淡苔薄白，脉弦细。其中纳呆食少，腹胀便溏，神疲乏力为脾气虚弱；反饱作胀，饥时或夜间尤甚，为脾虚失运，中虚气滞。治宜健脾益气，行滞消满。方选六君子汤加广木香、枳壳、香橼片。如《杂病源流犀烛·痞满》说："痞满，脾病也。本由脾气虚及气郁不能运行，心下痞塞填满，故有中气不足，不能运化而成者。……虚则补其中气，宜调中益气汤。"多用于中老年人消化不良症，包括慢性浅表性胃炎、慢性萎缩性胃炎、反流性胃炎、反流性食管炎等病。

某男性患者，35岁。反饱作胀半年余，夜晚尤甚，下床活动、打呃矢气后反胀才能减轻，晚上怕吃过于油腻的食物，多食则反胀加重，影响睡眠，精神不振，舌淡红，苔略白腻，脉弦细。诊断为脾虚气滞，湿滞不化。治疗用香砂六君子汤加藿香、厚朴、山楂，服药6剂，反胀大减。半年后，饮食不慎，反胀复发，如法治疗，病获痊愈。

（二）脾阳虚衰

症见：胃脘隐痛，绵绵不已，空腹较甚，伴发明显反饱作胀，嗳气频频，喜温喜按，进食缓解。喜热食，恶冷饮，或因气候突然变冷而诱发；或泛吐清水，不思饮食，口淡

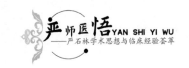

不渴或渴喜热饮，大便溏稀。平素四肢不温，神疲乏力，面色淡白，舌淡胖，苔薄白，脉细弱或弦细或迟缓。胃脘隐痛，喜温喜按，泛吐清水，四肢不温为脾阳虚衰；反饱作胀，嗳气频频为中虚气滞。治宜温中暖土，理气行滞。多见于十二指肠炎、十二指肠郁滞症、胃溃疡、十二指肠球部溃疡等病。

某男性患者，62岁，教师。胃脘胀满已两年余，每于饭后则胀满加重，特别在晚饭后，必须行走较长时间，胀满才能缓解，否则夜晚胀满难眠。为了缓解腹胀，控制进食，饭量大减，形体消瘦，精神不振，不喜冷食，大便不爽，舌淡苔白，脉实有力。患者平时自服大量吗丁啉（多潘立酮片）增强胃蠕动，可暂时缓解，继而复发，痛苦不已。辨证为脾阳虚弱，中虚气滞。治疗用理中汤加莱菔子、槟榔、枳实，服10剂后腹胀稍有缓解，但效果不显。前方加澄茄子、荜拨，连服6剂，病情明显好转。然而脾属中土，脾土之衰，因心火不济，火不生土而成；也可由肾阳虚亏，火不暖土而致。

心阳不足，火不生土，脾阳虚衰，中虚失运，气滞于中，而作反胀。如陈士铎《辨证录·中满门》云："人有未见饮食则思，既见饮食则厌，乃勉强进用，饱塞于上脘之间，微微胀闷，此不止胃气之虚，而心包之火正衰也。心包之火不足，又何能生胃哉！"治宜补心火、温脾阳，行气消满。方选黄芪建中汤合异功散加广木香、佛手、枳壳。

肾阳不足，命门火衰，火不暖土，则为中满。如赵献可《医贯·气虚中满论》云："中满者，症与鼓胀、水肿无异，何故属之气虚，请得明言之？曰：气虚者，肾中之火虚也。中满者，中空似鼓，虚满而非实满也。"

《辨证录·中满门》云："人有饮食之后，胸中倒饱，人以为多食而不能消，用香砂、枳实等丸消导之，似觉稍快，已而又饱，又用前药，久久不已，遂成中满之症。……谁知中满之症，实由于脾土之衰，而脾气之衰，又由于肾火之寒。"从而提出用温肾暖脾之法治疗反饱作胀之症。方用温土汤（人参、白术、茯苓、山药、薏苡仁、肉桂、莱菔子、谷芽）加陈皮、广木香、枳壳。亦可用附子理中汤加广木香、砂仁、厚朴、陈皮进行治疗。

（三）脾胃阴虚

症见脘腹痞满，饥饿时反饱作胀，心下灼热，嘈杂，嗳气不舒，干呕呃逆，饥不欲食，口干鼻燥，精神不振，身体倦怠，言语轻微，睡眠欠佳，小便短少，大便干结，舌红少苔乏津，脉象弦细数。心下灼热、嘈杂、饥不欲食、神疲乏力、舌红少苔、脉细数为脾胃气阴两虚；饥时反饱作胀、脘痞不舒、嗳气干呕为中虚气滞。治宜滋阴益气，行滞消满。方用参苓白术散加白芍、香橼片、檀香、谷芽。亦可用麦门冬汤或益胃汤加减。如《证治汇补·胀满》云："脾土之阴受伤，转运之官失职，胃虽纳谷，脾不运化，故阳自升而阴自降，乃天地不交之否（同痞），清浊相混，隧道壅塞，郁而不行，气留而涩，……遂成胀满。"

又如《张氏医通·痞满》云："老人虚人，脾胃虚弱，转运不及，饮食不化，而作痞者，九味资生丸。"资生丸就是参苓白术散的加减方，具有气阴双补之效。多见于患有慢性萎缩性胃炎、慢性浅表性胃炎等病。

某女性患者，59岁。患慢性萎缩性胃炎10余年，胃脘经常隐痛，时有烧灼感，不吐酸，心下痞满，饥时反饱作胀，嗳气频作，揉按、进食反胀暂减，食后脘腹胀满又起，饮食宜偏少，稍多饮食，则嗳腐吞酸。形体消瘦，精神疲乏，睡眠欠佳，面色淡黄，小便正常，大便干，舌红少苔乏津，脉细数。诊断为脾胃气阴两虚，中虚气滞。平素用参苓白术散加香橼片、枳壳、广木香、酸枣仁；多食嗳腐则用资生丸加减，治疗半年余，胃脘痛、反胀明显好转。

（四）气虚血瘀

症见：胃脘久痛、刺痛，痛点固定，脘腹胀满，饥时尤甚，或夜间胃痛，反胀较为突出，嗳气矢气稍减，纳呆食少，神疲乏力，面色不华，大便易溏，舌质晦黯或有瘀斑瘀点，或舌下静脉粗胀，苔薄白，脉细涩。此乃脾气虚弱，中虚气滞而致腹满反胀；气虚血瘀而致脘痛如刺、舌质晦黯。瘀血性质属阴，到了夜间，阳气推动无力，更易加重气虚和血瘀的程度，故每到夜晚，胃痛、反胀的症状加剧。治宜补气行滞，活血化瘀。方用四君子汤加黄芪、鸡血藤、丹参、赤芍、檀香、枳壳。多见于患有慢性萎缩性胃炎伴肠腺化生、胃窦炎、胃十二指肠溃疡的患者。

（五）寒热错杂

症见：心下痞满，脘腹隐痛，绵绵不已，喜温喜按，饥饿时脘腹反饱作胀，频频嗳气，进食脘痛反胀均可缓解，喜进温热，恶冷饮食，反酸嘈杂，心下时有灼热感，口苦口臭，大便干结，神疲乏力，面色淡黄，形体消瘦，舌红苔黄或黄腻，脉弦细弱。心下痞满，饥时反胀，为中虚气滞；胃脘隐痛，喜温喜按为脾胃虚寒；口苦口臭，反酸嘈杂，舌

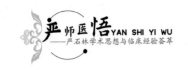

红苔黄，为中焦有热。故此证病机为寒热错杂。治宜补中行气，寒热并用。方用半夏泻心汤加广木香、砂仁、枳壳、陈皮。

某女性患者，49岁。胃脘疼痛，脘腹胀满3年余，因工作繁忙，不愿诊治，后因病情加重，西医诊断萎缩性胃炎伴重度肠腺化生，幽门螺杆菌强阳性。经过西医治疗，幽门螺杆菌得到明显控制，但胃脘疼痛胀满不减。严师诊治时患者胃脘偏左侧刺痛明显，压之更痛，心下胀满，饭后饥饿时尤甚，心下灼热，泛酸，口中思食，但不能多食，不喜冷食，精神极差，大便不爽，舌质暗红，苔薄黄，脉弦细。辨证为寒热错杂，病因为中虚气滞，气虚血瘀。先用半夏泻心汤合丹参饮加台乌、枳壳、广木香、浙贝、乌贼骨，服药15剂，胃脘疼痛大减。但脘腹胀满，特别是反胀明显，打呃不矢气，精神倦怠，身倦乏力，舌质紫黯，苔薄，脉细乏力。此为气虚血瘀，中虚气滞。用四君子汤合丹参饮加黄芪、鸡血藤、莪术、三七、赤芍、枳壳、广木香，服药3个月，自觉症状消失，胃镜复查，肠腺化生改变不大。

（六）肝气乘脾

症见：右胁下胀满不适，抑郁不乐，善太息，饥饿时或夜半脘腹反饱作胀，嗳气矢气、进食、揉按可减，饮食尚可，精神不差，口不干渴，大便时溏，舌淡红，苔薄白，脉弦。平素情志不遂，肝气易郁，气旺乘脾，脾气虚弱，中虚气滞，故在饥饿时或夜半脘腹反饱作胀。因脾虚运化无力而气滞，故嗳气矢气、进食、揉按可减。治宜疏肝理气，补中健脾。方用柴胡疏肝散合六君子汤。

某男性患者，49岁。性格内向，因提前退休而终日闷闷不乐，逐渐出现夜半腹部反饱作胀，严重时被胀醒，必须揉按腹部并下床走动才能缓解，影响睡眠。初用六君子汤加枳壳、广木香，服4剂腹胀不减。复诊时详细了解病史，并问及右胁隐隐胀痛，原方基础上加入柴胡疏肝散，再服4剂，腹满痊愈。

总之，反饱作胀是脾胃病证中常见的症状，表现虽然简单，辨证却十分复杂。概括而言，主要病机为中虚气滞。辨证时不仅应认识其性质为虚证或虚实错杂，而且要对引起中虚的病机做深入分析、针对性治疗，才能取得满意疗效。若方向错误或辨证不细，很难治愈此症。

五、论肝脾气陷证

"肝脾气陷"是肝脾同病时出现的一种病证。历代医家研究肝脾，比较注重寒热虚实、气血阴阳及其二者相互关系的变化，常有肝郁脾虚、肝气乘脾、土虚木贼、肝脾湿热、肝脾两虚等提法，较少从气机升降的角度予以讨论。因升降失调是发生疾病的重要病机之一，故有必要就此问题进行深入探讨。

（一）肝脾之气，皆可下陷

肝喜升发，脾主升清，二者同具上升之性。然而，脾之升清是行其上输水谷精微之职，最易耗损。脾气不升，则必下陷。肝之升发是遂其舒展条达之性，最易激奋，上扰横乘，成为肝气亢逆之势。固然，肝气多以亢逆为主，但也可出现下陷的情况。

大凡气机，升已必降、降已必升是为生理。若升降失常，既有上逆，则亦有下陷。《内经》有"肝所生病者，胸满呕逆飧泄，狐疝，遗溺闭癃"[1]"足厥阴之别，……结于茎，实者挺长，虚则暴痒"[2]"足厥阴之筋，……其病阴器不用，伤于内则不起"[3]"肝脉，……滑甚为溃疝（阴囊肿大）"[4]"客于阴器，则梦接内"[5]"厥阴之厥，则少腹肿痛，腹胀，泾溲不利"[6]等论述。其中淋浊癃闭，遗精阳痿，阴挺溃疝，均非肝气上逆横乘为患。若气不下陷，焉能发于下阴部肝脉之循行部位？

明·王肯堂《学宗经义》广以发挥，倡肝气不固之说。他阐述溲血病机时曰："肝属阳主生化，……而不固，必渗入胞中，正与《内经》所谓伤肝血枯症，时时前后血者类也。"[7]黄坤载集思广益，首倡肝脾下陷之论。他不仅指出："精不交神，乃病遗泄。其原由肝脾之不升，皆致肝气郁滞，亢奋上逆，横乘干侮。亢奋日久，肝气耗损，转而下陷；……"[8]"淋沥者，乙木之陷于壬水也"[9]"泄利者，肝脾之陷下也"[10]等病机，并主张用

---

[1] 引自《灵枢·经脉篇》。
[2] 引自《灵枢·经脉篇》。
[3] 引自《灵枢·经筋篇》。
[4] 引自《灵枢·邪气脏腑病形篇》。
[5] 引自《灵枢·淫邪发梦篇》。
[6] 引自《素问·厥论》。
[7] 明·王肯堂.证治准绳·溲血[M].上海：上海卫生出版社，1957.
[8] 清·黄坤载.四圣心源·精遗[M].上海：上海锦章书局，1955.
[9] 引自《四圣心源·淋沥根原》。
[10] 引自《四圣心源·泄利根原》。

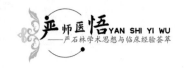

"升肝脾以益木火之生长"[①]为治法，从而确立了本证的基本证治。尔后周学海对不识肝脾气陷者予以责斥。他说："更有以遗精、白浊、烦躁、不眠诸下陷之证，指为肝阳太旺者，不亦戾乎。"[②]近代张锡纯更确认阴挺之病机"为肝气郁而下陷无疑"[③]。由此可见，肝脾之气均可下陷为病。

（二）致病之由，肝脾气损

肝脾气陷，原因甚多。若六淫邪气，困阻中焦；劳倦过度，耗伤元气；安闲骄逸，怠缓气机；饮食不节，伤损脾运；素禀不足，年迈体衰，以及大病久病，或误服、久服苦寒攻破峻泻之剂，皆能损伤脾气，使之丧失升清之职而下陷。

肝气以升发为荣。肝气之伤，其由有三。

1. 肝气自损

忧思抑郁，愤恨激怒，阴损及阳，以致肝气亏虚，气机不升而陷；或肝病迁延，久而伤肝；或误服、常服辛香走窜、苦寒攻破之剂，以致肝气受损，不能升发，而致下陷。

2. 肺失收敛

肝能升降，肺主宣肃，相互为用，是为生理。金能克木，肺之肃降可约制肝气上升无度，肺之宣发又可防其肝气下陷不升。若肺气虚衰不行收敛之令，体实之人，肝气可上逆亢乱；体虚之人，则可下陷为病。

3. 邪气干忤

六淫邪气之外袭，湿热痰瘀之内停，皆能损伤肝气，挟持而下，成为肝气下陷之证。

肝气脾气下陷，除各自有不同的致病原因外，还可相互影响。这是因为，在生理情况下，"肝随脾升，胆随胃降"[④]，二者关系密切。故发生病变时，彼此难以分割。正如黄坤载所云："土弱而不能达木，则木气郁塞，肝病下陷而胆病上逆，木邪横侵，土被其贼，脾不能升而胃不能降"[⑤]。不过，在肝脾之气下陷的过程中，其相互影响并非均衡，因肝木易克脾土，脾虚易致肝凌，故本证临床以肝经症状为常著。

---

① 引自《四圣心源·精神》。

② 清·周学海. 读医随笔·平肝者舒肝也非伐肝也［M］. 南京：江苏科学技术出版社，1983：189.

③ 张锡纯. 医学衷中参西录［M］. 石家庄：河北人民出版社，1977：266.

④ 清·黄坤载. 四圣心源·浮沉大小［M］. 上海：上海锦章书局，1955.

⑤ 引自《四圣心源·浮沉大小》。

（三）证候特征，气机下坠

肝脾下陷的临床表现主要有少腹下坠，小便频数，气坠急迫，或淋癃尿血，或腹泻不止，或妄梦遗精，滑泄无度，或阳痿，或带下，月经失调，崩中下血，子宫脱垂，或阴痒阴疮。舌苔白或黄，舌质红或淡，脉弦细缓，多兼无力。可伴见精神抑郁、头目眩晕、面色不华、倦怠乏力等肝脾气虚症状，亦可兼咳嗽、短气、形寒等肺气不足表现。有情志不遂、饮食不节、劳倦内伤等病史，或有服疏肝理气、清热利湿、补益肝肾等法治疗无效史。总之本病一般发生在久病、重病后期，病程较长，反复发作，原由肝脾之气损伤，其本质多属虚证。又因其病机下陷，病位常以肝经为主，故证候特点多表现为自觉气机下坠，好发于肝经循行的少腹及下阴部分。

遗精阳痿，淋癃尿血，经带失调，临床上病机较为复杂，不独肝脾下陷有之。本证之淋浊癃闭者，是肝脾气机下坠（可挟湿热），扰乱三焦水道之通调；遗滑者，是肺失收敛，肝脾气陷，不能固摄，精关失约；阳痿者，是肝脾气陷，元气不支，宗筋弛纵，阴器不起；尿血者，肝脾之气不能统摄；月经带下，本与气血相关，肝脾气机下陷，疏泄运化失职，冲任失调，气血津液紊乱，经带之病生矣。总之，与前述各证之属肝脾气陷者，迥然有别。

（四）论治之法，升调肝脾

大凡治法，乱则调之，陷则举之。本证以肝脾气陷为病机，自当以升调肝脾之法为治。

升调肝脾可选逍遥散加减。原方旨在疏肝调脾，这里用以升调肝脾是因为：柴胡味薄气升，既可升肝，又可举脾，不独疏肝开郁。张锡纯"升肝之药，柴胡最效"[1]；《本草正义》"清气陷于阳分者，举而升之，反其宅而中气自振"，均阐明本药有升肝举脾之效。

薄荷味辛气轻。辛以散之，清轻向上，配合柴胡，亦有升举肝脾之功。

白芍、当归，调和肝脾，配柴胡、薄荷养肝益土，升散中寓有冲和之意，能使下陷之气复升而不致太过。

白术、茯苓、甘草，意在补脾土，升清阳，脾升则肝气亦升。《成方便读》云："此方以当归白芍之养血，以涵其肝；苓术甘草之补土，以培其木；柴胡、薄荷、生姜俱辛散气升之物，以顺肝之性，而使不郁"。说明本方确具升调肝脾之功。

---

① 张锡纯. 医学衷中参西录［M］. 石家庄：河北人民出版社，1977：699.

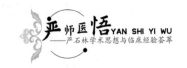

疏肝解郁与升调肝脾并不矛盾，所治之肝郁脾虚和肝脾气陷，一属气机横乘，一属下陷，都可统一于肝脾气机升降失调之中，只不过在病机发展方向上有所差异。因此，逍遥散实际上是调理肝脾气机升降的方剂。它能使郁者疏、降者升，故适用于上述两种症状有异而病机相互关联的病证。临床运用时还须适当加入菊花、荆芥、防风、香附、麦芽、黄芪等升提、疏散肝脾之药物，以有利于升调作用的发挥。

此外，张锡纯升肝舒郁汤（黄芪、当归、知母、柴胡、乳香、没药、川芎）有升肝、舒肝之作用，亦可借用于本证。

（五）病案举例

遗精：某男性患者，30 岁，工人。1981 年 6 月 16 日初诊。

病者患遗精 13 年余，因手淫起病，现 3～4 日遗精一次，时挟梦影，阴囊潮湿，头昏身倦，失眠多梦，口苦耳鸣，咳嗽痰少，时觉形寒。苔薄少，质正常，脉弦细。此乃肺失收敛，肝脾气陷，肾不蛰藏，治不用补，宜升调肝脾。逍遥散加菊花、香附、荆芥，煎服 8 剂后，头昏耳鸣、咳嗽恶寒减轻，近日未见遗泄，唯两胁隐痛。此乃下陷之气得升而肝气尚未条达，改用柴胡疏肝散加台乌、菊花、麦芽。1981 年 7 月 15 日复诊，遗精已止，阴囊自汗少许，遂以调中益气汤加防风、麦芽，培土生金。肺主收敛，肝脾之气不陷，病获痊愈。

尿血：某男性患者，35 岁，干部。1981 年 7 月 6 日初诊。

6 年来三次不明原因血尿，每次持续半个月至 1 个月不等。近来神疲倦怠，食欲下降，失眠健忘，遗精阳痿，头发脱落。已用清热凉血、利尿通淋药，效果不佳。就诊时肉眼血尿 1 周余。无尿频、尿急及尿道灼热疼痛。小便时黄时清，左少腹隐痛，腰痛，舌苔薄黄，质淡红，有齿痕，脉弦细缓。辨证为肝脾气陷，先用升调肝脾法以止血，逍遥散加荆芥炭、菊花、麦芽、茵陈、侧柏炭、白茅根，煎服 6 剂，尿血止。但左少腹、腰部仍痛，神疲怕冷，苔薄白，脉沉缓。清利药过剂，肝肾阳气已伤，继用温养肝肾法以治其本，选柴胡桂枝汤加益智仁、吴茱萸、小茴香、川楝子、防风，又服 6 剂，少腹及腰痛渐缓，血尿未见复发，续后方以资巩固。1 年后随访，病已痊愈。

六、肝脾气陷性痛证的辨证与治疗

但凡诸种痛证，最根本的病机是"不通"和"不荣"二端。然而竭泽其源，痛证的

 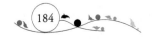

初始原因还有诸多因素，其中肝脾气陷就是一种。前文就"肝脾气陷"的病因病机、辨证施治理论做了较深入的探讨，但纵观古今文献，对肝脾气陷所致痛证的研究则较少。结合临床实践，下文将从气机升降角度，对肝脾气陷所致痛证的辨证施治进行分析。

（一）病理机制

正如前文所述，由于肝木易克脾土，脾虚易受肝凌，故在肝脾气陷证中，肝气下陷、病气下注常常成为该病的主要病变。

肝脾气陷性痛证，最基本的病机是元气亏损，气血不足，其病性多属虚证。因气虚则推动无力，故气血津液易滞留局部，在肝脾气陷的同时，湿热、痰饮、瘀血等病理产物随之下注，更易加重病变部位的阻塞，出现"不通则痛"的病机。此乃因虚致实，故病位固定，痛不喜按。清气不升，反而下陷，故以坠胀为特点。动则耗气，故劳累、站立、便后症状加重。总之，此类痛证，不单属虚证或实证，而是虚实错杂，本虚标实。

（二）证候特点

肝脾气陷的病变部位，多见于前后二阴和少腹两侧。此因脾主运化，实则包括了小肠和大肠的生理功能。肝主疏泄、藏血，其经脉"上腘内廉，循股阴，入毛中，过阴器，抵小腹"[①]，故肝脾气陷，可引起小腹、少腹、会阴等部位内多种器官、组织和经络的病变，如引起小肠、大肠、子宫及附件、膀胱、输尿管、阴器、肛门等生理功能失调，出现消化、泌尿、生殖、神经系统的多种临床症候。

肝脾气陷引起的痛证，多发于小腹至耻骨联合部位，可引及两侧小腹和腹股沟区域，亦可放射到腰骶髋部，表现为坠胀而痛。发作特点为绵绵不已，或时作时止，劳累后或站立过久则坠痛加重，休息好转。大便前疼痛不显著，便后少腹坠痛加重，卧床休息后方能缓解。不喜按压，位置固定。可伴发肛门重坠，大便频数，排便不爽，久泻久利，便下白色或黄色黏液，时挟脓血，甚或脱肛。亦可伴小腹重坠，尿意频数，小便混浊或黄赤，或挟血尿，或兼遗精滑泻，或阳痿不举。妇女可伴见经行腹痛，月经不调，经行量多，崩中下血，带下淋漓，或见子宫脱垂，阴痒，阴湿。全身可见气虚之症，如头晕目眩，面色不华，神疲乏力等。属肝气下陷者，常兼有情志不舒，抑郁不乐，沉闷少言等症。

---

① 引自《灵枢·经脉篇》。

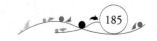

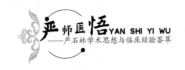

（三）治疗方法

肝脾气陷性痛证是气机升降失调的结果，故升肝举脾、补气调气是其治疗大法。由于引发本证的因果关系和病机侧重有所不同，故在辨证立法时亦相应有所权变。若为肝病及脾，以肝气下陷为主，治宜升肝理脾，调气行血。选方可用"升肝解郁汤"（张锡纯方）、"逍遥散"、"四逆散"，诸方加减化裁。逍遥、四逆虽为疏肝解郁的方剂，但若肝气条达，可遂其肝气自然升发之性，间接达到升肝之用。若为脾病及肝，以脾气下陷为主，治法又宜升脾舒肝，益气调中。施治可选补中益气汤、升阳益胃汤、人参败毒散，诸方增损。凡具有升清作用的药物既能升肝，也能升脾。升清药按其不同性质可分为：①补气升清，如黄芪、党参、茯苓、白术之属；②调肝升清，如柴胡、白芍、白蒺藜、郁金、香附、菊花、麦芽、茵陈之类；③疏风升清，如荆芥、防风、羌活、独活、薄荷之品。临床可灵活选用。至于挟杂湿热、瘀血、痰饮时，应适当配合清热利湿、化痰逐饮、活血化瘀等治法，祛邪通滞而收止痛治标之效。

（四）病案举例

久泻腹痛：某男性患者，49岁。工人。1992年2月14日初诊。主诉为腹泻、腹痛8月余。

患者于8个月以前出现腹泻黏液便，左下腹坠痛。曾在某医院做"纤维直肠镜检"，发现肠黏膜充血、水肿，黏液较多，有0.4 cm×0.2 cm的溃疡，诊断为溃疡性结肠炎。曾服用多种抗生素和清热解毒的中药治疗，还配合使用过中西药灌肠治疗，但病情仍无好转，前来严师处求治。既往有鼻咽癌史，经放射治疗，病情稳定。

刻诊：面色萎黄，形体消瘦，神情抑郁，倦怠乏力。每日大便5～6次，每次大便前并无不适。大便开始时，其性状软而成形，继而排出大量黄色黏液便。每次大便结束后，均出现左下腹及腹股沟处坠胀，疼痛难忍，不能站立，扣诊可见左下腹肌紧张。患者须卧床休息半小时，疼痛及肌紧张始消失。此外，尚觉小腹阵阵灼热，或伴有全身潮热及汗出。小便微黄，舌质红，苔黄腻，脉细数。

辨证：肝脾气陷，湿热未清。

用丹栀逍遥散加减治疗，服药4剂，除情绪好转、饮食略增外，余症如故。复诊时改为人参败毒散加减：

党参30克，羌活10克，独活12克，荆芥12克，防风15克，柴胡12克，白芍30克，茯苓15克，白术15克，桔梗15克，枳壳15克，败酱草60克，鱼腥草60克，甘草10克。

服上方8剂后，黏液便大减，左下腹疼痛明显减轻，便后不必卧床休息，饮食恢复正常。效不更方，增入地榆15克、白及30克，调治10余剂，1个月后直肠镜检复查，报告结肠溃疡已愈合，腹泻疼痛基本好转。

按：患者患癌症之后，体质亏损，又经久泻及大剂苦寒药物治疗，致元气亏损，清气下陷。严师借喻嘉言"逆流挽舟"之法，用人参败毒散治疗此久泻腹痛，意在升肝脾下陷之清阳。此方人参、柴胡补气疏肝，升提肝脾；以羌活、独活、荆芥、防风疏风升清、燥湿。肝脾健运，清升浊降，故本案久泻坠痛诸症得愈。

肠痈腹痛：某男性患者，76岁。农民。1993年10月16日初诊。主诉右下腹隐痛2月余。

患者2个多月前，出现右下腹隐痛，前医诊断为寒湿、疝气、肠痈，已用散寒除湿、温经理气、清热解毒、活血化瘀等法治疗，病情时缓时作，缠绵难解。近半月来，疼痛加重，送某人民医院外科检查，确诊为慢性阑尾炎。拟施手术切除，但考虑患者年老体弱，乃求中医保守治疗。

患者现右下腹阑尾区引腹股沟处疼痛较甚，坠胀明显，病位固定，不喜按压，动则痛剧，右下腹有肌紧张。纳呆，面色苍白，手足不温，神疲体倦，二便正常，舌苔薄黄，舌质偏暗，脉弦细缓。

诊断：肝脾气陷，气虚血瘀。

治用升肝举脾、补气行血之法，用升陷汤加减：

黄芪60克，党参30克，柴胡15克，白芍30克，川芎10克，当归12克，乳香10克，没药10克，枳壳15克，败酱草60克，蒲公英60克，甘草10克。

服药4剂后，疼痛大减。手足转温，饮食增加。舌质变红，苔仍黄，原方去蒲公英、败酱草，改用黄柏15克、丹皮10克，续服8剂，则诸症痊愈。

按：肠痈部位多发于肝经循行所过之少腹等处，急性期为肝经湿热下注，用四逆散加黄柏、丹皮可以收到较好的疗效。本案肠痈患者，年老体弱，且病延日久，正气已伤，肝脾气陷，气血瘀滞，故用升陷汤合四逆散加减治疗而获效。

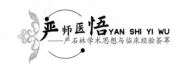

淋证腹痛：某女性患者，28 岁。工人。1991 年 3 月 21 日初诊。主诉尿频、尿急、尿痛，伴前阴、小腹坠痛 1 月余。

患者有慢性肾盂肾炎病史已 3 年，稍有劳累或受凉即引起旧病复发，而出现尿频、尿急、尿痛等症，服诺氟沙星可使症状迅速缓解，此次复发已月余，自服诺氟沙星却未奏效，改服清热利尿通淋中药 10 余剂，病情仍无好转，前来严师处求治。

刻诊：小腹重坠，前阴坠痛，尿意频数，日达十多次。每次尿前坠迫较甚，排尿时尿道坠痛难忍，但尿量不多，有时仅下数滴，尿色时清时黄，无灼热感。心烦不安，口干苦，不欲食，少寐多梦，形体偏胖，面色淡黄，容易疲劳，经常感冒，腰骶骨坠胀，月经量少色黯，小便常规检查未见异常，舌质淡红，苔白腻，脉弦细。

诊断：肝脾气陷，肾气不固。

治宜升肝补肾，调气通淋。用逍遥散化裁：

黄芪 30 克，补骨脂 15 克，柴胡 15 克，白芍 30 克，当归 12 克，茯苓 15 克，白术 10 克，薄荷 6 克，荆芥 12 克，麦芽 15 克，茵陈 15 克，香附 10 克，甘草 6 克。

服药 6 剂后，患者腰、腹、前阴坠痛均除，尿频缓解。再以上方 4 倍剂量，共研细末，每日服 3 次，每次服 6 克，白开水调服，巩固治疗。1 年后随访，病未复发。

按：病延日久，正气已亏，故病不受清热利尿通淋之品。本案乃肝脾气陷，肾气不固，故借用逍遥散加减以升肝脾，固肾气。

七、升肝举脾法治疗前后二阴慢性病证

肝脾气陷所致的前后二阴慢性病证很多，如遗精、阳痿、淋癃、便血、腹泻下痢、经病带下等，由于病位居下，下者宜升之，陷者宜举之，当以升肝举脾为治疗大法。此法重在升举清元，振奋脏腑功能，其效优于单纯健脾补肾。

病案举例：

遗精：某男性患者，26 岁。因手淫而患遗精病 5 年余，用清泄邪火、补肾涩精多法无效。现每隔 2～3 日则遗滑一次，甚者心有情欲，立即自溢精液，阴囊潮湿下坠，尿频多而色清，头昏身倦，口苦耳鸣，时觉形寒，苔薄少，舌质淡红，脉弦细。辨证为肝脾气陷，精关不固。治法宜升调肝脾，举陷固精。用逍遥散加减：黄芪 30 克，柴胡、白

芍、白蒺藜、茵陈各15克，荆芥、菊花、香附、当归、白术各10克，薄荷、甘草各6克。服药8剂后，头昏耳鸣减轻，精神好转，其间未见遗泄。后加大剂量，研极细末，白开水冲服，巩固治疗3个月，遗精未作。

升肝举脾法适用于患者年事不高，病程迁延，湿热痰火已不显著，正气亏虚，身体虚弱，频频遗滑，单纯补肾固涩法不能奏效者。此乃"精不交神，乃病遗泄。其原由肝脾之不升"（《四圣心源·遗精》）。治疗不能立足于堵截，必须升清举陷、正本清源，方可收功。

阳痿：某男性患者，45岁。阳痿渐作已2年余，近日加重。患者精神尚佳，睡眠较少，有高血压病史，但不见头昏、头痛、面红、目赤等肝阳上亢之症。性欲尚旺，冲动时阴茎萎软不举而精已自遗，精神苦闷，阴囊松弛，尿频色清，苔薄白，舌质暗红，脉弦而硬。辨证为肝脾气陷，宗筋瘀滞。治宜升肝举脾，活血化瘀。方用升肝解郁汤加减。由于病势缠绵，不宜汤药，改用散剂。蒺藜、菊花、白芍、当归各150克，柴胡、黄芪、知母、郁金、香附、茵陈各100克，川芎、乳香、水蛭各60克，蜈蚣10条。共研极细末，每日3次，每次6克，白开水冲服。服完1剂后，疗效显著。后因患风湿热阳痿复作，原方加羌活、防风、地龙各100克，再打细末。坚持服用而痊愈。

本证初起多有情志不遂，肝气郁结病史，久之肝气暗耗，升已反降，肝脾气陷，宗筋弛纵，而致阴器不举。在肝脾气陷的同时，常伴湿热痰浊之邪下注，瘀阻经脉，宗筋失养，阴茎难得气血充盈而不胀不坚，致使病程缠绵。临床上补肾壮阳多不能起萎，升肝举脾法与活血化瘀法结合是治疗的较好途径。

八、湿郁型抑郁症辨证心悟

抑郁症是以显著、持久性心境低下，情绪低落，焦虑悲观，多疑善感，担心恐惧，丧失信心，自卑自责，活动能力减退，思维与认知功能迟缓为临床特征的一类情感性精神障碍疾病。中医无此病名，其表现散见于中医的癫狂、脏躁、百合病、郁证、惊悸、不寐等病中。

抑郁症的表现从功能衰退的角度来看，属于中医虚证范畴，用补益心脾、养心安神、滋补肝肾、补气温阳的治法均能获得一定的疗效。

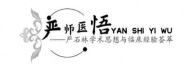

　　但临床并非如此简单，上述虚证容易与气机郁滞而引起的虚实挟杂证候相互混淆，故临床辨证及治疗均有较大的难度。特别是具有固执死板、敏感多疑、心胸狭隘等性格偏执的患者，疗效尤差。

（一）病案举例

　　某女性患者，55岁。反复潮热，汗出，面红发疹4年余。2014年12月18日初诊。

　　表现：患抑郁症4年余，因潮热反复发作，四处求医未效，抑郁焦虑，悲观绝望，痛不欲生。现见潮热阵作，热盛汗出，汗后怕冷，面色潮红，散布红疹（不痒），胸闷绞痛、刺痛，心慌，颈项僵硬，背心手脚冰冷，身倦疲乏，不喜冷食，胃脘胀满，食后反酸，耳鸣，腰膝酸冷疼痛，失眠，小便清，大便溏稀，4次/天。舌胖嫩苔白腻，脉弦细数。

　　辨证：心肾阳虚。

　　处方：桂枝加龙骨牡蛎汤合潜阳丹。

　　方药：桂枝，白芍，煅龙骨，煅牡蛎，砂仁，龟板^{（先煎）}，制附片^{（先煎）}，炒枣仁，丹参，红参，淫羊藿，山茱萸，黄芪，炙甘草。共4剂，服1周。

　　煎服法：每剂药首次附片、龟板先煎40分钟，余药后下再熬20分钟。余后二次煎30分钟。三次药汁综合一起，五次分服，每日3次。

　　二诊

　　表现：服药后脸红潮热、汗出减少，怕风、背冷等均有减轻。两眼干热，耳热痛，手足心发热，心悸，早饭后恶心，身倦疲乏，腰膝酸冷隐痛，睡眠仍差，小便热，大便溏稀，2次/天，舌胖苔白腻，脉弦细数。

　　辨证：阴阳两虚。

　　处方：上方合二至丸。

　　方药：桂枝，白芍，煅龙骨，煅牡蛎，女贞子，旱莲草，山茱萸，生地，砂仁，干姜，黄柏，制附片，龟板，红参，甘草。4剂，服1周。

　　三诊

　　表现：脸红潮热又作，热则心悸，舌尖痛，眼干热，耳热痛，手足心热，手心发红，面部红疹增多，微汗，怕风，背微冷，身倦疲乏，腰膝酸痛，小便黄热，大便溏稀，2次/天，舌胖兼有裂纹，苔白腻，脉弦细数。

辨证：肝肾阴虚。

处方：青蒿鳖甲汤合二至丸。

方药：青蒿，鳖甲^{（先煎）}，山茱萸，地骨皮，丹皮，生地，枸杞，五味子，北沙参，女贞子，旱莲草，淮山，炒枣仁。4剂，服1周。

四诊

表现：服上方病情反复，潮热如初，汗出恶风，面红及红疹加重，凌晨胸闷刺痛，心悸，失眠，腰膝酸软冷痛，恶心，胃胀，耳鸣，身重乏力，眼睑浮肿，午后下肢沉重水肿，紧张焦虑，悲伤哭泣，丧失信心，痛不欲生，紧张时欲便，大便溏稀，3～4次/天，小便不利，舌淡胖苔淡黄厚腻，脉细数。

辨证：湿浊阻遏（寒湿内停）。

处方：五苓散加减。

方药：桂枝，茯苓，炒白术，猪苓，泽泻，红参，法半夏，枳壳，陈皮，炙甘草。

五诊

表现：服上方2周，诸症大大缓解，特别是潮热汗出、面红明显减少，全身已不怕冷。眼睑浮肿、下肢水肿消失，身体沉重缓解，如释重担，心情好转。略感乏力，面部微红，仍有少许红疹，头发油腻，大便稀2次/天，小便正常，舌淡胖苔淡白，脉细。效不更方，继续用通阳化湿的三仁汤加减以善后。

2个月后随访，诸症痊愈，高兴万分，心情特好。

（二）讨论

患者抑郁症，因潮热面红汗多，前医误诊为阴虚证，服大量养阴清热药罔效，精神紧张、焦虑抑郁、悲观绝望，前来就诊。辨证治疗几经曲折，方见成效。

本次病案有三大问题值得关注。其一，潮热属阴虚还是阳虚？其二，辨证是阳虚还是湿阻？其三，治法当补阳还是通阳？

1.阴虚还是阳虚

潮热属阴虚此乃共性规律，但不包含特殊情况。若不辨证，错误在所难免。

如果患者潮热持续不断，汗出不恶风，兼有其他虚热表现，才能诊断为阴虚。若患

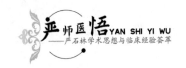

者潮热时作，阵阵热烘，时间短暂，汗出热退，汗后恶风，兼怕冷神疲、舌淡胖、苔淡白等虚寒症状，则应考虑为阳虚，虚阳浮张，阳气郁结于肌表，故发热如潮。所以潮热不仅见于阴虚，还可见于阳虚的证候。

本例抑郁症虽然潮热、面红明显，状若阴虚，但兼汗出、恶风、怕冷、舌淡胖、苔淡白，故考虑为阴寒内盛、虚阳浮张。

因伴见心悸胸痛、背冷、腰膝冷痛、面部红疹，诊断为心肾阳虚，虚阳上浮之证，用桂枝加龙骨牡蛎汤合潜阳丹治疗。

二诊见服药后阳虚症状有所缓解，但又见增加眼干热、耳热痛、手足心热、小便热等热象，担心热药伤阴，增加养阴药。

三诊复诊时见病情反复，面红潮热如初，怀疑初诊时辨证为阳虚有误，服温热药过多，伤阴较重，阴虚火旺的病机显露，故重蹈覆辙，改用青蒿鳖甲汤合二至丸滋阴清热。

四诊时回顾治疗经过，初诊为阳虚火浮，用温补阳气的方法治疗，病情有所减轻。增加和改用滋养清热法治疗，病情反复如初，证明本病绝非阴虚。

2. 阳虚还是湿阻

初诊时发现患者不是阴虚而属阳虚，服温补药后虽有疗效但不显著。二三诊因见热象增加而考虑燥热伤阴，先后误判为阴阳两虚和阴虚火旺之证，服滋阴清热药，病情反复如初。

四诊时从治疗反馈信息，虽然否定了阴虚证的判断，但诊断为阳虚也有不当之处。

如果患者单纯见到恶寒怕风、腰背酸冷、四肢发冷、身倦乏力、大便溏稀、舌淡胖嫩苔白等阴寒症状，诊断为阳虚证，肯定正确无疑。

但患者同时又见眼胞、下肢浮肿，身体困重，大便溏稀，舌苔厚腻等水湿停留的症状，当属湿浊遏阻清阳，寒湿内停。再诊断为阳虚证，则犯虚虚实实之戒。

因为两者同属阴证、寒证，但有虚实之辨。前者为阳虚证，病性属虚；后者挟有湿邪，为湿遏清阳，寒湿证，病性属实。

3. 补阳还是通阳

单纯的阳虚或虚阳上浮证，属虚证，用补阳法就能奏效。

湿遏清阳引起的寒湿证，病性属实，由于湿性重浊，宜于分消走泄，温补过度，不仅不利于湿邪的排除，还有湿从热化之弊。所以初诊用温补虽然收效，但弊大于利，功亏一篑。

叶香岩《温热论》云："热病救阴犹易，通阳最难。救阴不在血，而在津与汗；通阳不在温，而在利小便。然较之杂证，则有不同也。"

叶氏告诫，温热病"通阳最难"。如果是单纯的温热病，燥热过甚，壮火食气，耗伤阳气，补（温）阳从何而难。但是温热病中还有挟湿的病证，包括湿温、湿热和寒湿。这类病证，单纯用温补法则行不通，必须通利小便，分消走泄，给湿邪出路，才能奏效。这就是叶氏对湿温等病专门提出的重要治法——"通阳法"。

"通阳法"与"补阳法"，对于阴寒证的辨证有很重要的指导意义。但二者鉴别较为困难，容易混淆，影响治疗效果。

"补阳法"又称"温阳法"，是阳气不足、失于温煦所致的阳虚证，是单纯的阳气不足，常选用干姜、附子、桂枝之辈补益阳气。

"通阳法"是湿气内停，阳气受到闭郁，不能发挥正常的输布功能，表现一类属性偏寒的症状、体征，即阴证。其阳气并未受到损伤，不属虚证，而属实证。不能用补阳之法，而得用"通阳不在温，而在利小便"之大法。常选用茯苓、泽泻、猪苓之类的分消走泄之药。湿去阳气输布，病情迎刃而解。"通阳"法与"补阳"法，一字不同，差之毫厘，失之千里。

九、从《伤寒论》探讨寒热错杂证候辨治

寒热错杂证是八纲证候中寒热属性相互对立的两纲同时并见，且寒热双方性质俱真，毫无虚假，寒热各方表现的症状均客观存在的证候，临床上慢性疑难杂病最容易发生这样的证候。由于寒、热相互矛盾，水火不容，人们容易质疑寒热性质相反的证候能否同时并存，也易认为寒热药物共用于同一处方，其药性容易相互抵消。所以，对寒热错杂证候的辨别十分重要。近年来已有不少作者[1][2][3]从《伤寒论》原条文精神出发，对寒热错杂的证候进行探讨，有许多真知灼见，加深了对该证候的认识。严师着重从证候诊断的角度，探讨《伤寒论》中不同部位、或同一部位寒热错杂的证候特点，以阐明寒热错杂证候的临床表现、证候病机、治法方药，企盼提高寒热错杂证候的辨治水平。

① 王芳.《伤寒论》寒热并用发微［J］.山东中医杂志，2010，29（1）：10-11.
② 冯静克.《伤寒论》寒热错杂证及其辨证治疗规律［J］.中医研究，2006，19（5）：13-14.
③ 黎木国.浅探《伤寒论》的寒热错杂证治［J］.河南中医，2007，27（1）：6-7.

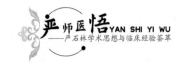

（一）同属中焦，胃热脾寒

1. 胃热为主

（1）寒热格拒证：

证候表现有口渴、口臭，不思饮食、食入则吐，腹胀腹痛，不喜冷饮，便不成形，苔黄白，舌边尖红，脉细数等症状。

证候分析：邪热内陷，形成上热下寒、寒热格拒之证。胃中有热，胃气格拒上逆，故口渴、口臭，不思饮食，呕吐或食入即吐；脾阳虚弱，失于健运，脾气不升，气滞腹中，故腹胀腹痛，不喜冷饮，大便不成形。治宜清胃温脾，辛开苦降。方选干姜黄芩黄连人参汤。以黄连、黄芩苦寒清热，热清则胃气降；以干姜辛热祛寒，寒祛则脾气升，如此寒热格拒之势得解。

（2）寒热互结证：

证候表现有心下痞满、灼热，嘈杂吐酸，口苦，干呕，不喜冷食，肠鸣，大便不调，苔薄黄而腻，脉弦数等症状。

证候分析：胃热脾寒，寒热互结，升降失常，气机不畅，壅滞于心下，则见心下痞满。胃中郁热煎熬，则心下烧灼；热郁化酸，则嘈杂吐酸；胃气上逆，则口苦干呕。因其误下、劳伤，或久伤生冷，脾气损伤，运化失职，痰湿内生，水湿下渗肠间，则肠鸣，大便不调。治宜清胃温脾，调和脾胃。方选半夏泻心汤。以黄连、黄芩清热和胃，半夏、干姜温中散寒，人参、甘草、大枣甘缓调补，全方寒温并用，消痞和中。

两证均为胃热脾寒，热多寒少，表现十分相似。但干姜黄芩黄连人参汤证属胃热上炎，脾阳失运，形成胃热脾寒相互格拒之势，尚无中焦痞满表现；半夏泻心汤证病机重点是寒热互结，脾胃气机升降失调，气结于中，形成心下痞满之证。

2. 脾寒为主

（1）脾寒腹泻证：

临床表现有心下痞满，心烦不安，短气身倦，干呕，不欲饮食，肠鸣，腹泻，一日多次，有不消化食物残渣，苔或白或黄而多滑腻，脉细或弦缓等症状。

证候分析：胃热脾寒，寒热错杂，升降失司，气滞中焦，则胃脘痞满；胃中郁热，胃气上逆，则干呕；上扰于心，则心烦不得安；脾气虚，阴寒盛，运化失职，腐熟水谷的功能低下，水谷不化而下注，则腹中肠鸣，腹泻，有食物残渣。脾虚有寒，水气下注，腹泻突出，是本证的病机倾向[①]。治宜清胃温中，补脾止泻。方选甘草泻心汤。以甘草甘温补中，干姜、半夏温中散寒，健脾止泻，黄芩、黄连清热消痞，共奏清热散寒、消痞止泻之效。

（2）脾寒腹痛证：

临床表现有胃脘有热，心烦不安，时欲呕吐，腹中隐痛，喜温喜按，苔薄黄，舌淡，脉细弱等。

证候分析：胃脘有热，胃失和降，故上逆而吐；胃热上扰心神，则心烦不安；脾阳虚，阴寒偏盛，寒凝气滞，经脉不和，故腹中隐痛，喜温喜按；在上之阳不能下交于阴，故下寒而腹痛，在下之阴不能上交于阳，故上自热而呕吐，但无心下痞满。本证病机重点在于脾阳虚，运化失调，腹中寒凝气滞，腹痛明显。治宜温补脾阳，清胃降逆。方选黄连汤。黄连一味，苦寒以清胃热；桂枝、干姜、半夏辛温，共同温散脾寒；人参、大枣、甘草甘温益气和中，共奏清热散寒、温中止痛之功。

二证同为脾寒胃热，寒多热少，表现大体近似。但甘草泻心汤脾虚有寒，水气不化，侧重水湿运化障碍，以腹鸣腹泻为主症；黄连汤脾气虚寒，寒凝气滞，侧重气机运化失调，以腹胀腹痛为主症。

3. 胃热脾寒，水饮食滞

临床表现有心下痞硬，胸中烦热，嗳气食臭，肠鸣腹泻，下肢浮肿，小便不利，苔薄黄而润滑，脉滑数等。

证候分析：胃热脾寒，脾胃失和，升降失调，气机不畅，滞于心下，则痞满而硬；胃中虚热上扰，则胸中烦热；脾虚失运，腐熟运化失职，饮食停留，胃气上逆，则嗳气中有食物的馊腐气味；水饮内停，下走肠间，则肠中雷鸣，大便溏稀；水气不化，泛溢肌肤，则下肢浮肿，小便不利[②]。治宜清胃温脾，消食化水。方选生姜泻心汤。方中重用生姜配半夏温运降逆；黄芩、黄连苦寒以泄满，人参、干姜、甘草补中温里，共收宣散水气之功。

半夏、生姜、甘草三种泻心汤证均为寒热错杂，同在中焦，脾胃失和，升降失司，气机痞塞而致心下痞满。其中半夏泻心汤证偏热重，以呕为主；生姜泻心汤证为水食内停，

---

① 张平中. 对《伤寒论》中五泻心汤证之浅识［J］. 河南中医学院学报. 2004，19（4）：9-10.

② 田效信，伊文琪.《伤寒论》五泻心汤的鉴别与运用［J］. 实用中西医结合临床，2007，7（1）：80-81.

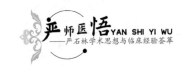

呕利俱见；甘草泻心汤证偏虚寒，以腹泻为主。干姜黄芩黄连人参汤证和黄连汤证为寒热上下格拒，故无心下痞满，前方胃热偏重，后方脾寒显著。

（二）不同部位，上热下寒

1. 胃热肾寒证

临床表现有心下痞满，口苦口干，胃脘灼热，汗出畏寒，四肢厥冷，身倦嗜卧，苔淡黄滑腻，脉象沉细等。

证候分析：热结胃中，阻碍气机，则心下痞满、胃脘灼热；火热上炎，则口干口苦；卫气出于下焦，而根于肾命，素体阳虚，肾阳一虚，下焦少阴之阳衰，卫气生化乏源，阳虚不能固护体表，故畏寒汗出；阳气不达四肢，则四肢厥冷，身倦嗜卧，脉象沉微。此乃上有胃热、下有肾寒之证，属于不同部位的寒热错杂证。亦有人认为是内有胃热、表有外寒的内外寒热错杂证。后种认识是从症状表象分析，不如胃热肾寒的上热下寒错杂证更能揭示证候本质。治宜清胃消痞，温肾固表。方选附子泻心汤。方中大黄、黄连、黄芩苦寒泻痞之热，再加附子温肾固表之阳，共收消痞散寒之功。

2. 胃热肠寒证

临床表现有右胁下及脘腹剧痛，时发时止，心中烦闷，得食则吐，甚则吐蛔，胃中灼热，腹痛，大便溏薄下利，四肢厥冷，脉微细等。

证候分析：肠道虚寒，蛔虫不安其位，内扰上窜，则腹剧痛而呕吐，常伴有吐蛔。胃中有热，上扰心神，则心烦躁扰，而胃有灼热感，热不扰时则烦止疼减。蛔虫集而成团，阻塞肠道，则为腹痛；痛甚，阳气不达四肢，则手足逆冷；蛔虫上扰入胃，胃失和降，则呕吐。心烦属上（胃）热，腹痛、肢冷、大便溏薄属肠寒。故其证是不同部位寒热错杂，上热下寒，胃热肠寒，实质为胃肠功能紊乱。治宜清上温下，安蛔止痛。方选乌梅丸。药用乌梅之酸，安蛔止痛；黄连、黄柏清在上之胃热；细辛、干姜、附子、桂枝、蜀椒辛以伏虫，温以祛肠中之寒；人参、当归益气养血，全方酸苦辛甘并投，寒温并用，收安蛔止痛之功。

3. 肺热脾寒证

临床表现有咽喉不利，咳唾脓血黄痰，口渴口苦，手足厥冷，大便溏薄，腹泻不止，苔淡黄厚腻，舌红，寸脉沉迟，尺脉虚等。

证候分析：感受外邪，阳气郁结于肺，肺中热盛，火势上炎，灼伤津液，咽喉失养，故咽喉不利，口渴口苦；热伤肺络，肺气上逆，气血腐败，故咳唾脓血黄痰；邪热内陷胸中，郁阳不达四末，四肢失养，则手足厥冷；阳气郁而不伸，故寸脉沉而迟；脾胃虚寒，运化失调，则大便溏薄，腹泻不止；泄泻过度，阳气受损，推动无力，下部脉不至，则尺脉虚。此属正虚邪陷，阳郁不伸，上热下寒之证。治宜清肺温脾，发散郁阳。方选麻黄升麻汤。本方以麻黄、升麻为君，发越阳气；知母、石膏、黄芩、玉竹、天冬等清热解毒，养阴润肺，以除上热；桂枝、白术、干姜、茯苓、甘草温中健脾，以除下寒；当归、白芍温润养血，调血和营。全方清上温下，滋阴和阳，共奏攻补兼施之效。

《伤寒论》不仅论证了寒热错杂证候的客观存在，而且对错综复杂的寒热错杂证候的表现、病机进行了深入的阐述，提出了经典的治法，创立了许多著名的方剂，为后世辨识寒热错杂证候的楷模，值得认真学习和总结。

十、从脾胃升降论舌苔生成与变化原理

有关舌苔生成及变化原理，中医文献曾有不少论述。吴坤安《伤寒指掌》说："舌之苔，胃蒸脾湿上潮而生。"章虚谷《伤寒论本旨》云："舌苔由胃中生气所化。"周学海《形色外诊简摩》曰："苔乃胃气之所薰蒸。"石芾南《医原》认为："舌之苔，脾胃津液上潮而生。"刘恒瑞《察舌辨症新法》指出："苔即胃中食物腐化之浊气。"曹炳章《辨舌指南》明示："夫苔者，胃气湿热之所薰蒸也。"上述说法虽有差异，概括起来皆认为舌苔的生成与脾胃密切相关。故现代《中医诊断学》教材提出，舌苔是由胃气薰蒸而成。这一观点无疑是正确的。然而，胃气怎样生成舌苔，以什么为物质基础，依靠什么动力条件，为什么会发生变化，此类问题有待深入探讨。下文从脾胃升降与舌苔的关系入手，论述舌苔生成及变化原理。

（一）水谷精微是生成舌苔的物质基础

舌苔是覆盖于舌体表面的一层苔状物，视之可见，摸之可得，是客观存在的物质。生成舌苔有其物质基础，前贤认为是"脾湿""湿热""食物腐化之浊气"，这些病理产物显然不能化生成为正常舌苔。石芾南"津液上潮"成苔之说较为合理，因为津液有维持舌苔不滑不燥、干湿适中的作用。水谷精微内含津液、营养等多种物质，是人体生命活

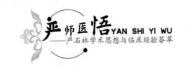

动的基础。它由脾胃消化吸收，运输敷布，能内养五脏六腑，外营四肢百骸，上潮舌体表面，并在脾胃气化、蒸腾作用下化生成苔。故被胃气薰蒸并转化成苔的基本物质应是水谷精微。正常生理状况下，脾胃健运，水谷精微生化有源，舌苔为薄白一层。

（二）脾升胃降是形成舌苔的动力条件

脾胃经脉与舌体相联，《灵枢·经脉篇》云："脾足太阴之脉，……连舌本，散舌下。"《灵枢·营卫生会篇》曰："上焦出于胃上口，……上至舌，下足阳明。"水谷精微可沿着这一通路上达舌面。而能使之推动上行，转化排泄，则主要依赖脾胃的升降作用。脾为阴土，体阴而用阳，性主升清。脾气上升，清阳上布，输送水谷精微上至舌面，在脾胃之气的蒸腾、气化作用下演变成苔，散布舌面；胃为阳土，其性喜降，胃气下行，多余的水谷精微和化生成苔后的代谢产物随之排除舌外，使舌苔不致堆积、增厚。脾胃纳运结合，升清降浊，相互为用，相互制约，既能保证水谷精微源源不断供给，又能有效防止剩余和代谢产物的停聚，舌苔才能始终厚薄适度，润燥适中，为薄白之象。故脾胃升降功能是生成舌苔的动力条件。

水谷精微和脾胃升降功能都是生成舌苔的重要因素，二者缺一不可。只有物质基础而无动力条件，只有动力条件而无物质基础，或者两者皆不具备，则难生成正常的舌苔。

人是一个有机统一整体，脾胃升降作用受其他脏腑功能活动的影响，故其他脏腑与舌苔的生成亦有联系。但是，脾胃为后天之本，气血生化之源，并因地处中宫，为气机升降的枢纽，不仅水谷精微依赖脾胃滋生，而且推动上行，化生排泄，大多取决于脾胃的升降功能，所以凡言舌苔生成，都指脾胃之气的升降作用。临床上，各种原因导致脾胃升降失调，水谷精微不能化生，升腾气化作用不能实现，舌苔都会发生变化。

（三）舌苔变化是由脾胃升降失调影响

舌苔变化分为苔色和苔质两大类。

1. 苔色变化

临床舌苔有白、黄、灰、黑、绿、霉酱等颜色，其中以白、黄、灰、黑最为常见。引起舌苔变化的因素与受邪深浅和邪气性质有关，但无不受脾胃升降作用影响。

邪气在表，病位表浅，未涉及脾胃的升降功能，水谷精微正常化生并输布舌面，舌苔表现为白色，无剩余或代谢产物堆积，故苔色无其他变化。

风寒邪气化热入里、湿邪化燥，或燥热之邪内炽，则会影响脾胃升降。热为阳邪，耗伤津液，脾气蒸腾于舌面，津液减少，舌苔失润，呈现乏津、干燥之象。邪热煎熬，津液进一步浓缩，如釜中熬水，水干结垢，初为白色，继后变黄、变焦一样，舌苔颜色逐渐加深，可由白苔变成淡黄、深黄、老黄、灰、黑等色。《舌苔统志》说："盖热极反见胜己之化，犹薪之得火则赤，火过而炭黑者是也。"这里用取类比象法阐述热邪能见灰黑苔的道理。但是，燔灼于内的邪热，为何能在舌苔上见到灰黑色的变化，若不考虑脾胃升降作用的影响，亦难理解。　．

阴寒内盛，困阻中焦，导致脾胃升降失调。阳气不足，蒸腾减少，津液不易损耗。或阳虚阴盛，水湿内停，脾气上升携带至舌面津液较多，胃气下降不能及时排泄，舌面水湿过剩，舌苔可变润泽或滑而多津。《舌苔统志》中有"黑色本主寒也，润滑者，寒水之性也"，说明黑为寒水之本色。阳虚寒盛，水湿内停，寒水本色外露，舌苔则可由白变灰、变黑。

黄苔有主阳虚水湿不化而不主热证的现象。这是由寒湿内困，脾胃阳气受损，脾气不升，胃气不降，水湿反随胃气上逆，停聚舌面所致。水湿过盛，舌体变得淡白而胖嫩；寒湿伤阳，虚阳漂浮于舌体表面，故出现淡黄而滑润之苔。

白苔亦有主热不主寒者，如积粉苔。《辨舌指南》引余师愚云："疫症苔如腻粉，此火极水化，误认为寒，妄投温燥，病反增剧，其苔愈厚，精液愈耗。"这是由于秽浊之邪，侵犯脾胃，影响升降，胃气上逆而停聚舌面，引起厚白黏腻之苔。但因邪气迅速化热，脾胃未能排除秽湿，津液骤然损伤，故现望之如白粉堆积，扪之涩而不燥的苔象。从上可以看出，无论什么样的苔色变化，都与脾胃升降失调密切相关。

2. 苔质变化

舌苔苔质变化异常复杂，归纳起来，一方面舌苔变腻变腐，呈现增多变厚的趋势；另一方面舌苔剥落消退，呈现减少变薄的动向。

（1）舌苔增多变厚：主要受脾胃升降功能的影响。

其一，邪犯中焦，损伤脾胃，水谷精微吸收、输布和排泄发生障碍。津液停积为湿，聚湿为水，转化为饮，煎熬成痰，变为水、湿、痰、饮等病理产物潴留体内。并反作用于脾胃，脾气受困，清阳不升，胃气受损，浊阴不降，水湿痰饮随胃气上逆舌面，舌苔由少增多变厚，则见厚腻之苔；若为饮食所伤，胃气蒸腾秽浊上泛，则见腐苔腻苔。

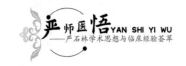

其二，不因外邪侵犯，体内亦无水湿痰饮等病理产物潴留，而是由于脾胃本身功能失调，生成舌苔的动力条件发生变化，脾气不能升清，胃气不能下降，代谢产物在舌面逐渐积累，不能随胃气下降及时排泄，舌苔可能发生增多增厚之类的变化。

其三，久病、重病后，脾胃之气大伤，升降失司，原停滞于舌面的旧苔不退，脾胃之气又不能升腾水谷精微化生新苔。新苔不生，旧苔不去，故可见到厚苔一片，浮涂舌上，称为无根苔或假苔。如《形色外诊简摩》所云："此必久病，先有胃气生苔，继乃胃气告匮，不能接生新苔，而旧苔仅浮于舌面。"此外，夏月湿土司令，舌苔较厚而微黄；脾胃湿热素重之人，往往终年有白厚苔，这是由时令、季节、体质等因素所致，一般视为生理现象，但亦无不与脾胃升降功能变化有关。

（2）舌苔减少变薄：水谷精微不足、物质基础障碍和脾胃升降失调、动力条件发生改变皆可引起这类舌苔变化。

其一，水谷精微缺乏。摄入或生化障碍，或各种原因损耗导致水谷精微减少，化源不足，脾气虽能升清，但无精微物质上承，则难以生成舌苔，原有舌苔亦易剥落、消退、减少、变薄。如《温热论》云："舌淡红无苔者，或干而色不荣者，当是胃津伤而气无化液也。"《辨舌指南》亦说："有病而苔不显，多中亏胃枯液涸""病有苔而忽无者，肾阴将绝也。"

其二，脾胃升降失调。一方面脾气不能升清，胃气不能蒸腾，即使成苔的基本物质尚无亏损，亦不能上潮舌而化生舌苔。如《形色外诊简摩》云："无苔者，胃阳不能上蒸也。"另一方面，受各种原因影响，如伤食、忧思抑郁、顽痰胶滞，或过用寒凉药物，使成苔的动力条件即胃气被遏，脾气不升，体内虽有水湿痰饮等病理产物，脾胃之气不能运行舌上，舌苔亦不至于增厚。如《医原》云："舌苔黄腻，明系气分湿热，……而用大剂凉药，足逼令邪气深伏，邪伏则胃气不得上升，舌苔因之亦伏，转成舌绛无苔。"《辨舌指南》说："寒湿在里，误用凉药，……而舌反无苔，脉象沉细无力，此脾胃气陷之征也。"

此外，基本物质和动力条件同时障碍，水谷精微不足，脾胃之气虚衰，升降反作，舌苔更难生成。如《察舌辨症新法》云："舌上无苔，质光如镜，为胃阴胃阳两伤。"

小结：

舌苔生成与变化与脾胃有密切关系。水谷精微是生成舌苔的基本物质，其中营养成分化生舌苔，津液成分保证润燥适中。脾胃升降是形成舌苔的动力条件：脾气上升，水

 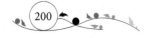

谷精微上达舌面，胃气下降，剩余或代谢产物排除舌外，升降相济，既能升腾气化生成舌苔，又能维持薄白一层。

脾胃升降失调是引起舌苔变化的主要原因。邪气侵犯，或脏腑功能失调，进而导致脾胃升降失职，伴随邪气寒热属性的不同，苔色可由白变黄、变灰、变黑。舌苔增多变厚，多因水湿痰饮等病理产物潴留，随胃气上逆，堆积舌面而成；舌苔减少变薄，脱落消退，则由水谷精微缺乏，化源不足，或脾胃之气虚弱，升腾气化无力所致。故《舌诊研究》认为"舌乃胃之镜子。"《辨舌指南》指出"苔乃胃之明征。"总之，从脾胃升降探讨舌苔生成及变化原理对提高临床诊断水平有着十分重要的意义。

十一、顽固性黄腻苔辨治五法

黄厚腻苔，临床最为常见。有的黄厚腻苔，稍用清热利湿之法，即可消退。有的则顽固不退，经久难消。分析其原因，临床除应辨明黄腻苔主湿热或痰热的属性外，还应分辨其病在胃还是在肺，属于何脏何腑，确定病位在上还是在下，针对湿热的特点，采用不同的分消走泄治法。另一方面，黄腻苔不一定主湿热，还蕴藏复杂的病机，如寒湿困脾、寒痰留饮、脾肾阳虚、阴虚挟湿均可见到。因此，从临床实践出发，对黄腻苔的病机和辨证规律进行探讨，可极大地提高临床辨证水平。

（一）湿热胶结

湿热之邪可侵犯上、中、下三焦为患。湿热在上，郁结咽喉，常见咽喉肿痛，咳嗽痰黄，咳吐不利，舌红，苔黄厚而腻。治宜清热化湿，宣肺利咽。方选《温病条辨》上焦宣痹汤加减，药用：郁金、射干、枇杷叶、淡豆豉、通草；湿热蕴结中焦，胶结难解，常见纳呆食少，呕恶腹胀，脘痞身重，舌苔黄而厚腻，舌质红。治宜清热利湿，和胃降逆。方选王氏连朴饮，药用：黄连、厚朴、石菖蒲、半夏、淡豆豉、栀子；湿热下注，常见少腹胀满，尿急尿黄，便溏不爽，苔根黄厚而腻。治宜清热除湿，利尿通淋。方选程氏萆薢分清饮，药用：萆薢、白术、车前子、茯苓、石菖蒲、黄柏、莲子心、丹参。若湿热弥漫三焦，则清热利湿，用《温病条辨》杏仁滑石汤加减。

病例：某男性患者，51岁，农民。舌苔黄厚腻已十多年，前后已服过几十剂中药，时有消退，随即又起，反复难消。就诊时见形体消瘦，咽喉有痰，咯之不出，脘痞腹胀，

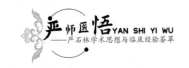

身倦乏力，小便黄，脉细缓。自诉饮少量白酒舌苔当晚可暂时消退，次晨如故。诊断为湿热蕴结三焦，用杏仁滑石汤分消走泄，清热利湿。药用：黄连6克，杏仁、通草、陈皮各10克，郁金、半夏、厚朴、黄芩各15克，滑石30克，石菖蒲6克，藿香、佩兰各15克。服药12剂，舌苔减半，诸症减轻。坚持续服10余剂，咽喉、胃肠症状完全好转，舌苔正常，未再复发。

（二）寒湿困脾

湿郁脾阳，寒湿内停，阴寒内盛，虚阳上浮，常见舌质淡白胖嫩，舌苔淡黄厚腻而滑，或为灰黑厚滑之苔。可伴口淡不渴、脘痞腹胀、形寒肢冷、尿清便溏等症。此乃寒湿，不同脾虚。若投温中补虚之剂，内含甘缓之品，有碍脾阳，不利祛湿。务必选用苦辛淡渗之法，辛以开之，苦以燥之，给湿邪以出路。遵叶天士"通阳不在温，而在利小便"之旨，用《温病条辨》半苓汤。方中半夏、厚朴苦温辛通，茯苓、通草淡渗利湿，少佐黄连，不用清解，取苦能燥湿之意，加入神曲、山楂和中导滞以升降脾胃。全方不备大辛大热之品，貌似平淡无奇，实有非凡之功。

某女性患者，37岁，助产士。6年多来舌面上满口淡黄厚腻苔，经久不退，伴见胃脘胀满、隐痛，饮食少思，喜热食，兼嗳气泛酸，头昏沉闷，困倦思睡，肠鸣腹泄等症。平素常服黄连素，曾用健脾益气，温中散寒等中药治疗，均未获效。辨证为湿郁脾阳，用苦辛淡泄之半苓汤治之。药用：半夏、茯苓、厚朴、神曲、麦芽、山楂各15克，通草10克，黄连6克，服6剂后，脘腹胀满减轻，大便成形，舌苔消退大半。继后用加减正气散，调理脾胃升降，药用：合香、陈皮、大腹皮各10克，茵陈、厚朴、茯苓、神曲、麦芽、山楂各15克，又服6剂，诸证悉减，多年之厚苔消退。邪气已去，再用东垣调中益气汤扶正健脾，巩固疗效，终获痊愈。

（三）寒痰留饮

寒痰留饮多表现为咳逆气喘，吐大量色白清稀泡沫痰，舌苔白厚腻或白滑，舌质淡白胖嫩。不过，临床上亦可因寒痰留饮内停，阴寒偏盛，虚阳上浮，浮阳煎熬，痰液变得略带黄稠，舌质仍淡白胖嫩，舌苔却变得黄厚滑腻，甚至舌苔干燥，口渴思饮，常兼形寒肢冷、面色淡白、小便清长等寒象。此时，病机为阳虚寒盛，治宜温痰化饮。方选苓桂术甘汤加减。

某男性患者，63 岁，退休工人。反复发作性慢性支气管炎、肺气肿 10 多年，此次旧病复发已月余，症见咳嗽、气喘、心悸，咳吐大量白色稠黏痰，口干渴，频频饮水，水量不多，且喜热饮，舌质红，舌苔黄厚腻，脉弦滑数。因见舌红苔黄痰稠脉滑数，均诊断为痰饮化热，已用过大量清热化痰、泻肺降逆的中药，病情毫无减轻。复诊时根据治疗反馈的信息，并分析有渴喜热饮、面色淡白、小便清长等典型寒象，诊断为寒饮内停。断然停止使用任何清热化痰药，改用温化寒痰的苓甘五味姜辛半夏杏仁汤治疗。药用：干姜、细辛、甘草各 6 克，杏仁、五味子各 10 克，桂枝、半夏、茯苓、白芥子、苏子、附片^{（先煎）}各 15 克。初服 4 剂，患者自我感觉较好，口渴略有减轻，但黄苔颜色尚无改变。效不更方，续服前方 8 剂，咳喘大减，口渴已除，黄厚腻苔完全消退，舌质淡红，病情得到控制。

（四）脾肾阳虚

素有寒湿，失于温燥，寒湿愈困，阳气愈伤，或过服阴柔苦寒之品损伤阳气，阳气虚惫，无力蒸腾，新苔不生，原有厚苔不去，久浮舌面；阴寒内盛，虚阳上浮，虚火煎熬，则舌苔黄腻。此时虽有寒湿之邪，但以阳虚为主，温中燥湿之法已不奏效，应改用温中补虚之剂。方选《温病条辨》附子理中汤去甘草加广皮厚朴汤施治，亦可用四神丸、双补汤温补脾肾。

某女性患者，62 岁，教师。患慢性胃肠炎 20 多年，胃脘胀满疼痛，食后尤甚，饭后需卧床休息半小时（胃下垂），不能吃生冷瓜果，大便溏稀，黎明前腹痛则泻，四肢逆冷，脉象微细，但舌质红，舌苔黄厚腻。患者已服大量抗生素清热抗感染，中医也因其舌红苔黄腻而用过大剂苦寒泻火药物，病情日益加重。就诊时根据一派虚寒病史，认为黄厚腻苔、舌红是脾肾阳虚，虚火上浮所致，故立温补脾肾之法，选砂半理中汤合四神丸加减。药用：红人参、广木香、砂仁各 10 克，白术、干姜、半夏、补骨脂、肉苁蓉^{（煨）}各 15 克，鹿角霜、附片^{（先煎）}、桂枝各 30 克，吴茱萸、甘草各 6 克。服红人参数斤，附片最大剂量每次 60 克，治疗 1 年余，黄腻苔彻底消退，胃下垂、五更泄等病已得好转。

（五）阴虚挟湿

湿热久蕴，化燥伤阴，或寒湿内停，过服温燥，耗伤阴液，阴亏失濡，新苔难生，湿邪残留，旧苔浮罩舌面，故可表现为黄厚腻干苔。此苔最易误诊，徒用燥湿之剂，更耗

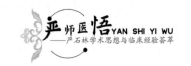

真阴，治宜养阴清热除湿。初用养胃生津之法，如沙参麦冬汤、叶氏养胃汤之类。若治之无效，累及肝肾，可用滋阴补肾之法，方选知柏地黄汤加减。使阴生液复，舌苔滋生有源，厚腻之苔脱落消退。

某男性患者，54岁，干部。舌苔黄厚腻，胃脘胀满4年余，胃镜检查诊断为"萎缩性胃炎伴肠腺化生"。现见舌质黯红，舌苔黄厚腻，中部有两处舌苔剥落，自觉胃脘胀满，嗳气食减，口干苦，精神不振，身体消瘦，大便时干时稀，小便黄，嗜好烟酒辛辣。前医已按运脾除湿、燥湿和中、苦辛通降、温中散寒、活血化瘀等方法施治，均未见效。初辨证为脾胃阴虚，用养胃生津之法治疗，药用：百合30克，麦冬、丹参、薏苡仁、谷芽各15克，石斛、台乌、厚朴花各10克，砂仁6克。共服6剂，口干、腹满痛减轻，但舌苔仍然如故。后用人参乌梅汤加减治疗，效果仍不明显。考虑病久及肝肾，用加减复脉汤滋肾养肝，药用：麦冬、火麻仁各15克，白芍、何首乌、乌梅各10克，知母、红人参各6克。连服6剂，饮食正常，舌苔逐渐化退，后以参苓白术散调理巩固，前后经过月余治疗，黄厚腻苔完全消退，诸症好转。

十二、小建中汤"温中""滋阴"辨

自二十世纪八十年代以来，小建中汤作为温中之剂备受置疑，不少学者提出该方有滋阴作用。为了探求真谛，严师从文献争辩、症状阐释、方药讨论、临床运用四个方面进行了探讨。

（一）文献争辩

小建中汤出自《伤寒论》。太阳病篇云："伤寒，阳脉涩，阴脉弦，法当腹中急痛，先与小建中汤"，又曰："伤寒二三日，心中悸而烦者，小建中汤主之"。汉唐以来，众多注家一致认为该方是温中散寒的代表方剂。由于《金匮要略》条文出现衄血、梦失精、手足烦热、咽干口燥等热象的描述，近来不少医家提出此乃阴虚火旺或血虚失养，认为小建中汤不应为温中剂，而是滋阴方。现就此讨论如下。

1.温中散寒观点

早在魏晋之际，王叔和提出小建中汤可治疗虚寒之证，他在《脉经·平三关病候并治》中云："尺脉微，厥逆，小腹中拘急，有寒气，宜服小建中汤。"其后《苏沈良方·小建中汤》中云："此药偏治腹中虚寒。"宋代医学全书《圣济总录·心腹痛》确认小建中汤"治腹中虚寒"。金初成无己《注解伤寒论》和《伤寒明理论》分别有"里有虚寒治之，与小建中汤，温中散寒。"和"必以此汤温建中脏"的论述。自此，后世医家多遵守此说。到了清代，对小建中汤属于温中剂的肯定层出不穷。如吴仪洛《成方切用·小建中汤》云："肠鸣泄泻而痛者，里虚有寒也，宜小建中汤温中散寒。"徐灵胎在《兰台轨范·通治方》中云："小建中汤……此方治阴寒。阳衰之虚劳，正与阴虚火旺之病相反。庸医误用，害人甚多。此咽干口燥乃津液少，非有火也。"他不仅坚信小建中汤为治虚寒的方剂，而且列出"咽干口燥"非火的例证，有力地批判滋阴的观点。从上可以看出，从古至今绝大部分医家在理论上都认同小建中汤主治中焦虚寒，为温中散寒的方剂[①]。

2. 滋养阴液观点

从明清时代开始，已有医家对小建中汤持有疑义。明末清初喻嘉言提出小建中汤为滋阴方剂，他在《医门法律·虚劳》中云：小建中汤"俾饮食增而津液旺，以至充血生精，而复其真阴之不足"。清·李彣《金匮要略广注》虚劳篇云："衄者，血热也。梦失精者，阴虚不守也。手足烦热者，脾为至阴，阴虚生内热也。"高学山《高注金匮要略》虚劳篇亦云："咽干口燥者，真阴大亏。"均从条文症状分析，得出小建中汤有滋阴清热的功效。近代期刊有不少学者明确提出此方为滋阴剂。如李氏认为[②]"小建中汤非温脾阳之剂"，又说："把本方当作温中剂有悖仲景原意的。所以，似应将本方归入补阴剂范畴。"蔡氏认为[③]："《金匮要略》列小建中汤证，更与脾阳虚证大相径庭，反以阴虚论之方为恰当。"闫氏也认为[④]"本方实为滋脾阴之用，而并非温脾阳之谓"。

综上所述，主张小建中汤治虚寒证的是多数、主流，严师赞同。提出阴虚虽人数不多，影响则大。其中争论的焦点集中在对条文中涉及心烦、衄血、梦失精、手足烦热、咽干口燥等症状性质的区分。上述症状的出现是热证独有，还是可以作为寒证诊断的参考指标，对寒热辨证意义重大，有必要深入讨论。

① 王秀梅，于海亮，桑希生．小建中汤病机之我见［J］．中医药学报，2012，40（4）：98-100．
② 李群林．小建中汤温中说质疑［J］．湖南中医学院学报，1985（1）：39-40．
③ 蔡丽慧，葛凤琴，刘红．仲景小建中汤列入温中方献疑［J］．中医药学刊，2001，19（4）：386．
④ 闫志新，葛凤琴，刘红．小建中汤"温中"质疑［J］．山东中医杂志，2003，22（1）：52．

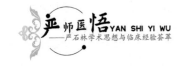

（二）症状阐释

小建中汤之所以引起较大的争议是因为《伤寒论》《金匮要略》条文中出现心烦、衄血、梦失精、手足烦热、咽干口燥等症状。多数医家认为此系阴虚内热的表现，其实不然，这些只是其共性或主流规律，不能涵盖其他的属性，如虚寒亦可引起：①心烦。不仅心血、心阴亏损、虚火上扰可致，心气虚、心阳虚，不能养神，心神不宁亦可引起。《伤寒论》少阴篇中治疗心肾阳虚的四逆汤、茯苓四逆汤证中均有心中烦躁的症状便是佐证。②衄血。最常见的原因是热邪扰动和阴虚火旺，迫血妄行。然而气虚、阳虚，不能统摄，血不归经，亦可引起，统称气不摄血，是慢性失血证的重要病机。③梦失精。有梦而遗，通常以阴虚相火扰动精关为主要原因。但阳气虚弱，肾气不固，精关失约亦可导致。如《诸病源候论·虚劳溢精闻出候》云："肾气虚弱，故精溢也。见闻感触，则动肾气，肾藏精，今虚弱不能制于精，故因见闻，而精溢出。"④手足烦热。阴虚、湿热是显而易见的原因。然而，气不收敛、虚阳浮张和阳虚阴盛、逼阳外浮也可引起。如郑钦安《医法圆通·辨认阴盛阳衰及阳脱病情》云："两脚大烧，欲踏石上，人困无神。此元气发腾，有亡阳之势，急宜回阳收纳为主。切不可妄云阴虚，而用滋阴之药。"又云："忽然两手肿大如盂，微痛微红，夜间、午后便烧热难忍。此阴盛逼阳，从手脱也，急宜回阳收纳为主。"不仅提示阴盛逼阳可致手足烦热，还特别告诫"不可妄云阴虚"。大部分医家都会认为咽干口燥是热盛伤津和阴虚火旺，但还可是阳气不足，气不化液，津不上承所致。故徐灵胎特别强调"此咽干口燥乃津液少，非有火也"。

上述热象，极易误判为阴虚失养而选用滋阴法治疗，其实皆属于虚劳发热，病机为阳虚阴盛，格阳于上（外），虚阳聚集之处，"气有余而是热"。所以，这类热象，不仅可见于热证，也可见于寒证。在四诊合参的前提条件下，也可作为诊断虚寒证的参考指标之一。

（三）方药讨论

小建中汤药物组成中，加入饴糖、芍药倍增是争论的焦点。不少医家认为滋阴药与益阳药并用，且滋阴药的重量超过益阳药，其意不在温脾，而在滋阴。

首先关于饴糖，金·李东垣《脾胃论》，宋·成无己《伤寒明理论》，清·张璐《千金方衍义》，清·杨时泰《本草述钩元》等大部分医家均认为该药甘温益气，只有少部分医家认为其性甘润，有养血滋阴作用。如清·黄元御《长沙药解》中认为"饴糖能补脾精，化胃气，生津养血"。可是现代有实验证明，采用小建中汤加饴糖与不加饴糖进行脾虚模型的实验研究，结果发现两个处方作用几乎相似[1]，说明加用饴糖并未影响该方温中的效用，也反证说明饴糖滋阴的意义并不明显。

其次芍药，明·周子干《慎斋遗书·古方解》说"加芍药则补脾阴"。清·王旭高《退思集类方歌注·十四味建中汤》云"桂枝汤重用芍药，加饴糖，义偏重于酸甘，专和血脉之阴"。另有不少医家并不从滋阴论芍药，而是从抑木扶土的角度评价其功。如李东垣《脾胃论》云"以芍药之酸于土中泻木为君"。明·李时珍《本草纲目·芍药》云"白芍药益脾，能于土中泻木，故倍用之"。费伯雄《医方考·小建中汤》曰："肝木太强，则脾土受制。脾阳不运，虚则寒生，……小建中汤之义，全在抑木扶土。……合芍药以制肝，斯中州之阳气发舒，而阴寒尽退矣"。上述说明仲景小建中汤倍芍加饴并不专为滋阴，不会影响温中益气的本意。如今不少方书倾向于白芍、饴糖有酸甘化阴、济阴和阳的作用，主要受到《金匮要略》中诸多热象的影响。实际上这些热象并非阴虚发热，而是虚劳发热。小建中汤如同东垣补中益气汤一样被后世公认为甘温除热的代表方剂之一，其功效应归于补气、补阳，可从另一方面佐证该方具有温中补虚之功。现代第七版《金匮》教材虽然认为是阴阳两虚的方剂，但在最后的按语中也承认"小建中汤毕竟偏于甘温，辨证当以阳虚为主。如阴虚内热明显，见舌红、脉数者，不宜使用本方"[2]。由此可以认为小建中汤是甘温建中、益气温阳为主的方剂，与麦门冬汤、参苓白术散、益胃汤等滋养脾胃阴虚的方剂不可相提并论、同日而语。

（四）临床运用

小建中汤在临床运用上十分广泛，孙氏云[3]"适用于脾胃阳虚，中气不足，虚阳不振，以及阴阳水火升降失调所致的脾胃虚寒证，主要用于治疗胃及十二指肠溃疡、溃疡性结肠炎、慢性胃炎、慢性肝炎、习惯性便秘等"多种慢性疾病。说明小建中汤在临床中绝大多数运用于治疗虚寒病证。

某女性患者，57岁，2012年5月23日初诊。胃脘隐痛，喜温喜按，晨起口干口苦，口腔溃疡，四肢冷而手足心发热，睡眠差，小便黄，食生冷水果而便溏，舌红、苔黄

① 陶玲，柏帅，沈祥春．小建中汤组方配伍效应规律分析［J］．时珍国医国药，2009，20（1）：92-94．
② 孟如．金匮要略选读［M］．上海：上海科学技术出版社，1999：40-41．
③ 孙大志，魏品康．小建中汤证治规律探讨［J］．中医杂志，2003，44（11）：862-864．

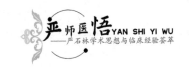

腻，脉弦细。辨证：寒热错杂。治法：苦辛并用。选半夏泻心汤加减：党参20克，黄芩、法半夏各12克，广木香10克，黄连、干姜、砂仁（后下）、炙甘草各6克。服药7剂。2012年6月1日复诊，除胃脘隐痛略减、小便变清外，余症同前、疗效不佳。仔细分析，发现口干口苦多发生在早晨，且饮水不多，思热饮，是脾阳虚，气不化津所致；口腔溃疡，系反复发作，溃疡散在，表面色白，周围有红圈，是因脾寒虚火上浮；仅手足心发热而四肢怕冷，是脾阳虚于中，虚热外浮所致；舌红黄腻，亦为脾阳虚寒凝血郁引起。所有"热象"与火热阴虚无关，原辨证有误，改诊为脾胃虚寒。选用温中散寒的小建中汤加减：白芍18克，桂枝12克，干姜10克，党参20克，葛根、苍术、广木香各15克，砂仁10克（后下），炙甘草6克。初服7剂，口干苦、口腔溃疡明显减轻。再服7剂，胃痛、便溏、手足心热好转，舌象正常。

综上：小建中汤不愧为温中散寒的代表方剂。本文强调与滋阴之剂有别，是呼吁后学，在辨证时注意心烦、衄血、梦失精、手足烦热、咽干口燥等症状，不仅是诊断热证（包括虚热）的重要根据，也是阴盛逼阳、虚阳外浮等虚寒证容易见到的表现。临床必须四诊合参，善辨寒热，才能提高临床疗效。

十三、乌梅丸辨析及对肝阳虚相关病证治验[①]

严师认为脏腑辨证中五脏虚证当均有阴阳气血的亏虚，而中医教材和临床所提多有缺失，如从肝而言，教材仅提及肝阴虚和肝血虚。其实肝的阳气也易损伤，气虚、阳虚证并非少见，在历代文献中早有关于肝阳虚的论述，只是临床应用甚少。乌梅丸虽为寒热并用，但更侧重治疗肝寒病变，对研究肝病阳气虚一类的病症具有重要意义。

严师不拘一格，灵活辨证，从肝阳虚病机立论，采用厥阴病代表方乌梅丸辨治疑难病证，疗效殊甚。现摘录其验案两则，与同道共飨严师灵活精当的临床辨治思维。

（一）乌梅丸的方证溯源与分析

1.《伤寒杂病论》对乌梅丸方证的解析

仲景《伤寒杂病论》中对乌梅丸的论述条文共有三条，分别见于《伤寒论》326条

① 原文题为《严石林教授应用乌梅丸辨治肝阳虚的临床验案赏析》，刊载于《时珍国医国药》2017，28（6）：1467-1469。作者李晗，严梅，李炜弘*，史年刚，乔卫龙，田璐。其中 * 为通讯作者。

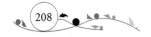

"厥阴之为病，消渴，气上撞心，……利不止。"《伤寒论》338条"伤寒，脉微而厥，……蛔厥者，乌梅丸主之。又主久利。"《金匮要略·趺蹶手指臂肿转筋阴狐疝蛔虫病脉证第十九条》"蛔厥者，当吐蛔。今病者静而复时烦，……乌梅丸主之。"

这三条概括了蛔厥的证治，蛔虫本寄生于肠道之间，性喜温而恶寒，今中气虚而寒热错杂，且上热下寒，迫使蛔虫窜动上扰，胃气因而上逆，故呕吐、心烦，甚则腹痛，痛剧烈时，蛔亦随之而吐，因气血流行不畅，而发生厥逆。此证论的虽是蛔厥，而蛔虫内扰的基本病机为寒热错杂，若机体阴阳寒热平衡则蛔虫也当安宁，与机体和平共处。所以临床上将乌梅丸拓展到病机为寒热错杂的多种疾病治疗。

而对乌梅丸的论述，则见于《伤寒论》338条："乌梅三百枚，细辛六两，干姜十两，黄连一斤，当归四两，附子六两去皮炮，蜀椒四两炒出汗，人参六两，黄柏六两，桂枝六两去皮。上十味，异捣筛……。"

乌梅丸本为治蛔厥之方，方中乌梅、苦酒酸敛益阴，且乌梅味酸，故收敛而不伤阴。使蛔虫得酸则静。黄连、黄柏苦寒清热，可分别清君、相之火，使浮游之火从下焦而出，同时使蛔虫得苦则下。细辛、干姜、附子、蜀椒、桂枝辛热温阳，使蛔虫得辛则伏。人参、当归、白米、白蜜补益气血，扶正以驱虫外出。且人参合乌梅，则酸甘化阴，当归合乌梅则补养肝血，共为补肝之体，壮厥阴之本。共奏调和肝之寒热之功。全方合酸收、苦泄、辛开、甘补、大寒大热等诸药于一炉，共成清上温下，协调寒热、安蛔止痛之剂。

从方证分析来看，多数医家认为乌梅丸为治疗寒热错杂证之代表方剂。但严师结合多年临床经验，提出此方仅黄连、黄柏清肝阳郁热，属寒，余药均为温性，方剂的架构以温为主，侧重于治疗脏寒之证，核心病机当为脏寒，而该方在《伤寒论》中列为厥阴代表方，源自方中君药乌梅、臣药黄连、佐药当归等均走肝经，其所克制之脏寒，当以肝寒为要，即肝阳虚也。

2. 历代医家对乌梅丸的应用发挥与争议

（1）乌梅丸之寒热纷争：

历代医家都尊《伤寒杂病论》为经，奉为圭臬，反复研读，在其基础上将中医理论与临床经验得以发扬。而其中关于乌梅丸之论证更是百家争鸣，总结起来无外三条，即主热、主寒、主寒热错杂。

根据成无己在《注解伤寒论》中的相关论述"邪传厥阴，则热已深也……，热甚能

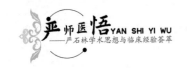

消故也"，不难看出他认为此方主热。而钱天来在《伤寒溯源集》中提到"邪入厥阴，则阴邪自下迫阳于上……客热尚不杀谷，况阴邪乎？"可以明显看出钱氏认为此方主寒。而舒驰远《伤寒集注》中有"消渴者，膈有热也。厥阴邪气上逆，故上撞心……而下寒必更加甚，故利不止也"，可看出主寒热错杂。后世医家，更推崇第三者。如北京中医药大学刘渡舟教授则认为，厥阴病是阴寒之极，阴寒走向衰退，阳气由衰转复，阳气一直处于阴寒压抑之下，当阴寒由盛转衰的时刻，阳气来复必然很强，是"郁极乃发"的阳复现象，故容易形成寒热错杂的证候。这是对寒热错杂且偏寒的较全面论述。

（2）乌梅丸之主治纷争：

历代医家多视乌梅丸为治蛔之祖方或专方，如《医方集解》有"治胃府发咳，咳甚则呕，呕甚则长虫出。"《太平惠民和剂局方》中"脏寒，蛔虫动作，上入膈中，在此证候，谓之蛔厥。又治久痢。"但柯韵伯在《伤寒来苏集》注疏时明确指出"乌梅丸为厥阴主方，非只为蛔厥之剂矣。"后世对本方进行加减，用于产"冷热痢"（《圣济总录》）、"冷痢久"（《千金方》）、"肠风、脏毒"（《证治准绳·杂病》）、"腹痛饮冷、睾丸肿痛、巅顶痛"（《伤寒类方汇参》）、"小儿痘疹"（《保婴撮要》）及"厥阴三疟"（《温病条辨》）等。

正是由于乌梅丸的主治病证历来争议颇大，反而也促进了乌梅丸临床应用范围的拓展。近现代乌梅丸的应用得到了较大的发挥，如权依经用此方治疗巅顶头痛，疗效确切；刘炯夫医案载，用此方治疗耳源性眩晕，在原方基础上加大温阳之功，效佳；张子辉治疗肝阳虚不能统摄之崩漏下血，在此方基础上加以上补血活血之阿胶、三七等，并将乌梅、黄柏炒炭，加大了止血之功。

而蒲辅周先生则应用此方治疗肝阳虚抑郁症和痛经伴嗳气、便溏者，疗效确切。蒲老认为："肝藏血，内寄相火，体阴而用阳，乃春生之脏，用药既不可纯寒，苦寒太过则伤中阳，克伐生发之脏；亦不可用纯阳之药，乙癸同源，温热太过则灼血耗阴。""外感陷入厥阴，七情伤及厥阴，虽临床表现不一，谨守病机，皆可用乌梅丸或循其法而达异病同治。"可以说蒲老将乌梅丸的应用提升到了更高、更妙的层次。

现代中医临床可见，乌梅丸已应用到胆道蛔虫症、慢性胆囊炎、慢性结肠炎、胃溃疡、萎缩性胃炎、神经性胃痛、阿米巴痢疾、溃疡性结肠炎、肠易激综合征、直肠息肉、厥阴头痛、带下病等证属寒热虚实夹杂型的多种急慢性病证的治疗。明确乌梅丸具有麻醉蛔虫虫体[①]、促进胆囊收缩[②]、迟缓扩张奥迪括约肌[③]、抑制平滑肌运动[④]、调整免疫功能、促进溃疡性结肠炎恢复[⑤]，提高巨噬细胞吞噬能力、抗疲劳及耐氧能力[⑥]，抗诱变及抗氧化[⑦]等多重作用。

（二）应用乌梅丸治疗肝阳虚证验案举隅

1. 肝阳虚咳嗽案

某男性患者，65 岁。

主诉：反复咳嗽数年，加剧半年。

病史：反复咳嗽数年。

现症：咳嗽暴作，胸胁抽痛而左甚，伴气从心下上冲胸咽，欲咳不已，少量黄痰，痰中带血，心烦不寐，口渴饮温，背温，昼日寒战而手足厥冷，入夜发热则手足欲伸被外。至夜半则无汗热退，素有头晕、不欲食、便结。舌红苔白，脉弦数无力。前医以肝火犯肺而屡用苦寒清降，收效甚微。

辨治：肺热肝阳虚，寒热错杂。

处方：乌梅丸加减。

用药：乌梅 30 克，细辛 3 克，干姜 10 克，黄连 3 克，当归 10 克，桂枝 15 克，党参 30 克，黄柏 15 克，川楝子 10 克，枳壳 10 克，炙甘草 6 克。

按语：患者咳嗽长达半年之久，久病多虚，《内经》有云："五脏六腑皆令人咳，非独肺也。"从患者咳嗽性质及咳嗽伴随症状，即咳嗽暴作、胸胁抽痛可以判断患者属于肝咳。此外，夜半（丑时）属于足厥阴肝经所主之时，也可解释患者入夜发热，至夜半无汗热退，且此时之热当为肝阳虚所致的虚阳上浮。后面患者症状中还有类似于奔豚证的气上

① 福安专区医院乌梅丸研究小组. 乌梅丸治疗胆道蛔虫病作用机制的实验报告［J］. 福建中医药，1960（6）：29.

② 李世忠，张广生，刘秀琳. 乌梅汤对人体胆囊的作用［J］. 中成药研究，1983（9）：19.

③ 周孜. 乌梅丸研究进展［J］. 北京中医杂志，1986（4）：51.

④ 侯建平. 乌梅对小鼠家兔平滑肌运动的影响［J］. 中国中医药科技，1995，2（6）：24.

⑤ 邱明义，范恒，梅家俊，等. 理肠四方对溃疡性结肠炎大鼠结肠组织 TNFα mRNA 表达的影响［J］. 世界华人消化杂志，2004，12（3）：706.

⑥ 周尔文，张国俊，魏连海，等. 乌梅丸对小鼠巨噬细胞吞噬功能等项实验的观察与分析［J］. 中国实验方剂学杂志，1999，5（3）：65.

⑦ 樊纪民，张喜奎，张振忠，等. 乌梅丸（胃萎灵）逆转胃黏膜癌前病变的实验研究［J］. 现代中医药，2003（2）：5.

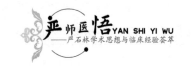

冲胸咽之症，也是下焦虚寒所致。患者有心烦不寐、口渴、黄痰、舌红、脉弦数之热象，说明肺金也有痰热未解。但因肝阳虚失于对厥阴经脉的温煦，出现喜饮温，还有昼日寒战而手足厥冷之寒象，寒的本质也是存在的。因而前医从患者咳嗽剧烈及胸胁疼痛，再结合舌脉辨证为肝火犯肺，屡用苦寒，会更伤患者阳气，收效甚微。因而严师辨证为肺金痰热未解兼有肝阳虚，虚阳上浮。由于患者热象寒象并存，寒热均反映疾病的本质，因而用乌梅丸寒热并治，同时因咳嗽日久，增加乌梅用量至 30 克以收敛肺气，佐以川楝子、枳壳以调畅气机，寒热并调，使咳嗽缓解。

2. 肝肾阳虚之便溏案

某女性患者，63 岁。

主诉：便溏数月。

病史：便溏数年，现代医学肠镜等检查无异常。

现症：完谷不化，食则大便，3 ~ 4 次／日，便溏，凌晨 4 ~ 5 点解便，胃脘胀满，口腻，夜间潮热盗汗，动则汗出，汗出身凉，怕冷，双下肢膝关节发凉疼痛，后半夜出现口干口苦，不思饮，手脚热，稍咳嗽，咯吐白痰，有饥饿感，脉弦细略浮，舌暗红苔白腻。

辨治：肝肾阳虚，兼有郁火。

处方：乌梅丸加减。

乌梅 15 克，党参 30 克，干姜 10 克，黄柏 15 克，桂枝 15 克，细辛 6 克，花椒壳 30 颗，肉豆蔻 15 克，葛根 15 克，淮山 30 克，鹿角霜 15 克，诃子 15 克，当归 10 克，炙甘草 6 克，复诊诸症缓解。

按语：患者凌晨 4 ~ 5 点解便（五更泻），完谷不化、大便次数增多，便溏，属于肾阳不足，温煦作用减退，先天之阳不足，导致后天之阳（脾胃）亦不足。且患者素体怕冷，双下肢膝关节发凉，均是明显的肾阳虚之象。除此之外，患者还有潮热盗汗、口干口苦、手脚热之热象，夜半出现，即肝经所主之时，阳虚气机闭郁化火，为郁火也。虽有热象，但汗出身凉，素怕冷；虽口干却不思饮，虽夜半手脚心热，但素双下肢膝关节发凉。因而判断患者为肝肾阳虚，兼有浮火。治疗上予以乌梅丸，在原方基础上，根据患者寒重于热，佐以肉豆蔻、鹿角霜温阳，淮山厚脾胃之气，葛根鼓舞清阳上升以止泻。再加诃子以增强乌梅酸收之功，标本兼顾，使诸症除。

（三）肝阳虚病机的立论与乌梅丸的发挥

1. 肝阳虚论的历史溯源

早在《黄帝内经》中就有关于肝气虚、肝血虚的描述，但未明言。如《素问·脏气法时论》曰："肝病者……虚则目无所见，耳无所闻，善恐，如人将捕之。"《素问·玉机真脏论》曰："春脉者肝也……其不及则令人胸痛引背，下则两胁胠满。"后世医家多以"肝虚寒""肝虚冷"表实肝阳虚证。如《千金要方·肝虚实》曰："左手关上脉阴虚者，足厥阴经也，病苦胁下坚寒热……名曰肝虚寒也。"宋代《太平圣惠方·治肝虚补肝诸方》曰："夫肝虚则生寒，寒则苦胁下坚胀……此是肝虚之候也。"

后世医家在此基础上提出了许多有效方剂和治疗方法。如唐代孙思邈《千金要方·卷第十一》治肝阳气不足，用"补肝汤"；《千金翼方》有"泻肝汤"治疗肝阳气不足、目暗、四肢沉重；王焘《外台秘要》有"调肝散"治疗肝气少、目不明；明代薛己《薛氏医案·内科撮要》、王肯堂《证治准绳》、秦昌遇《症因脉治·内伤不得卧》，均选用滑伯仁所创"补肝散"治疗肝阳气亏虚、左关脉郁诸症。

明代李士材《医宗必读》从"乙癸同源"立论，力主"补肾即所以补肝"；彭用光《体仁汇编·肝脏药性》则从子能令母实的观点出发，提出"资心火，以补肝虚"的观点。

当代学者王孟祯在探讨眩晕证的病理机制时，肝阳虚一词才得以正式明确地提出来[①]。今人秦伯未《论肝病》中说："（肝脏）以血为体，以气为用，血属阴，气属阳，称为体阴而用阳。故肝虚证有属于血亏而体不充的，也有属于气衰而用不强的，应包括气、血、阴、阳在内，即肝血虚、肝气虚、肝阴虚、肝阳虚四种[②]。

而明清以后关于肝阳虚之论述则锐减，至现代，中医诊断学教材不断改版，从肝之气血阴阳虚衰俱存，到仅存肝血虚、肝阴虚，鲜少出现肝阳虚之论述。出现此种情况的原因可能是肝肾同居下焦理论的推广，特别是自明代，《难经》命门学说得以蓬勃发展，命门为一身之主宰地位的确立，遂使"肝阳根于肾阳、肝阴必待肾阴"的观念进一步明确起来[②]。因而明以后医家，多于温补肾阳来求肝阳，或肝阳肾阳同论，使肝阳虚育于肾阳虚之中，合而论之，久之，众医家对于肝阳虚之概念就相对薄弱了。此外，在不同的理论中，肝可与肾同居下焦，肝肾同源；也可与脾胃同属中焦，调理饮食水谷之摄纳，故也有

① 吴小明，李如辉. 试论肝阳虚证的确立［J］. 中医药临床杂志，2004，16（3）：198.
② 李如辉，卢良威. 历代文献少论肝阳虚原因之我见［J］. 山东中医药大学学报，2001，25（4）：245.

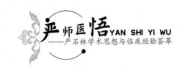

医家将肝阳与脾阳概而论之。基于此，肝阳虚之概念日益模糊。

2. 乌梅丸切合肝阳虚为主兼有寒热错杂的复杂病机

严师认为由于肝体阴而用阳；而阳者，气也，过用则不足，故肝本脏亦容易有阳气不足、阴血不足之象。因而，肝阳虚之证，应当单独提出，而非杂合于他证之下。厥阴属肝，肝体阴而用阳，体阴则主藏血，如若肝血不足则疏泄失调。用阳则主疏泄，疏泄不足则气郁化热。此外，《金匮要略》有云："夫肝之病，补用酸，助用焦苦，益用甘味之药调之。"乌梅丸除建方之始用于治疗蛔厥外，其治法之关键当为寒热并用，更侧重于肝阳虚病变，其适应证当为肝阳虚兼有浮火。除治疗蛔厥外，常见证型有：胆胃热，脾肠寒；肝肾偏寒，郁久化热。此处之"热"，实为无形之寒邪与有形之痰浊"郁闭"，导致阳气不得自行布散，而厥阴为两阴交尽，阴尽阳复，正邪相争即有发热。

临床应用胆胃热，脾肠寒又包括两类：一是胃热肠寒或胆热肠寒，即现在所说之胆道蛔虫；胆热脾寒，即现在慢性胆囊炎。二是胃热脾寒，即现代之慢性胃炎。而肝肾偏寒，郁久化热可以分为三种：肝寒郁热，如前文蒲老治疗的抑郁症患者；肝肾阳虚、湿滞化热，即现代之慢性结肠炎、慢性痢疾、溃疡性结肠炎、肠易激综合征；肝气（寒）乘肺、痰饮化热，即现代之支气管哮喘、慢性支气管炎、肺气肿、肺心病等。

十四、方证辨证临床运用评述

辨证论治既是中医治病的过程，又是中医治病的根本方法。临床诊疗有辨证、立法、选方、遣药4个环节，是理、法、方、药的有机统一，其中"理"为说理或推理，即辨证。辨证的方法有多种，方证辨证应为临床最常用的辨证方法之一。

方证辨证是一种独特的辨证模式，称为方剂辨证、汤证辨证。方，是指方剂。证，是指疾病的某一证候。方证，是指某个方剂与某个病证具有良好对应关系。方证辨证是根据方剂的主治脉症判断是什么证候，从而做出以方为名的证候诊断结论的过程。简言之，是以方剂名称代替证候名称，以方名分别证候，辨方识证，有是证，则用是方。

方证辨证的理论基础来源于"方证对应"。《伤寒论·辨少阴病脉证并治》317条云："病皆与方相应者，乃服之。"该书证以方名，方由证立，有是证必有是方，方证一体。仲景以方名分别证候，方以药成，方药的功用体现治法，治法与病证相应，因此方药与病证则呈现直接的对应关系，这种方与证的对应关系称之为"方证对应"[①]。方证对应表述证与方之间存在高度对应的关系，实际上，临床一个病证有多首常用方剂，即一证多方。因此方与证不可能完全对应，而是不同程度的对应关系，应称为"方证相关"。

"方证相关"是指一个方剂的功效与其针对的病证具有高度相关性或针对性。"方证相关"强调了方药与作用对象之间的相互作用及其紧密联系，临床辨证中只要发现患者的表现与某一方证的脉症基本相似，就可以方辨证，以方名代替证名，完成临床诊断施治的全部过程。

方证辨证在临床上已被普遍运用，这是客观存在的现象。但是方证辨证并未被诊断学界所公认。在当今高等中医药院校中医诊断学教材中列举了八纲、病因、气血津液、脏腑、六经、卫气营血、三焦、经络等8种常用辨证方法，方证辨证未被收入，故特对其临床意义予以评述。

（一）方证辨证的意义

1. 操作简捷方便

简化辨证思维的复杂过程，常以患者的表现与方剂或条文的主治症状直接类比，凡与此主症符合者，即诊断为此证，直接选用此方。使辨证和论治、方和证合而为一，省略了辨证思维、证候诊断、治法选择等复杂的过程。有不少业医者，文化水平不高，无法具备高深的中医理论知识，从学习方剂入手，以方证辨证识病施治，成为医生，也能为患者解决一定的病痛。

2. 辨证精确高效

方证辨证起源于仲景《伤寒杂病论》，名曰经方。经方的特点是药少而精，出神入化，起死回生，效如桴鼓[②]。后世时方是对经方的发展和补充。经方和时方，都是前人临床实践的经验总结，有非常高的临床适用价值。方证辨证具有很强的客观性、可行性。有是证则用是方，是准确、有效地运用经方、名方的一条捷径，具有针对性强，执简驭繁的特点，因此在临床上具有较大的实用价值。宋·孙奇等在校正《金匮要略》时指出"尝以对方证者，施之与人，其效若神"。方证辨证能使辨证更加深入、更加细微、更加

① 谢鸣."方证相关"逻辑命题及其意义［J］.北京中医药大学学报，2003，26（2）：11-12.
② 刘渡舟.方证相对论［J］.北京中医药大学学报，1996，19（1）：3-5.

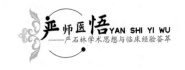

具体，最终获取很好的疗效。

3. 适应范围广阔

从古至今，前人总结了成千上万的处方，除部分单方验方外，绝大部分经典名方都经历了千锤百炼，都含有其组方的理法，更有其明确而又相对固定的主治病证范围，可以解决许多疑难杂病的诊断治疗，获得意想不到的临床疗效。特别是在中西医结合的过程中，对于那些诊断尚不明确或无特殊疗效的疾病，不必探明病因病理，不必明确其诊断，只要抓住主症，就可辨明某一方证，找到相关的治疗方剂，取得满意的疗效，为临床此类病证寻求新的治疗途径。如用清瘟败毒饮治疗乙型脑炎，用龙胆泻肝汤治疗带状疱疹，用血府逐瘀汤治疗顽固性失眠等，均能说明方证辨证有广阔的实用价值，也表明了中医治病的优势和特色。

4. 解决方证分离

临床许多常见证候是异病同证的产物，属于基础证、复杂证、理论证、笼统证的范畴。由于这些证具有抽象、模糊、笼统的特征，并常受到疾病、体质、环境、气候、季节等因素的影响，存在着一证多义、一证多方、一证多药的不确定性，与实际用药缺乏严格的对应关系，给临床准确地处方用药带来了一定困难[①]。方证辨证以方为证，根据患者表现的主要症状群辨为某一方证，有是证则用是方，针对性极强、准确率高地解决方证分离的问题，对临床辨证论治有极大的帮助。

5. 提供科研思路

由于证的复杂属性决定任何一个证往往与多个功效相似的方剂具有对应关系，形成"一证多方"的格局。而方证辨证的核心问题是方剂主治的病机和症状必须与证候的病机和主症相互对应，也就是说，临床上真正与具体证候的病机和主症高度针对的最佳配方应该只有一个，即"一证一方"。因此以探讨同类方剂与某一特定证之间的相关度为目标或探讨某一方剂的主治范围的研究课题具有重要的理论和实践意义。因此，加强对方剂的研究，抓住方证，寻找证与方剂的对应关系，弄清方药取效的机制，是提高中医药临床疗效的可靠途径，同时对中药的开发利用也有积极的意义。

---

① 林坚. 试论中医学方证相应观 [J]. 中国中医基础医学杂志，2000，6（7）：9-11.

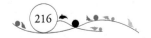

（二）方证辨证的不足

由于方证辨证具有较多的适用价值，有人提出方证辨证万能的口号，认为："不论是脏腑辨证、经络辨证，还是六经、八纲辨证，最终都要落实在方证上……方证辨证是六经、八纲辨证的继续，更是辨证的尖端。"[①]事实上大多数临床医生已养成方证辨证的习惯，临床诊病张口即言某某方证，违反辨证思维的逻辑程序，自然容易导致诊断失误。下面对方证辨证存在不足进行探讨。

1. 摒弃辨证体系

八纲、病因、气血津液、脏腑、六经、卫气营血、三焦、经络等辨证方法是近代建立形成的临床辨证体系。其中八纲辨证是纲领证，病因、气血津液辨证是基础证，脏腑、六经、卫气营血、三焦、经络等辨证是常见证或具体证。从纲领到基础，再到常见证，是从《伤寒论》《千金要方》《外台秘要》等方书，即方证辨证的基础上发展而来，形成了一套完整的辨证体系，是辨证之精髓，适用于临床一切疾病的辨证。如果用方证辨证代替各种辨证方法进行临床辨证，则会抛弃中医临床诊断最富特色的辨证思维，摒弃了辨证之精髓。

2. 违反辨证程序

中医的临床诊疗特点是辨证论治，临床诊疗的思维过程常用理、法、方、药四字进行概括。辨证即是说理，位居首位。论治即是法、方、药，紧随其后。辨证为论治的前提，论治必须以辨证为依据。尽管辨证对证候做出判断后，还要选方择药，即论治，毕竟属于后续步骤。如果运用方证辨证，用方剂的主治症状进行病机分析以代替辨证，在思维程序上是先选方，后辨证，不仅逻辑上已出现混乱，且受方剂主治的局限，会影响辨证思维的发挥。

3. 证名表述不清

方证辨证的结论是以方剂名称代替证候名称，如桂枝汤证、麻黄汤证、葛根汤证、四逆汤证之类，不符合证名诊断的模式。通常证名诊断包含病位、病性，以揭示证候的病机。如脾气下陷、风寒犯肺、热邪壅肺等证，能一目了然地了解证的实质。凡是典型证候，都有相对标准的临床表现，为临床辨证提供可靠保证。可是有不少方剂，甚至是经方，其主治症状记载不详，病机表述不清，令人费解，不便于临床运用。

---

① 李国臣，王冠民，崔文艺. 胡希恕方证辨证说略 [J]. 上海中医药杂志，2003，37（10）：39-41.

 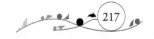

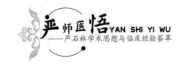

4. 容易对号入座

方证辨证的理论根据源于方证对应。临床辨证常把方剂的主治症状与患者的临床表现相互比较，形成"对号入座"的诊断模式。这种"对号入座"的思维方法有两大不足：一是容易放弃复杂的辨证思维，忽视对症状、体征的病机分析，只做简单的有无判断。当症状、体征能反映证的本质时，尚可得出正确判断；如症状、体征不能反映证的本质，甚至以假象出现时，很容易导致诊断失误。二是患者症状、体征表现不典型，或者症状、体征太少时，就不容易做出正确诊断，也难选择适用的方剂。或虽出现某一症状与某方的适应证相似，但若不能分清病机，或不认真辨析症状的伴随条件，临床很难掌握方证辨证的尺度，总会难免误诊误治。

5. 方证数量庞杂

古今文献有记载的方剂有上十万首，即使是经方、名方数量也十分惊人。按一方一证统计，方证数量的规模也无可估量。如果要用如此庞大数量的方剂指导临床辨证，虽然灵活精准，针对性很强，但因方证数量过大，学习掌握有不少困难，临床运用显得庞杂无序，无规律可循，不能发挥执简驭繁的作用。

从方证相应的角度来看，由于解决了方证分离的关键问题，方证辨证有着临床实用价值，受到不少人的厚爱，一直沿用至今。但从辨证学的角度讨论，方证辨证有着难以克服的缺陷，特别是许多方剂方证对应的关系不太明确，尚不规范，方剂的数量十分庞大，不便于临床驾驭，从而很难被大家所公认。因此，临床上应先辨证，其后结合方证相应，以证择方选药。方证辨证在研究不太成熟的今天，还不能成为一种正式的辨证方法，只能作为辨证诊断后选择相应方药的补充。

第二节 医案集锦

一、脑瘤

编者按：此病案系本书即将完稿之际于严师资料中发现，是严师治疗脑肿瘤的典型案例。但严师写作此稿的初衷仅是对自我临床经验的归纳总结而非发表，因此对西医诊

 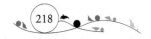

断相关内容未做详细记录。为保持病案原貌，除隐去患者真名外原文刊出，以供同道参考。

某女性患者，38 岁。剧烈呕吐，不能饮水进食。在美国某医院经 CT 检查，诊断为脑部肿瘤[①]，主诉系其压迫吞咽中枢神经所致。由于脑瘤部位较深，手术开颅治疗危险很大，为延缓病程，医生在腹壁安置一根胃管，暂时解决进食问题。西医认为病情危重，估计生存期不能超过 3 个月，故从美国返回故乡探望父母，并想从中医中药方面寻求一线治疗希望。

1998 年 4 月 24 日初诊，患者神志清楚，精神抑郁，形体消瘦，声低懒言，神疲困倦，心中饥饿思食，但咽喉强硬，不能吞咽，不能饮水和进食，营养全靠一根胃管维持。不渴，口中分泌物较多，不断吐出白色痰涎，二便未见异常。中医检查，舌质暗红，右舌边有一小块瘀斑，舌苔白腻，脉象弦细。

辨证诊断：痰瘀互结，胃气上逆，兼气虚。

治法：祛痰燥湿，降逆和胃，佐以补气活血。

处方：导痰汤合旋复代赭石汤加减。

半夏、茯苓、郁金、竹茹 15 克，陈皮、白芥子、旋覆花[(包煎)]10 克，石菖蒲、胆南星、桃仁、红花、甘草 6 克，党参、代赭石 30 克。一日一付，煎汤服，每天三次，每次 200 mL，共六付。

二诊

1998 年 4 月 30 日，服上方后，口中分泌物减少，咽喉强硬感自觉有所缓解，精神明显好转，对中医治疗产生信心。效不更方，原方加莪术 10 克、鸡血藤 30 克，增强活血化瘀作用，服五付。

三诊

1998 年 5 月 6 日，通过祛痰燥湿、降逆和胃的方法治疗，患者呕吐痰涎的症状大减，开始有少许吞咽动作，能缓慢地进食流质食物，全身情况得到一定改善，特别是精神压力大大减轻，更坚定治疗信心。分析病情，痰湿有所改善，胃气上逆已基本消除，必须加强活血化瘀，从本治疗。

---

① 编者注：垂体胶质瘤。

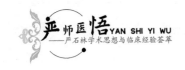

治法：祛痰燥湿，活血化瘀。

处方：导痰汤合血府逐瘀汤。

半夏、茯苓、枳壳、赤芍、浙贝、郁金 15 克，川芎、当归、陈皮、桔梗、胆星、降香、旋覆花（包煎）10 克，三七 3 克，党参、代赭石 30 克，甘草 6 克。共 42 付。

四诊

1998 年 7 月 13 日，以上方作为基本方，坚持治疗 1 月余，吐痰症状完全控制，咽喉强硬症状大大缓解，不仅能进食流质食物，而且进食蔬菜、面包、米饭等食物，只是比常人吞咽缓慢。自觉症状缓解后，经医院复查，脑瘤已比原来明显缩小。由于服温燥药时间过长，患者出现口干渴、潮热、盗汗、五心烦热、舌红少苔、脉象细数等阴虚内热的表现，故临时改变治法。

治法：滋阴清热、活血化瘀。

处方：知柏地黄汤合血府逐瘀汤。

知母、黄柏 12 克，生地、山药 24 克，山茱萸、茯苓、半夏、浙贝 15 克，川芎、陈皮、胆星、丹皮 10 克，三七 3 克。共 28 付。

五诊

1998 年 8 月 10 日。通过上述治疗，患者吞咽功能完全恢复正常，自己能食任何食物，再不依赖胃管，为巩固治疗效果，从本论治，彻底改变痰瘀互结的病机，又坚持用导痰汤合血府逐瘀汤加减。

半夏、茯苓、浙贝、赤芍 15 克，陈皮、丹皮、川芎、桃仁、红花 10 克，鸡血藤、生地 30 克，胆南星、甘草 6 克，三七 3 克。共 32 付。

六诊

1998 年 9 月 1 日，前后经过 4 个月时间，共服中药 110 余付，患者自觉症状全部好转，精神良好，身体已完全康复，回美国取除胃管，检查脑瘤已痊愈。

二、五更泻

某男性患者，24 岁，2015 年 11 月 25 日初诊。

病史：患者每日凌晨（4—5 点）肠鸣、大便溏泄，2 月余。

现症：凌晨 4—5 点自醒，腹凉，有饥饿感，肠鸣，大便溏泄，平素大便先干后稀，

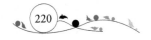

食油腻后腹泻，手脚凉，伴口唇周围痤疮（便干时明显），舌质暗红有瘀点，苔薄白，脉弦细数。

辨治：命门火衰，气血瘀阻，治当温阳补肾，引火归原，以四神丸合潜阳丹加减。

处方：补骨脂15克，肉豆蔻15克，五味子10克，吴茱萸6克，砂仁（后下）10克，黄柏12克，制附片（先煎）15克，炒白术15克，干姜10克，党参30克，炙甘草6克。水煎，4剂服7日，日3次。嘱忌生冷食物，勿过劳，适寒温。

二诊

2015年12月2日，诉上方4剂后，诉凌晨5～7点开始出现肠鸣，有便意，大便稍成形，口唇痤疮较前减少，手脚仍凉，舌暗红有瘀斑，苔薄白，脉弦数略滑。以桂枝人参汤合四神丸加减。

处方：桂枝15克，红参10克，炒白术15克，干姜10克，补骨脂15克，肉豆蔻15克，五味子10克，吴茱萸6克，广木香15克，砂仁（后下）10克，枳壳15克，炙甘草6克。4剂，煎服法同前。

三诊

2015年12月9日，诉凌晨5—7点肠鸣明显，有便意，未解大便，平素大便稍成形，食油腻后不适，但未腹泻，唇周痤疮减少，纳可，以桂附理中汤合四神丸加减。

处方：肉桂10克，党参30克，干姜15克，炒白术15克，补骨脂15克，吴茱萸6克，肉豆蔻15克，陈皮12克，广木香15克，砂仁（后下）10克，茯苓15克，炙甘草6克。4剂，煎服法同前。

四诊

2015年12月16日，诉凌晨5～7点开始出现肠鸣，有便意，未解大便，白天大便正常，1次/天，唇周痤疮仍有，手脚凉好转，舌红苔薄白，脉弦。追问患者，患者平素内向脾气大，以丹皮逍遥散合四神丸加减。

处方：丹皮10克，柴胡15克，薄荷10克，白芍15克，当归10克，茯苓15克，炒白术15克，补骨脂15克，肉豆蔻15克，吴茱萸6克，生地30克，水牛角粉30克，肉桂10克，炙甘草6克。4剂，煎服法同前。

按：五更泻的治疗，不仅要考虑肾，需同时关注肺、脾、肝的影响。肾阳虚则火不暖土，脾运不利，故阳气初生之时，因阴寒太盛，清阳不升而反下陷；且凌晨4—5点是

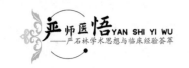

寅、卯之交，为肺和大肠经主值之时，肺气根于肾，金水相生；肺气不能宣固，大肠输布失常则出现溏泄；脾主运化水谷，大便溏，完谷不化与脾关系密切；寅、卯其本身五行属性为木，肝亦属木，寅卯之时少阳之气萌动，脾虚肝乘则腹痛腹泻。故治疗之时应多方考虑，以温补肾阳为主，但温补脾阳、固肺气、调肝气也不可少。

患者脾肾阳虚，气虚推动无力，故而气血瘀阻，见舌面有瘀点，其口唇周围痤疮，实为"寒火"，即脾开窍于口，口唇属脾胃，是脾肾阳虚，阴寒内盛，营卫生成不足，客寒闭郁经脉所致，法宜扶中宫之阳，以收纳阳气为主，且刚开始温补阳气之时，体内阳气鼓动可令营卫上达唇口，在唇周脉气即将宣通之际，可导致"寒火"之象加重，痤疮增多，待机体阳气充足后症状会缓解；就脉象来看，患者脉弦数略滑，滑数脉多主热、主实，但此人为命门火衰，阳气浮动于外而致的"真寒假热"的脉象，治疗时切勿妄用苦寒之品令阳气更虚。患者服药3周后其阳虚情况已有明显缓解，唇周痤疮明显好转，仍有部分未能完全缓解，现其脉象弦，加之性格内向脾气大，实有长期肝气郁结，肝气郁而化火而生痤疮，故三诊加用疏肝解郁、清解郁火之药物，但患者本质脾肾阳虚，故而只少佐清解郁火药。

严师临床辨证用药严谨，善于透过现象看到本质，强调整体观，常常强调开始面对患者的时候不要过早下诊断，应整体全面分析患者病情，用一个病机解释患者出现的各种症状，临床用药不凭借局部几个症状而草率用药。

（成都中医药大学在读博士生　陈敏整理）

三、宫颈癌术后放化疗后脾胃病

某女性患者，45岁，2013年3月4日初诊。

病史：2012年1月因宫颈癌，进行了宫颈癌手术，曾进行2次放疗，目前正在接受化疗。

现症：恶心呕吐，心慌，面色㿠白，舌红苔白厚，脉弱。

诊治：气虚湿阻，治以益气健脾除湿，方用楂曲平胃散合二陈汤加味。

处方：藿香15克，法半夏15克，茯苓15克，陈皮10克，黄连6克，厚朴15克，建曲15克，炒麦芽15克，山楂15克，葛根15克，白豆蔻10克，砂仁^(后下)10克，苍术

15 克，糯米草 15 克，甘草 6 克。水煎，4 剂服 7 日，日 3 次。

二诊

2013 年 3 月 18 日。无呕吐，饮食尚可，发热，汗出，大便日 2 次，舌红苔薄白，脉细弱。

诊治：服用前方湿阻不甚，脾运功能逐步恢复。辨为气血亏虚，治以大补气血，兼以健脾助运。方以归脾汤合楂曲平胃散加减。

处方：人参 12 克，黄芪 45 克，当归 12 克，白芍 15 克，阿胶（烊化）15 克，茯苓 15 克，炒白术 10 克，陈皮 10 克，山楂 15 克，枳壳 15 克，地榆 15 克，生首乌 15 克，紫河车（冲服）15 克，甘草 6 克。4 剂，煎服法同前。

三诊

2013 年 5 月 6 日。下阴灼热，肛门坠胀，下肢乏力，厌油腻，饮食一般，盗汗，舌红苔微腻，脉细弦。

辨证：气虚兼湿热下注，治疗益气燥湿清热，方用四君子汤合楂曲平胃散加减。

处方：人参 6 克，黄芪 30 克，丹皮 10 克，炒栀子 6 克，柴胡 15 克，炒白芍 15 克，茯苓 15 克，炒白术 15 克，山楂 15 克，盐黄柏 15 克，车前子（包煎）30 克，神曲 15 克，炒麦芽 15 克，瞿麦 15 克，甘草 6 克。4 剂，煎服法同前。随访至 2015 年 7 月，病情稳定。

按：肿瘤患者术后及放化疗后会出现诸多不适，尤对患者脾胃运化、气血化生造成严重损伤。临床运用中医药辨证论治，可取得比较显著的疗效。严师认为针对肿瘤患者，应该做到辨体、辨病、辨证三者结合，此患者化疗初期出现了明显的恶心呕吐等肠胃症状，辨体为气血两虚，辨证是湿浊中阻，故以楂曲平胃散合二陈汤加味，先调理脾胃，固护中焦；二诊呕吐已止，胃气稍复，但随着不断的化疗，出现贫血，患者发热汗出，脉细弱，证属"血虚发热"，当益气养血，扶正固本，同时配伍血肉有情之品，切不可因患者出现发热汗出、舌苔黄腻，而以湿热论治，必当偾事；三诊已是 2 个月后，此时患者正气仍不充足，下焦湿热明显，随证治之。患者经诊治，明显提高了生活质量、延长了生命周期。

（四川省中医药科学院中医研究所／四川省第二中医医院　党思捷整理）

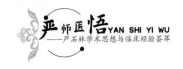

四、经间期出血

某女性患者，45岁，2013年6月6日初诊。

病史：经间期出血半年余。

现症：经间期出血半年余，平素小便黄，食后欲解大便，大便溏，每日2～3次。舌红苔白厚，脉沉滑。

诊治：诊断为经间期出血，辨证为脾虚湿盛、气不摄血。

处方：黄芪30克，生地30克，炒蒲黄^(包煎)15克，炒白术15克，茯苓15克，仙鹤草30克，炒白芍15克，山药30克，益母草15克，丹参10克，当归10克，甘草6克。水煎，4剂服7日，日3次。

二诊

2013年7月5日。本次经间未见出血，但大便仍不成形，每日2次，舌红苔薄，脉沉。辨为气虚不固、气虚血瘀，治当补气摄血兼以活血。

处方：黄芪30克，党参20克，茯苓15克，炒白术15克，炒蒲黄^(包煎)15克，仙鹤草30克，山药30克，丹参15克，菟丝子15克，甘草6克。4剂，煎服法同前。随访至2015年7月，病情稳定，未出现经间期反复出血的情况。

按：经间期出血属于中医妇科崩漏的范畴，为漏症，严师认为治疗此症应遵循标本同治的原则，固气、清热、止血以治其标，益气、化瘀、固冲以治其本。行经期间，宜扶脾调肝；经血已止，则调补冲任。三黄益母汤是严师常用之验方，其创立者为成都中医学院刘耀三教授，处方组成药物有生黄芪、生地黄、炒蒲黄、益母草、地榆、白芍、甘草、太子参、白术等，严师以此方治疗经间期出血、功能性子宫出血等属于中医崩漏者，均取得了比较显著的临床效果。

（四川省中医药科学院中医研究所/四川省第二中医医院　党思捷整理）

五、感冒

某男性患者，27岁，2001年10月13日初诊。

病史：感冒频发，短则1个月感冒1次，长则2个月感冒一次，自诉无论服药与否，都要约2星期时间康复。每次感冒前数天，首先会出现胁痛腹泻。数天后，则见恶寒、

 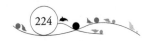

发热、咽痛、头昏痛（后脑尤甚）、心悸，纳食尚可。曾就诊于多位医生，既往用药有银翘散加减、藿朴夏苓汤加减，服后改善不大。曾用葛根芩连汤，服后反见加重。用小柴胡汤，柴胡用至 24 克，服后胁痛增加。用大剂桂枝汤，服后反胃呕吐，发热加增。此次又感受风寒发病，发病时胁痛腹泻。

现症：刻见恶寒发热、鼻塞，清涕，咽痛、咽后壁充血、头痛（后脑尤甚）、心悸。查及舌黯苔白稍干，脉弦略浮。

诊治：诊断为感冒，辨证为外感风邪，内有郁热证，治以疏风解表，散寒透热。方用翘荷甘桔汤加味。具体药物如下。

连翘 15 克，薄荷 6 克，甘草 6 克，桔梗 10 克，白芍 15 克，僵蚕 12 克，牛蒡子 10 克，白芷 10 克，荆芥 10 克，羌活 6 克，黄芩 15 克，川芎 6 克，大青叶 30 克。

3 剂，1 日 1 剂，水煎服，并嘱清淡饮食。

二诊

2001 年 10 月 20 日。自诉服用前方 1 剂，翌日起床，感到神清气爽，诸证缓解，服用 3 剂后，痊愈。

按：感冒虽是小病，若不重视辨证，却难达到立竿见影的效果。辨证上，不能落入一般风寒风热的套路，应因时因人因地制宜，灵活运用四诊，对患者做周密、仔细的诊察，才能找到关键的证候，做出确切的诊断，定出相应的治法。此案患者感冒频繁反复，结合既往用药反馈，其感冒绝非单一病机。结合证候，该案属于素体内有郁热日久，故服桂枝汤反见加重；反复外感，营虚卫弱，故用银翘散、藿朴夏苓汤等解表化湿，又逐邪不尽；今又感风寒，外有表寒，内有郁热错杂，用药寒温不可过极。严师处以翘荷甘桔汤加味疏风解表，散寒透热，正是恰到好处，故能收到明显的效果。

（香港晨曦中医诊所　邓健庭整理）

六、牙痛

某女性患者，52 岁，2010 年 10 月 22 日初诊。

现症：左侧下牙疼痛 3 天，伴左侧肩项疼痛 2 日。畏寒不明显，不喜冷食，舌淡暗，苔薄白，脉弦细。

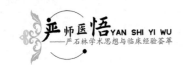

诊治：证属太阳阳明合病，风寒化热，相火妄动。治以解表清热，引火潜阳。处方封髓丹合桂枝加葛根汤加减。

处方：桂枝15克，葛根15克，黄柏15克，砂仁^(后下)10克，白芷10克，白芍30克，当归12克，生地30克，川芎10克，威灵仙30克，鸡血藤30克，羌活6克，甘草6克。水煎，4剂服7日，日3次。患者反馈牙疼及肩项痛痊愈。

按：此案患者症状不多，无明显寒热偏向，仅有下牙痛和肩项疼痛，前医投"疏风散寒"之剂效果不佳。结合其脉弦细、舌淡暗、苔薄白的症状，四诊合参，既非单纯风寒外感之证，亦非久患风寒湿痹证，常人或感无从下手。

牙痛一症，古代医家多有阐述，如李东垣在《脾胃论》中论述："因服补胃热药而致上下牙痛不可忍，牵引头脑满热，此足阳明别络入脑也。喜寒恶热，此阳明经中热盛而作也。"此患者无口臭、消谷善饥、胃脘部不适等症，显然不适合以清胃散来治疗。病者左侧下牙疼痛，左肩项疼痛，皆为手阳明大肠经循行之处，病位在阳明无疑。又似与张景岳在《景岳全书》对牙痛的论述颇为切合："水亏火盛，六脉浮洪滑大；少阴不足，阳明有余，烦热干渴，头痛牙疼，失血等证如神。"患者中年，如《素问》云："女子七七任脉虚，太冲脉衰少，天癸竭，地道不通，故形坏而无子也。"又兼有阳明经之外邪，正与张景岳所说"少阴不足，阳明有余"符合。但患者虽已步入七七之岁，并无明显齿松牙衄、烦热干渴、腰酸等少阴不足之证。

严师细审病证，认为此牙痛与郑钦安所说"虚火上冲"颇为符合，《医理真传》谓："（封髓丹）能治一切虚火上冲，牙疼、咳嗽、喘促、面肿、喉痹、耳肿、目赤、鼻塞、遗尿、滑精诸症，屡获奇效，实有出人意料，令人不解者。余仔细揣摩，而始知其制方之意，重在调和水火也，至平至常，至神至妙，余经试之，愿诸公亦试之。"故诊断为太阳阳明合病，相火妄动，予封髓丹合桂枝加葛根汤加减，切合病机，故收良效。用黄柏入肾水，砂仁纳五脏之气归肾，甘草补土伏火，未用填肾之补药，未用清热之苦寒，却使真火伏藏，牙痛得解，可谓至妙。以桂枝加葛根汤解肌发表，生津舒经，解太阳阳明之邪，病程日久，用威灵仙、鸡血藤以养血除痹，风寒易郁而化热，且诸风药温燥，用生地养阴清热，与羌活、白芷、细辛配伍，取九味羌活汤之意，辨证准确，配伍精炼，故获良效。

（成都中医药大学附属医院　高泓整理）

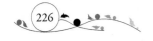

七、痤疮

病例 1：某男性患者，20 岁，2011 年 7 月 18 日初诊。

现症：颜面痤疮，油脂多，两颊痘印明显，喜辛辣，喜热食，易腹泻，脉弦滑数，舌淡黄厚腻，中根部明显。

诊治：中医诊断为痤疮，证属胃热脾寒，湿郁化热，治以健脾利湿，凉血透热。予半夏泻心汤合犀角地黄汤加减。

处方：法半夏 15 克，黄连 10 克，干姜 10 克，炒白术 15 克，薏苡仁 20 克，茯苓 15 克，皂刺 15 克，苍术 15 克，赤芍 15 克，丹皮 10 克，生地 30 克，水牛角粉 30 克，甘草 6 克。水煎，4 剂服 7 日，日 3 次。回访知诸症明显好转。

按：此案患者面颊部痤疮，油脂多，两颊痘印明显，为胃经久病之象。面颊部为胃经所行之处，《灵枢·经脉》云："胃足阳明之脉。起于鼻之交頞中……出大迎，循颊车，上耳前，过客主人。"面部痘瘢说明疾病日久，已深入血分，或为湿遏，或为气阻，并非新病。喜热食，易腹泻，舌淡黄厚腻，当属脾虚湿蕴之象。结合患者脉弦滑数，素喜食辛辣的生活习惯，辨证为胃热脾寒，湿郁化热证，故以半夏泻心汤合犀角地黄汤加减，则脾虚得健，湿邪得清，血分之热邪得以透散，则诸症好转。

严师治中焦脾胃寒热错杂之证，不单着眼于脾胃，也不单独停留于寒证或热证的表象。而是透过寒热表象，与五脏生理相联系，寻求病机本质，不孤立地看待问题。如患者兼见面部痤疮，则考虑为中焦气机痞塞，脾胃失司，易气郁化火伤及阴分，易生湿邪化热。严师则在平调寒热、辛开苦降的基础上加用清热利湿、养阴透热之品，如薏苡仁、草豆蔻、茯苓、丹皮、水牛角、生地类。如患者口苦反酸，胸胁满闷不适，则考虑为土虚木乘、肝胃郁热之证，常用柴胡、郁金、左金丸之类疏木以荣土。如胃脘疼痛明显，嘈杂不舒，可合用乌贝散、金铃子散以理气和胃止痛。

严师虽常以"泻心汤"加减治疗脾胃寒热错杂疾患，但并未拘泥于此，若遇患者表现为心下痞满、不欲饮食、纳谷不香、大便不爽、腹胀口干等证，严师则以枳实消痞丸为主，治以健脾消食和胃，痞结得散则诸症自除。

（成都中医药大学附属医院　高泓整理）

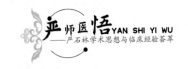

病例2：某女性患者，25岁，患痤疮7年。2006年6月8日初诊。

因见鼻两旁痤疮，按常规，诊断为肺胃热盛，选用枇杷清肺饮。

二诊

2006年7月1日。服前方枇杷清肺饮2剂，大便溏稀，毫无疗效。仔细辨证，发现鼻两旁痤疮，左脸颊尤多，色暗红，胸背散在性分布，经常怕冷，身体困倦，睡眠较多，咽喉反复疼痛，口淡不渴，左半身肢体不适，左乳腺小叶增生，月经推迟，大便经常稀溏，苔少，舌淡红，脉微细。诊断为肝阳虚。治用温肝暖脾法。方用当归四逆汤加减：

当归12克，柴胡10克，川芎10克，生地30克，桂枝15克，黄芪30克，党参30克，细辛6克，法半夏15克，郁金12克，泽泻15克，甘草6克。水煎，4剂服7日，日3次。

三诊

2006年7月5日。复诊时痤疮有明显好转，上方再服4剂，痤疮未再复发。

按：现代医学认为，寻常痤疮发病与人体的内分泌功能紊乱，皮脂腺作用及毛囊内微生物滋生因素有关。临床表现以颜面部、胸、背部毛囊及皮脂腺的慢性炎症性皮肤病变为特征。中医称本病为"肺风粉刺"，由素体血热偏盛、饮食不节、复感外邪致气血不畅，血郁痰结，凝滞皮肤发窍所致。治疗上，疏风清热解毒、活血散结。常以枇杷清肺饮随证加减，局部以颠倒散水调擦，适当配以针灸刺络疗法以助疗效。

此病案，该患者痤疮已经7年，用了枇杷清肺饮后，不仅症状没有好转，而且出现了大便溏泻的情况，结合患者自述平时怕冷，至少可以证明此患者体质属于阳虚。经过仔细辨证后，发现患者左脸痤疮严重，左部身体常不适，左乳腺小叶增生。《素问·刺禁论》曰："肝生于左，肺藏于右。"左右为阴阳之通路，人生之气，阳从左升，阴从右降。肝属木，应春，位居东方，为阳生之始，主生主升，肝气从左向上升，以助人体的生命活动。此患者左部症状明显，可考虑为肝阳气不足造成机体出现的病理表现。《灵枢·经脉》云："肝足厥阴之脉，起于大指丛毛之际，上循足跗上廉，去内踝一寸，上踝八寸，交出太阴之后，上腘内廉，循股阴，入毛中，环阴器，抵小腹，挟胃，属肝，络胆，上贯膈，布胁肋，循喉咙之后，上入颃颡。"患者出现"经常怕冷，身体困倦，睡眠较多"，是肝之阳气虚弱，无力温煦人体，因而出现怕冷困倦的症状。肝经循行于巅，阳气虚弱不能温养头目则见出现睡眠较多。"咽喉反复疼痛"是因为肝经走于咽喉时，阳气不足，无以温养咽部血脉，不荣不通，故现疼痛。肝经下绕阴器，肝阳气虚弱，无力温煦胞宫和冲任，所以患者出现了"月经推迟"的症状。肝阳虚不能温补脾土，故见口淡不渴、大便经常稀溏。其舌脉表现均属于阳虚之征。

肝阳虚导致痤疮的病机主要有两个方面：一方面是"寒火上犯"。肝居下焦，其自身的阳气温补中焦和上焦，当下焦阳气不足，不足以温煦中焦，造成中下焦阳虚火浮，寒火上冲，蒸腾上焦和面部，即可形成痤疮。另一方面肝之阳气是肝脏升发、疏泄的一种生理功能，其主要作用是调畅全身气机和水液代谢，当肝阳虚，肝用难展，疏泄无权，升降失司，常可夹痰留瘀，且肝阳虚后，虚寒内生，寒凝经脉，也可致气血流通不畅，便发为痤疮。

针对此病案肝阳虚的特点，严师采用了"温肝暖脾"的治法，用药也十分精当。《医学衷中参西录》云："肝属木而应春令，其气温而性喜条达，黄芪性温而升，以之补肝，原有同气相求之妙用。愚自临证以来，凡遇肝气虚弱，不能条达，一切补肝之药不效者，重用黄芪为主，而少佐以理气之品，服之，复杯之顷，即见效验。"认识到黄芪是补肝要药，此方用党参与黄芪相配，以助黄芪补肝之力，重用了桂枝，以取其温补肝阳之用。今人秦伯未指出"正常的肝气和肝阳是使肝脏升发和条畅的一种能力，故称做'用'"。故肝阳不足，则气血难行，易出现气滞血瘀痰结，故在方中配伍郁金以行气，配四物汤以行血，配半夏和泽泻以散痰利饮。柴胡在此作用有二：一方面是升举肝之阳气；另一方面则是引大量补气养血药入肝经，取到温补肝阳的作用。细辛则助柴胡升提阳气之力，服药四剂，顽疾顿挫。

由于肝阳虚的证型在古代医学著作中少被提及，故古代的医家往往忽视了此证型，但现今的中医学界对肝阳虚是普遍认同的态度。如在《蒲辅周医疗经验》中提出了"肝阳虚则筋不能动，恶风，善惊惕，喜冷阴湿，饥不欲食"的观点。而且此痤疮通过从肝阳虚这一特殊证型治疗取得了满意的效果。在临床的治疗中，从一般思路辨证治疗无效的情况，应该考虑另一种病机，从而使自己的思路更加广阔，辨证更加准确[①]。

八、酒毒

某男性患者，42岁，2006年4月18日初诊。

长期心情抑郁，嗜酒常醉，今觉头紧心慌，多梦，易紧张胆怯，口干多饮，小便黄，

① 许嗣立，严石林．小议痤疮从肝阳虚论治［J］．四川中医，2007，25（6）：27-28.

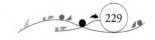

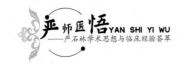

有疲倦感，脉弦，舌质暗，苔灰黑且干。

辨证：酒毒内蕴，胆热痰扰。

处方：黄连 6 克，黄芩 15 克，郁金 15 克，法半夏 15 克，茯苓 15 克，陈皮 15 克，薏苡仁 20 克，栀子 10 克，白芍 30 克，佛手 15 克，茵陈 15 克，石菖蒲 6 克，柴胡 12 克，牡蛎 30 克，甘草 6 克。水煎，4 剂服 7 日，日 3 次。

二诊

2006 年 4 月 25 日。紧张缓解，胸闷，心胸汗多，口干喜冷饮，腿酸，小便黄，多梦，舌苔黑，脉弦滑。

辨证：湿热内蕴，气机阻滞。

处方：黄连 10 克，黄芩 15 克，桔梗 15 克，枳壳 15 克，丹参 20 克，郁金 15 克，法半夏 15 克，茯苓 15 克，陈皮 10 克，寒水石 30 克，佛手 15 克，茵陈 15 克，通草 6 克，荷叶 15 克。4 剂，煎服法同前。

三诊

2006 年 6 月 13 日。自述服上方后诸症大减，但近日又饮酒过多，口干口苦，胸闷，小便黄。舌苔灰黑，舌质暗红，脉弦滑。

辨证：湿热内蕴，气机阻滞。

处方：石膏 24 克，寒水石 30 克，滑石 30 克，郁金 15 克，石菖蒲 6 克，杏仁 10 克，竹茹 15 克，通草 10 克，佛手 15 克，香橼 15 克，法半夏 15 克，茵陈 15 克，荷叶 15 克。4 剂，煎服法同前。并嘱患者禁酒，否则万难痊愈。

四诊

2006 年 6 月 20 日。胸闷减轻，梦多，腰腿酸软，小便黄，口干。舌苔灰黑，脉弦滑。

辨证：湿热内蕴，气机阻滞。

处方：杏仁滑石汤化裁。

杏仁 10 克，滑石 30 克，通草 10 克，黄芩 15 克，黄连 6 克，郁金 15 克，厚朴 15 克，法半夏 15 克，桔梗 15 克，薏苡仁 30 克，茯苓 15 克，荷叶 15 克，枳壳 15 克，茵陈 15 克，佩兰 10 克。4 剂，煎服法同前。

五诊

2006 年 6 月 27 日。胸闷大减、腰酸腿软已无，汗多，口渴多饮，多梦。舌苔灰黑，

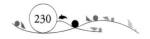

脉滑。

辨证：痰热扰心。

处方：芩连温胆汤化裁。

黄芩 15 克，黄连 10 克，苦参 15 克，郁金 15 克，丹参 30 克，瓜壳 15 克，法半夏 15 克，茯苓 20 克，陈皮 12 克，竹茹 15 克，茵陈 20 克，佛手 15 克，琥珀^{（冲服）}10 克，滑石 30 克，通草 6 克。4 剂，煎服法同前。

按：本案患者初诊时，心慌多梦、疲倦、紧张胆怯等症颇似心胆气虚，但舌暗苔灰黑且干、脉弦、小便黄等症绝非虚象。患者长期心情压抑，则肝气素郁可知，又长期嗜酒而醉，而酒之为物，古人认为："气热而质湿，气味俱阳。阴寒之时，少饮能御邪助神，壮气活血，恣饮则生痰益火。"故综合分析，患者一系列症状实为酒毒伤中，湿热内蕴，气机内郁所致。

病机既明，故治以行气解郁、清热化湿、宣畅三焦。行气解郁选柴胡、佛手、郁金；清化湿热用石膏、寒水石、滑石、黄芩、半夏、黄连、薏苡仁、苦参、厚朴、茵陈、茯苓、竹茹等味；宣畅气机选茵陈、桔梗、陈皮、荷叶、瓜蒌皮之品，辅以琥珀、牡蛎、丹参等活血清心、镇静安神，前后五诊，终获佳效。

严师认为，酒为"百药之长"，适量饮酒可以驱除风寒、疏通筋脉、解除疲劳、振奋精神，而过量饮酒或长期嗜酒则会危害人的健康，可见头目不爽、倦怠乏力、口干口苦、舌苔厚腻等湿热阻滞之象。故酒客病可从湿热论治，治疗时需注意以下几点：一是要分消走泄、宣畅气机；二是以治中焦为主，兼顾上、下二焦；三是要嘱咐患者绝对禁酒，才能收到良效。

（成都中医药大学　汤朝晖整理）

九、胆结石

某男性患者，11 岁，2015 年 8 月 5 日初诊。

病史：患者发现胆结石多年，结石大小：2.0 cm × 1.3 cm。由于年龄较小，用药有限，且家属不愿选择手术治疗，故暂行保守治疗。素无特殊不适，偶腹痛。有鼻炎史。

现症：形体偏胖，右胁下绞痛，牵引背痛，喜食辛辣油腻，汗出多，怕热，便可，睾

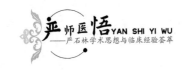

点舌，鼻流脓涕，脉沉细。

诊治：中医诊断为胁痛，辨证为肝胆湿热、热重于湿。治当疏肝利胆，以清热除湿为主，辅以化石止痛，方以四逆散合三金汤。

处方：柴胡15克，白芍18克，枳壳15克，郁金15克，金钱草30克，海金沙^{（包煎）}15克，鸡内金10克，川楝子10克，玄胡10克，玄明粉^{（冲服）}12克，山楂15克，甘草6克。水煎，4剂服7日，日3次。嘱忌辛辣食物。

二诊

2015年8月12日。患者服药后大便3～4次/天，小便不黄，疼痛缓解，食油腻后胃脘胀痛，易饥饿，喜食辛辣油腻，汗出多，怕热，星点舌，鼻流脓涕，脉沉。治疗以疏肝利胆、清热除湿为主，辅以健脾。方以小柴胡汤加芒硝化裁。

处方：柴胡15克，黄芩10克，党参18克，法半夏12克，生姜10克，大枣10克，郁金15克，金钱草30克，鸡内金10克，玄明粉^{（冲服）}10克，甘草6克。4剂，煎服法与禁忌同前。

三诊

2015年9月16日。患者服上方后，症状缓解较明显，故继续服用上方数剂。现剑突下腹痛3天，查体腹软，素喜食辛辣，控制饮食不食油腻，大便情况缓解，时有水样便，1～2次/天，小便不黄，精神可，查见患者形体偏胖，舌红苔白，脉沉细。辨治为肝胆湿热，热象不显，以瘀为主。治当疏肝利胆，兼活血化瘀。继以小柴胡汤化裁予服。

处方：柴胡15克，党参18克，法半夏12克，白芍18克，黄芩10克，枳壳10克，郁金15克，海金沙15克，玄明粉^{（冲服）}10克，山楂15克，炒白术15克，茯苓10克，金钱草30克，甘草6克。4剂，煎服法与禁忌同前。

四诊

2015年11月18日。患者服完上方4剂，症状缓解明显。故上方随证加减，服药20余剂后去医院复查，发现结石减小。现患者自我感觉症状不明显，偶打嗝，眠纳可，二便调，大便成形，舌淡红苔薄白，脉沉细。辨证为肝胆气滞，故治以疏肝利胆，理气除湿为主，方以四逆散合三金汤化裁予服。

处方：柴胡15克，白芍18克，枳壳15克，金钱草30克，鸡内金10克，郁金15克，山楂15克，蒲公英15克，陈皮12克，广木香15克，茵陈15克，甘草6克。4剂，煎

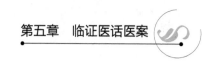

服法与禁忌同前。

按：严师治疗胆结石在辨证基础上喜欢加用三金汤，即鸡内金、郁金、金钱草，对于泥沙样结石，常可起到化石的作用。由于患者初诊时，腹痛较甚，汗出较多，治以疏肝利胆、清利湿热为主，辅以化石止痛。以四逆散合三金汤为主方。此外，《金匮要略》记载硝石矾石散可用于治疗结石，此处硝石为火硝，虽此方可化石，但太过攻伐，小儿不耐受，故严师易为玄明粉冲服，在起效同时，大大减少前方攻伐之过，可谓思量精当。后期患者热象不显，疼痛减，大便溏，故易为小柴胡汤，以疏肝利胆为主，佐以健脾。末次就诊，患者诸症缓解明显，仅偶打嗝，故又以四逆汤为主，疏肝利胆治其本。佐以茵陈、木香、陈皮等除湿理气，化裁精当，每以几味药之微妙变化，达到准确辨证论治的目的。

（成都中医药大学在读博士生　李晗整理）

十、咽痛

某女性患者，26 岁。

2009 年 11 月 10 日初诊。

病史：反复咽部梗阻感 1 年余。前医以半夏厚朴汤、清咽利膈汤送服黛蛤散治疗半年，未见明显好转。

现症：形体偏瘦，面色淡白；咽部有异物梗阻，咽干有痰、色白而黏，晨起恶心欲呕，伴口干苦，偶有潮热，鼻不闻香臭，口不知味，喜食辛辣入味食物；胃胀不舒、偶有反酸；手足不温；月经量少、色深有瘀块，月经周期正常。舌红苔黄厚有津液，左脉紧细，右关脉有滑象。查体：咽后壁遍布滤泡增生如黄豆大小，咽部色红，扁桃体无肿大。

诊治：证属寒痰凝咽证。治以温阳散寒，宣肺利咽。方以半夏散及汤合厚朴温中汤加减。

处方：桂枝 12 克，法半夏 10 克，北细辛 5 克，白芍 12 克，厚朴 15 克，陈皮 15 克，砂仁（后下）6 克，炮姜 6 克，草果仁 10 克，广木香 10 克，茯苓 12 克，甘草 6 克。水煎服，

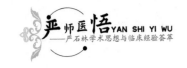

日 1 剂，共 5 剂。

二诊

2009 年 11 月 16 日。患者自诉服用前方咽喉梗阻感减轻大半，晨起无恶心，胃胀减轻，查咽部滤泡增生范围缩小大半，咽部颜色较上次变淡，舌红苔淡黄，脉细。辨治同前，在原方基础上稍做化裁。

处方：桂枝 12 克，法半夏 10 克，白芍 12 克，厚朴 10 克，陈皮 15 克，砂仁^{（后下）} 6 克，炮姜 6 克，草果仁 10 克，广木香 10 克，茯苓 12 克，焦山楂 12 克，甘草 6 克。5 剂，煎服法同前。

患者未再复诊，后经她介绍的咽痛患者告知，服药后已痊愈。

按：咽痛症，《伤寒杂病论》111 条，140 条，198 条，283 条，310 至 313 条，317 条，334 条均有记载，其病机有太阳火逆热毒上攻，太阳风寒，阳明里热，少阴亡阳，少阴阴虚、热毒，阴虚挟痰，寒痰凝咽，厥阴热厥。而本例患者初见口干苦，潮热，舌红苔黄，脉有滑象，易辨证为热证或阴虚有热证，经清热解毒，散结利咽治疗半年未见明显好转。从手足不温、喜食辛辣、苔黄有津液、脉紧来看实为寒证。病位主要在少阴，病机为寒痰凝咽。如"少阴病，咽中痛，半夏散及汤主之"所描述，《伤寒论浅注补正》曰："此言外感风寒，客投会厌，干少阴经而咽痛。此证予见多矣，喉间兼发红色，并有痰涎，声音嘶破，咽喉颇痛。四川此病多有，皆用人参败毒散即愈，盖即仲景半夏散及汤之意也"，此说可作辨证参考。严师在他的文章和论著中多次强调"寒火""黄苔主寒证"，本例病案体现了严师的这一学术思想。他在临床中强调辨证过程中，切忌先入为主，要仔细分辨每一个症状的细微差别。他说："临床一见到咽部异物感，就容易想到'梅核气'，用到半夏厚朴汤。"不经过思辨而简单的"方症对应"就比较容易犯错。严师认为证是通过四诊所获知的表现在疾病过程中整体层次上的机体反应状态及其运动变化的总和，具体内涵包括五个方面：一是四诊所获资料；二是具有时间和空间两方面的属性，表现了疾病的连续性、因果关系和相互依赖；三是具有整体的层次性，包括人身整体和天人相应的两个方面；四是机体总的反应状态；五是具有运动性。临床只有认准了证，才能做到效如桴鼓。

（西南医科大学　沈宏春整理）

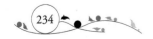

十一、失眠

病例 1： 某女性患者，39 岁。

2011 年 6 月 2 日初诊。

病史：失眠近 5 年。

现症：入睡难，多梦易醒，心悸怕冷，不能食冷，手指关节痛，颈项酸痛，大便溏，小便微黄，舌红苔薄黄，脉细。

诊治：证属心脾阳虚，治以潜阳镇惊，补心安神，方以桂枝甘草龙骨牡蛎汤化裁。

处方：桂枝 15 克，白芍 18 克，龙骨 30 克，牡蛎 30 克，远志 15 克，党参 30 克，夜交藤 30 克，桔梗 15 克，鸡血藤 20 克，茯苓 15 克，炙甘草 6 克。水煎，4 剂服 7 日，日 3 次。

二诊

2011 年 6 月 9 日。入睡明显好转，仍多梦，上方去党参加红参 10 克，黄芪 30 克。4 剂，煎服法同前。

后患者来诉睡眠基本恢复正常，续以手指关节痛求治。

病例 2： 某女性患者，80 岁。

2013 年 8 月 17 日初诊。

病史：心慌、心悸、失眠近 10 年。

现症：头晕失眠，心累心悸，腰腿痛，脚软如踩棉花，背重如压石板且发冷，大便秘且五更泻，手足心热，舌尖热，口干，门诊测血压高（具体缺失），舌质暗红苔薄黄，脉略滑。

诊治：证属心脾肾阳虚，治以温阳健脾，宁心益肾，方以桂附理中汤化裁。

处方：桂枝 15 克，制附片 ^(先煎) 30 克，炒白术 15 克，党参 30 克，干姜 10 克，杜仲 15 克，怀牛膝 30 克，补骨脂 15 克，肉豆蔻 10 克，砂仁 6 克，盐黄柏 10 克，龟板 10 克，生地 15 克，川木通 6 克，炒枣仁 30 克，龙骨 30 克，牡蛎 30 克，炙甘草 6 克。水煎，4 剂服 7 日，日 3 次。

二诊

2013 年 8 月 24 日。头晕失眠好转，五更泻痊愈，余证仍在，舌红苔薄黄，脉微细。

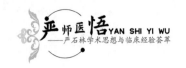

续以上方去补骨脂、肉豆蔻，加当归 10 克、茯神 15 克。方药如下：

桂枝 15 克，制附片^{（先煎）}30 克，炒白术 15 克，党参 30 克，当归 10 克，茯神 15 克，干姜 10 克，杜仲 15 克，怀牛膝 30 克，砂仁 6 克，盐黄柏 10 克，龟版 10 克，生地 15 克，川木通 6 克，炒枣仁 30 克，龙骨 30 克，牡蛎 30 克，炙甘草 6 克。4 剂，煎服同前。

三诊

2013 年 8 月 31 日。自诉失眠痊愈，头晕好转，续以余证求治。

按：失眠又称"不寐"，是以经常不能获得正常睡眠为特征的一类病证，主要表现为睡眠时间、深度的不足，轻者入睡困难，或寐而不酣，时寐时醒，或醒后不能再寐，重则彻夜不寐。一般认为失眠的基本病机为"阳盛阴衰，阴阳失交"，常见证型有肝火扰心证、痰热扰心证、心脾两虚证、心肾不交证等，而严师临证分析失眠患者病机不囿于"阴虚阳亢"，而提出"阳虚不养心神而致失眠"，符合《素问》中"阳气者，精则养神"的要义。

第一则病案中，患者虽症见入睡困难、睡眠多梦，但同时见及心悸、怕冷、不能食冷，提示其心脾阳虚（以心阳不足为主）是失眠发作的关键病机，严师据此予桂枝甘草龙骨牡蛎汤化裁以温阳安神；第二则病案中，患者属长期心悸失眠，心悸心累属心阳不足，腰腿痛、腿软和舌尖热属下焦命门火衰、阳气虚浮，大便秘且五更泻属脾肾阳虚失于运化，虽症状尚能见手脚心热、口干、苔薄黄等热象，但严师认为此热象属于"寒火"，即阳虚而阴寒甚于内，虚阳浮越于外所致——虚阳浮越于上则口干、舌尖热、苔薄黄，虚阳浮越于四肢则见手脚心热，治则应着眼于温补心脾肾三脏阳气，使脏腑气化复于正常，则"寒火"退去，五脏元真通畅则失眠可愈，严师以桂附理中汤为基础方，并合方运用郑钦安潜阳封髓丹意，略佐黄柏以退虚火，失眠逐渐痊愈。

当前中医临床对失眠病机多重视阴虚失眠，较忽略阳虚失眠，然而严师临床观察，"阳虚失养"确是临床上引起失眠的重要病机与常见病机，若以阳虚作阴虚治，患者失眠诚然无痊愈之期。临证之时当根据患者病情全面分析，准确辨证论治，才能提高中医治疗失眠的疗效。

（成都中医药大学博士生　史年刚整理）

十二、眩晕

某女性患者，66 岁。

2010 年 4 月 1 日初诊。

病史：头晕沉微痛数年。

现症：头晕沉微痛加重，时有心慌，胃脘及小腹胀痛，长期大便不成形，小便黄，饮食及睡眠尚可，舌淡红，苔白，脉结。

辨治：辨病为眩晕，辨证为气血失养（气虚失养为主），治以升阳益胃，予升阳益胃汤加减治疗。

处方：黄芪 30 克，种参 15 克，桂枝 10 克，远志 10 克，丹参 15 克，葛根 15 克，柴胡 5 克，白芍 15 克，法半夏 12 克，广木香 10 克，白术 15 克，川芎 10 克，枳壳 10 克，防风 15 克，桔梗 5 克，三七粉 9 克，甘草 5 克。水煎，4 剂服 7 日，日 3 次。

二诊

2010 年 4 月 8 日。现症：头晕沉微痛，心慌，心痛好转，仍胃脘不适，气短，右胁引痛，小腹胀痛未减，口苦，苔白，舌淡红，脉结。

辨治：辨证为气血失养兼气滞化火，治以升阳益胃，疏肝清热，予升阳益胃汤合金铃子散加减治疗。

处方：黄芪 30 克，种参 15 克，桂枝 10 克，远志 10 克，丹参 15 克，柴胡 5 克，白芍 15 克，当归 10 克，川芎 10 克，枳壳 10 克，桔梗 5 克，川楝子 10 克，玄胡 15 克，三七粉 9 克，郁金 15 克，甘草 5 克。

服药 2 周后，诸症减轻，继续用升阳益胃汤加减调理而诸症消失。

按：本例患者长期头晕沉微痛，大便不成形，与脾胃虚弱日久，中气下陷，脾不能升清，不能濡养头目，浊气下行密切相关。气虚及血，血虚不养心则心慌、舌淡红、脉结。胃脘及小腹胀痛为气机不畅。故辨证为气血失养（气虚失养为主）用升阳益胃汤加减。以黄芪为君，合人参、白术、甘草补脾胃，升阳气；湿浊不甚，故选用祛湿药羌活、独活、茯苓、泽泻，佐以防风、黄连，以防其疏泄太过，耗伤气血。柴胡配合黄芪，再加葛根、桔梗升提，载药上行以升清，针对心病，用白芍、桂枝、远志、丹参、川芎、三七粉养心安神，易陈皮为枳壳宽胸。经治疗后中气下陷，诸症减轻，但肝气郁滞标证明显，且有化火趋向，故原方加川楝子、玄胡、郁金等疏肝清热而见效。

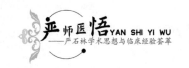

严师善治脾胃疾病，对临床出现长期疲倦、腹泻、腹胀、头晕、眼花、耳塞、口腔溃疡等症者，辨证紧抓病机核心脾胃虚弱，中气下陷，认为与脾之升清降浊功能失常，中气下陷，虚实夹杂相关，故用李东垣的升阳益胃汤加减升发脾阳而获良效。加减上善于合用小处方，湿阻中焦，痞结胸满合半苓汤，气阴两虚合参麦散，伴脾肾阳虚加四神丸，气滞则加痛泻要方，脾阳虚则加小建中汤，辨证清晰，加减用方准确而效果良好。

（成都中医药大学　王浩中整理）

十三、喉痹

某男性患者，48岁。

2010年4月17日初诊。

病史：咽喉入夜干痛3月余。

现症：恶心欲呕，常有少量白色泡沫样痰，口腔溃疡，背冷，腰冷痛，饮食尚可，小便黄，大便干，平素易感冒，察其咽后壁有滤泡，色淡不红，舌淡红，舌体胖，苔薄白，脉沉细。

诊治：证属肺肾阳虚，寒痰凝咽，治疗当温补肺肾，利咽散寒。方以半夏散及汤加味。

处方：桂枝15克，法半夏15克，桔梗15克，郁金15克，炮姜10克，陈皮12克，厚朴15克，浙贝15克，茯苓15克，枳实15克，赤芍15克，葛根15克，黄芪30克，升麻10克，甘草6克。水煎，4剂服7日，日3次。

二诊

2010年4月14日。患者服上方4剂后，咽喉干痛明显缓解，察其咽后壁滤泡缩小，余症皆减。在原方基础上进行加减，具体处方如下：

桂枝15克，法半夏15克，桔梗15克，郁金15克，炮姜10克，陈皮12克，厚朴15克，浙贝15克，枳实15克，葛根15克，黄芪30克，升麻10克，当归15克，白芍15克，半枝莲30克，甘草6克。4剂，煎服法同前。

三诊

2010年4月21日。患者服上方4剂后，咽喉干痛已经消除，滤泡消失，出现轻微咳嗽，余症皆缓。以原方调整如下：

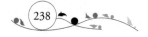

桂枝 15 克，法半夏 15 克，桔梗 15 克，郁金 15 克，炮姜 10 克，陈皮 12 克，厚朴 15 克，浙贝 15 克，枳实 15 克，黄芪 30 克，当归 15 克，白芍 15 克，紫菀 15 克，枇杷叶 15 克，甘草 6 克。4 剂，煎服法同前，并嘱其避风寒，忌生冷、辛辣之物。

按：此案背冷腰冷，咳吐白色泡沫样痰，易感冒，舌淡胖苔薄白，脉沉细，诸症状可辨证为肺肾阳虚，因阳虚而津不上承，且夜晚属阴，故入夜咽干加重，咽喉滤泡，但色淡不红，可诊为寒痰凝咽，阻滞气血，故引起咽部疼痛。"寒火"是严师在多年临床经验中提出的观点，是指"本质为寒，表面似火"的证候。遇寒加重，得温则减。实证多是感受寒邪，寒凝血郁所致。血郁之处，血色外现，易表现红、热等热象，阴证似阳，故为"寒火"；虚证多因阳气损伤，阴寒内盛，阳虚火浮而成。阳虚火浮，浮阳既可向外，又可向上，凡浮阳郁结之处，阳气相对有余，表现出火热症状，阴证似阳，故也称为"寒火"。无论虚实，均属假热，纯阴无阳，当选辛温发散或温阳散寒之法，宜用辛温燥热的药物治疗。此案中患者肺肾阳虚，寒火上炎，导致口腔溃疡；阳气推动无力，故使大便干燥，寒火郁久，故小便发黄。

半夏散及汤出自《伤寒论·少阴篇》，原文曰："少阴病，咽中痛，半夏散及汤主之。"方中桂枝、半夏、炙甘草均为温燥之药，提示此处少阴病为少阴寒化证，咽痛是寒痰凝滞所致，桂枝通阳散结，半夏化痰散结，炙甘草利咽。初诊中，严师在原方的基础上加入炮姜以增强温阳散寒之力，加桔梗以加强宣肺利咽之效，合陈皮、厚朴、枳实以理气，合茯苓、郁金、浙贝以化痰，添黄芪、葛根、升麻以升散寒火，纳赤芍以活血止痛；二诊中，见前方收效明显，略做调整，去除茯苓，加入当归以增强活血止痛之力，另入半枝莲加大软坚散结，消除滤泡之功；三诊中，见咽喉症状及滤泡皆消除，故去除升麻、葛根、半枝莲，因有轻微咳嗽，酌加紫菀、枇杷叶以止咳，并嘱其饮食生活的调理以收功。

咽喉干痛应属中医"喉痹"范畴，临床多考虑风热外袭，热灼咽喉或者肺肾阴虚，虚火上炎所致，治疗多从疏散风热，解毒利咽或滋补肺肾，养阴清热着手，严师不拘于常规治法，谨守病机，抓住主症，从"寒痰凝咽"的方面考虑，灵活运用《伤寒论》条文及成方，并加以精当的药物配伍，收到了良好的疗效，也为我们在临床中解决喉痹，提供了从温阳化痰的角度去治疗的思路。

（成都中医药大学博士生　许嗣立整理）

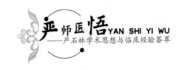

十四、肺癌术后胸痛

某男性患者，72 岁，退休中学教师。

2014 年 8 月 13 日初诊。

病史：2011 年行结肠癌手术，2013 年 9 月做右肺癌切除术，术后伤口愈合良好，但右胸疼痛难忍。西医予以止痛治疗，疼痛仍时轻时重，故寻中医治疗。

现症：右胸疼痛或如刀割，或如针刺，或胀痛不能入睡，咳嗽更痛引胸胁，苦不堪言。咳嗽痰多，色黄稠，疲倦，面色萎黄，形体消瘦，饮食尚可，夜尿 2 ~ 3 次 / 夜，大便正常，眠差，舌质暗红苔黄厚腻，脉弦稍数。

诊治：胸痛，证属痰瘀互结。治当活血祛瘀，疏肝理气，清热化痰。方以血府逐瘀汤合温胆汤加减。

处方：法半夏 15 克，茯苓 15 克，炒白术 15 克，陈皮 12 克，柴胡 15 克，白芍 18 克，枳壳 15 克，郁金 15 克，当归 12 克，丹参 20 克，桃仁 15 克，红花 10 克，川楝子 15 克，玄胡 15 克，胆南星 15 克，半枝莲 20 克，甘草 6 克。水煎，4 剂服 7 日，日 3 次。

一剂后疼痛明显减轻，唯咳时引痛，二剂后痰减少，咳止痛消失，三剂、四剂为巩固疗效，至今半年有余未发疼痛。原西医告诉，术后胸痛难免，要终身服止痛药，心理压力很大，服此方后疗效显著，解决了疾苦，所以视为神方。

按：该案术后，刀伤致使胸痛，历时近 1 年，病机为术伤气血，脉络瘀阻，痰瘀互结。以血府逐瘀汤合温胆汤加减治疗，收效甚著。

血府逐瘀汤出自《医林改错》，王清任立此方治"胸中血府血瘀"，瘀血内阻胸中，气机阻滞，胸痛日久不愈，痛有定处，时如针刺。该患者术后血络受伤，导致气滞血瘀，痰瘀互结，脉络瘀滞不通，而产生疼痛，如刀割、针刺。《内经》病机十九条"诸痛疮痒皆属于心"，心主血脉，血脉不通则痛，方中桃仁、红花活血祛瘀止痛，当归养血活血，去川芎、牛膝而选丹参、郁金助其活血，痰重而去生地滋腻，赤芍改为白芍，配甘草取其甘缓止痛，柴胡疏肝理气，川楝元胡行气止痛，合温胆汤去痰热，以胆南星换竹茹加半枝莲，增加清痰热之功，综观全案，辨证精准，选方正确，药物置换恰当，故疗效甚佳。[①]

（成都中医药大学 严梅整理）

---

① 编者注：2017 年 3 月，母亲参加老友聚会回家，交给我父亲在同仁堂坐诊时的处方，母亲说是老友——这位患者感谢父亲用此神方治好了他的病痛，对父亲辞世深感悲痛，今特奉还此方，以表达对父亲的感激，同时留给后人总结经验。我按处方时间查找父亲电脑中的诊病记录，写下这则医案。

十五、厌食

某女性患者，61 岁。

2013 年 8 月 3 日初诊。

病史：3 个月前出现胃胀满、厌食、喉咙异物感，频频打呃，有胸部压迫感，在县医院消化科住院 1 月余，诊断为胆汁反流性胃炎、食道炎，输液、服西药不见明显效果，后来成都治疗。先到某医院消化科就诊，其药与县医生处方相同，故未服用，转来父亲处就诊。

现症：胃胀满，厌食，喉咙异物感，打呃，胸部压迫感等日渐加重，失眠，眠浅易醒，手足心发烧，心烦口苦，口中黏腻，恶油，胸闷气短，身软乏力，怕冷，大便日 4 ~ 5 次，挟有白涎液，小便余沥不尽，舌质淡苔淡黄厚腻，脉弦细稍数。

诊治：病为厌食症，证属胆胃不和，胆热脾寒，治当疏肝利胆和胃，方以柴胡桂枝干姜汤合栀豉温胆汤加减。

处方：柴胡 15 克，桂枝 10 克，干姜 10 克，党参 30 克，法半夏 15 克，茯苓 15 克，陈皮 12 克，竹茹 15 克，栀子 10 克，淡豆豉 10 克，神曲 15 克，麦芽 15 克，山楂 15 克，白蔻 6 克，苦荞头 30 克，郁金 15 克，台乌 15 克，桔梗 15 克，甘草 6 克。水煎，4 剂服 7 日，日 3 次。

二诊

2013 年 8 月 10 日。患者自述当日煎药服一次后打呃明显减少，次晨能进食少量稀饭，胸部压迫感明显减轻，二剂服完打呃止，三剂服完咽异物感消失，能正常进食，口苦心烦手足心烧已除，能入睡、但不深，身怕冷、气短乏力减轻，怕进冷食，小便仍有不尽感，肠鸣，大便仍日 4 ~ 5 次，质稀溏，舌苔淡黄厚腻，脉弦细。

上方去栀豉温胆汤、三仙、苦荞头加吴茱萸 6 克，白芍 18 克，广木香 15 克，砂仁 10 克，厚朴 15 克，丁香 6 克，香附 15 克，炒白术 15 克，肉豆蔻 15 克。4 剂，煎服法同前。

三诊

2013 年 8 月 16 日。服用上诊处方四剂后头昏、身软乏力、遇寒不适等症状皆无，肠鸣止，大便日一次，身怕冷减，自觉病情已好，希望再诊后携方回乡巩固疗效。

按：临床上针对胆汁反流性胃炎、食道炎，选用清热降逆和胃之旋覆代赭汤、半夏泻心汤和瓜蒌薤白半夏汤等较为常见，而家父不拘于此，围绕病机另辟蹊径。该病辨为胆

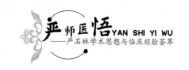

热脾寒，外加怕冷，病程长，正气虚，中虚而寒热互结，故心下痞满，饮邪上逆，不思饮食，胃脘胀满恶油，胃气上逆，频频打呃，胸闷气短，脾寒而大便日4～5次，挟白涎液，小便余沥不尽。

柴胡桂枝干姜汤是《伤寒论》方，为少阳、太阳、太阴合并证，证候寒热错杂，外有太阳表寒，中有少阳郁热，太阴脾寒，寒热互结，阴阳不和，水饮上逆。该方有调和阴阳，解表清里，温中散结，降逆除满多重功效，是治心下痞满、寒热错杂，气机不畅，升降失司的良方。

该患者无明显津伤，故未用天花粉、牡蛎，用柴胡和少阳调达枢机，桂枝配干姜，辛温祛寒，温运脾阳；患者手足心发热，心烦，口苦，失眠，咽喉有痰，异物感明显，苔淡黄厚腻，脉弦细稍数，属胆经痰热郁结，栀豉汤是《伤寒论》中清热除烦，治虚烦不得眠的名方，而温胆汤是治胆郁痰扰，心烦不眠，呕恶呃逆，胆胃不和，胃失和降的良方，三方加党参补气，三仙、白蔻、苦荞头健脾胃，桔梗利咽排痰。合方清胆热温脾寒，补脾气，和胃降逆，使寒热除，上焦得通，津液得下，痞满消，胃气因和，以上症状消失，唯大便仍日4～5次，肠鸣，故去栀豉温胆汤合厚朴温中汤加减，以温中散寒，行气健脾，燥湿止泻，故肠鸣止，大便常，气机调畅，脾胃复健而善其后。

（成都中医药大学　严梅整理）

十六、痞满

某男性患者，79岁，成都市人。

2015年12月24日初诊。

病史：反复胃脘痞满不适近6年。

现症：胃脘满闷不舒适、反酸1个月，加重1周。

现病史：胃脘满闷不舒适、嗳气、反酸，自觉鼻子出气不畅快，有堵塞感，舌苔厚腻，脉细。

彩超检查报告：脂肪肝，肝囊肿。

诊治：中医诊断为胃脘痞满，证属肝胃不和，治宜疏肝和胃。方以四逆散合左金丸加减。

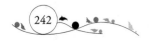

处方：柴胡 15 克，白芍 18 克，枳壳 15 克，黄连 6 克，吴茱萸 6 克，党参 30 克，法半夏 15 克，茯苓 15 克，陈皮 12 克，苍耳 15 克，辛夷 15 克，藿香 10 克，胆南星 10 克，甘草 6 克。水煎，4 剂服 7 日，日 3 次。

二诊

2015 年 12 月 31 日。胃脘满闷不舒适及反酸有所缓解，鼻子仍出气不畅快、有堵塞感，无鼻涕，舌苔厚腻，脉细。方以温胆汤合通窍活血汤加减。

处方：法半夏 15 克，茯苓 15 克，陈皮 12 克，竹茹 15 克，枳壳 15 克，红花 10 克，川芎 10 克，赤芍 15 克，生姜 10 克，葱白 3 根，黄芪 30 克，半枝莲 20 克，白花蛇舌草 30 克，甘草 6 克。4 剂，煎服法同前。

三诊

2016 年 1 月 7 日。胃脘满闷不舒适及反酸的症状已缓解，鼻子出气不畅快、有堵塞感减轻，自觉有口气，胃脘部特别怕冷，晚上睡觉需在胃部再多加盖一层衣物，平时喜欢食用热的食物，睡眠质量差，夜尿多，足冷，大便头干硬而后软，舌瘀点，脉浮。方以胃苓汤加减。

处方：桂枝 15 克，苍术 10 克，生白术 30 克，厚朴 15 克，陈皮 12 克，茯苓 15 克，猪苓 15 克，泽泻 15 克，莱菔子 30 克，神曲 15 克，山楂 15 克，当归 12 克，赤芍 15 克，通草 6 克。4 剂，煎服法同前。

按：痞满的临床表现与西医的慢性胃炎、功能性消化不良等疾病相似。痞满为临床常见病、多发病，病程较长，病情时轻时重，反复发作，缠绵难愈。病发于胃脘，责之肝脾。虽然临床症状较复杂，病机有阴阳气血、寒热虚实之不同，但只要辨证准确，切中病机，选方准确，就可收桴鼓之效。严师认为本病的发生与情志不遂、寒邪侵犯、湿热侵袭、痰气搏结等密切相关。临证时严师发现肝气犯胃致胃部不适者多见，正如《素问·六元正纪大论》所云："木郁之发……民病胃脘当心而痛"，本病与肝、脾、胃等脏腑功能失调密切相关，常选用四逆散、左金丸、温胆汤、胃苓汤等加减治疗。

本案病证及辨证论治特点：首先，患者出现胃满闷不舒适、嗳气、反酸等症状，是肝气横逆犯胃，胃失和降所致。肝郁日久，郁而化火，出现反酸。因胃以通为顺，严师针对患者的症状，采用疏肝和胃之法，方选用四逆散合左金丸以疏肝和胃，调畅气机，则胃的生理功能自然恢复。

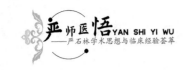

厥阴之脉上系于肺，木失条达，肺失宣降，二诊时针对患者胃满闷不舒适及反酸，鼻子出气不畅快，仍有堵塞感，舌苔厚腻，脉细，严师选用温胆汤合通窍活血汤治之。三诊时患者的不舒适症状均有所缓解，同时患者又自觉有口气，胃脘部特别怕冷，晚上睡觉需在胃部再多加盖一层衣物，平时喜欢食用热的食物，睡眠质量差，夜尿多，足冷，大便头干硬而后软，舌瘀点，脉浮，究其原因为寒湿内停，故选用胃苓汤加减治之，诸药合用使气机调畅，脾胃升降适度，以达温胃散寒，祛湿利水之效。

（成都中医药大学　于海艳整理）

十七、腹痛

某男性患者，29 岁，2010 年 7 月 3 日初诊。

病史：脐周时疼痛不适伴腹泻半年。

现症：近半年多来时感脐周疼痛不适，伴腹泻，食冷受凉易发作，每月发 1 ~ 2 次，腹痛绵绵，喜按压，温暖则舒，舌质淡，苔薄白，脉沉细。自诉西医体检无异常。

诊治：中医诊断为腹痛，证属脾胃虚寒证。治当温中健脾，散寒止痛。

处方：以椒梅理中汤加味。

花椒壳 30 粒，乌梅 10 克，党参 30 克，炒白术 15 克，干姜 10 克，香附 15 克，广木香 15 克，砂仁 10 克，桂枝 15 克，良姜 10 克，小茴香 10 克，防风 10 克，白芍 15 克，陈皮 12 克，甘草 6 克。共 3 剂，1 日 1 剂，水煎服。

2010 年 7 月 7 日复诊，诉服上方 3 剂后症状明显好转，效不更方，再开具 3 剂服后而愈。

按：此病案中患者近半年多来时感脐周疼痛不适，脏腑气机不利，脏腑失养，不荣而痛。中脏虚寒，阳气不振，气血不能温养，饮食生冷或受凉后易发作。脾胃虚寒，故喜温喜按。舌质淡苔薄白脉沉细均为脾胃虚寒证之舌象脉象。脾为太阴湿土之脏，喜温燥恶寒湿，胃喜润而恶燥，均有赖于阳气的温煦蒸化。如果脾胃为寒所困，则易出现胃脘疼痛不适。其中寒证是寒邪凝注或积滞于腹中脏腑经脉，气机阻滞而成。除外感寒邪所致腹痛急剧外，脾胃虚寒在临床上较为多见。严师在诊治脾胃病时，首先辨证是否属于脾胃虚寒。

脾胃虚寒证的典型表现为腹部隐痛不适，喜温喜按，喜热食，甚则进食稍凉即觉胃脘

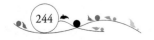

不适，或肢体欠温，大便溏薄，舌淡、苔薄白，脉细或虚缓。严师针对此证，用砂半理中汤加味，常用药物包括砂仁、法半夏、木香、党参、干姜（或炮姜）、香附、白术、陈皮、甘草。如以脐周或小腹疼痛为主，食冷受凉易发，或腹泻，处以椒梅理中汤加减治疗，即花椒壳、乌梅加理中汤，或加小茴香，或再加良附丸、小建中汤。

（河南宏力医院　于宏波整理）

十八、前列腺病

某男性患者，42岁，公务员。

2010年8月22日初诊。

病史：小腹坠胀，阴部紧缩感10年。

现症：小腹坠胀，阴部紧缩感，久坐较甚，伴尿频（30～60分/次）、尿急，尿无力，尿等待，夜尿3～4次/夜，射精无力易疲乏，多汗，纳眠可，大便成形，先干后稀，每日1次。舌淡红，苔白腻，脉弦。前列腺常规检查未见异常。

诊治：精浊，证属肝郁气滞，寒凝肝脉。治宜疏肝理气散寒。方以当归四逆汤合天台乌药散加减。

处方：当归20克，桂枝10克，白芍10克，细辛3克，通草5克，甘草6克，乌药30克，木香15克，青皮15克，川楝子15克，槟榔10克，川芎10克，羌活10克，瞿麦15克，萹蓄15克，升麻5克。水煎，4剂服7日，日3次。

二诊

2010年8月29日。患者自述用药后小腹不适缓解，但阴部紧缩感仍感明显，伴尿频、尿急，尿无力，尿等待，纳眠可，大便成形。结合舌脉，拟用半夏泻心汤合天台乌药散加减治之。

处方：法半夏15克，黄芩10克，黄连3克，干姜10克，党参10克，甘草6克，大枣10克，乌药30克，木香15克，青皮15克，川楝子15克，槟榔10克，瞿麦15克，萹蓄15克，琥珀20克，皂角刺20克。4剂，煎服法同前。

三诊

2010年9月6日。以上诸症缓解，但阴部紧缩感仍感明显。守上方加桂枝汤服4剂

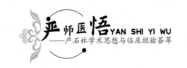
后，以上诸症缓解，患者诉服药后会阴部及腰部自觉有气上冲，服完药后半小时阴部紧缩感明显减轻，前方再进4剂后诸症消失。

按：前列腺炎是男科常见疾病，受尿频、尿急、尿痛的膀胱刺激征的影响，对患者的身心健康造成严重影响。由于受天气、职业、心理因素、饮食习惯、生活方式、教育程度的影响，其发病率差异较大。中医药治疗前列腺炎有其独特的优势，治疗效果明显。《灵枢·经筋》曰："足厥阴之筋，起于大指之上……上循阴股，结于阴器，络诸筋。其病足大指支，内踝之前痛，内辅痛，阴股痛，转筋，阴器不用。伤于内则不起，伤于寒则阴缩入，伤于热则纵挺不收……命曰季秋痹也。"本案患者以小腹坠胀、阴部紧缩感为主症，根据肝经循行路线，小腹及会阴部当属肝经，该患者为公务员，长期久坐，受工作影响，形成长期憋尿习惯，加之饮食不节，嗜食肥甘厚腻，工作压力大，长期熬夜，导致情志抑郁，肝气不舒，加之受寒，致寒凝肝脉。结合舌淡红，苔白腻，故辨证为肝郁气滞，寒凝肝脉。用当归四逆汤温经散寒，养血通脉，配天台乌药散加减疏肝理气，散寒止痛，使寒凝得散，气滞得疏，肝络调和，诸症缓解。《伤寒论》曰："下利腹胀满，身体疼痛者，先温其里，乃攻其表；温里宜四逆汤，攻表宜桂枝汤。"故用桂枝汤攻其表，调和营卫，助其气机通畅，诸症消失。

寒为阴邪，易伤阳气，其性凝滞收引。肝经循阴器，寒邪入于肝经，则使经脉气血运行受阻。若经脉气血阻滞不通则可见少腹胀痛，睾丸坠胀冷痛，精液清冷，舌滑苔白，脉沉弦或迟等寒凝肝脉之症。若寒邪伤阳，阳气不足，鼓动乏力，则可见性欲低下、阳痿、早泄等；若寒邪直中厥阴，肝脉拘急收引，则可见阳缩。

温肝法适用于寒凝肝脉的证候。男科中常见的子痈、疝气、阳缩等均有寒邪凝滞肝脉所致者。常用药物有吴茱萸、小茴香、桂枝、肉桂、花椒、细辛、乌药、香附、干姜等。代表方剂为暖肝煎、吴茱萸汤等。

严师认为，中医男科疾病虽多责之于肾，然五脏六腑的功能失调均可以引起男科疾病的发生。肝之经络与阴器密切相联，肝之生理功能和病理变化都直接影响着男性生理，肝气郁结、肝经湿热、寒凝肝脉为男科疾病的重要病机，疏肝理气、清肝利湿、暖肝散寒为男科常用治法，而柴胡疏肝散、逍遥散、龙胆泻肝汤、暖肝煎则为男科治肝之代表方剂。可见，证之于理论，验之于临床，治肝之法为男科重要治法，不容忽视。

（成都中医药大学附属医院　张培海整理）

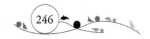

十九、性功能障碍

某男性患者，27 岁，公务员。

2009 年 4 月 8 日初诊。

病史：自诉 2 年前出现性欲下降，不欲房事，随后出现勃起不坚，射精潜伏期 1～2 分钟左右，未行任何治疗。

现症：素好烟酒，因性欲下降、勃起不坚前来就诊。现见勃起硬度差，性欲低下，尿频，尿急，纳眠可，大便偏软。舌质淡，苔腻，脉缓。

诊治：性功能障碍，证属肾虚夹湿，兼有血瘀。治以补肾活血，祛湿化痰，方以当归芍药散加八琥散加减。

处方：法半夏 30 克，厚朴 15 克，茯苓 15 克，苏叶 10 克，瞿麦 15 克，萹蓄 15 克，琥珀 20 克，仙茅根 15 克，淫羊藿 15 克，当归 15 克，白术 15 克，白芍 15 克，川芎 15 克，泽泻 15 克，甘草 6 克。水煎，4 剂服 7 日，日 3 次。

服药后，性欲及勃起硬度较前好转，守上方，加蜈蚣颗粒随中药冲服，增其活血通络之功。继服 14 剂后患者尿频基本消失，性生活质量明显提高。

按：阳痿是指阴茎持续不能达到或维持足够的勃起以进行满意的性生活，病程在 3 个月以上。阳痿是男科最常见性功能障碍之一，尽管其并不是一种危及生命的疾病，但与患者的生活质量、性伴侣关系、家庭稳定密切相关，更是许多躯体疾病的早期预警信号。中医早期文献称此病为"阴痿""筋痿"（《内经》），明代《慎斋遗书》中开始用"阳痿"这一病名并沿用至今。古代医学对此病进行了大量的论述，并积累了丰富的临床经验。

此病患者长期饮酒吸烟，痰湿停滞，脾失健运，湿热下注，便偏软；久聚成瘀，瘀阻下焦，血运不畅，故勃起不坚；久病及肾，肾虚失固，膀胱失约，则尿频，尿急。此病之关键在于痰湿瘀阻，脾肾两伤，故治当化痰祛湿，补肾活血。瞿麦、萹蓄利尿祛湿，使湿从下焦而出，当归、川芎、苏叶、厚朴活血行气，气行则血畅；淫羊藿、仙茅补肾壮阳。诸药合用，祛湿化痰去其标，补肾活血治其本，标本兼治，方能药到病除。

"阳痿"是临床常见病、多发病。多辨证为肾阳虚，一般治疗以补肾为主，但对不同疾病所致阳痿疗效不同，故提出了阳痿"同证异治"概念。严师认为该病的病位在肾，病性多虚、多寒，温补肾阳是治疗该病的大法。但临证中，不能因为都是肾阳虚证，就一味采用温补肾阳药物，如仙茅、淫羊藿、巴戟天、肉苁蓉等，而忽略原发病的病机，导

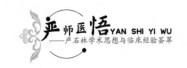

致临床疗效欠佳。所以临床诊治中，应在辨证的基础上，根据不同疾病，采用不同治法，即"同证异治"。针对致病的病因不同，则治法各异。功能性的患者，以赞育丹、金匮肾气丸等加减治疗。器质性病变的患者，以消渴病兼证"阳痿"为例，其发生系消渴日久、气血生化不足、肾虚精亏、宗筋失养、阳事不举。其根源责于肾虚，初起为阴虚燥热，阴损及阳，故处方应符合阴中求阳、阳中求阴的原则，选用药物应考虑补阴而不滋腻，温阳而不燥热，以右归丸加减。方中菟丝子、肉桂补阳，枸杞子养阴血，加黄精、山茱萸补肾养阴而不腻，但要注意补阳药物多燥热，易损伤阴津，加重消渴病病情。此外，很多原因都可以导致阳痿，如高血压、高血脂、神经系统病变、前列腺疾病、长期服用降压药及抗抑郁药物等。

总之，严师临证选择药物治疗某一"证"时，首先要进行辨病，在确定该病病机的基础上，根据不同"证"，选择不同的药物治疗。

（成都中医药大学附属医院　张培海整理）

二十、红绛舌主寒、痰、湿、瘀案各一则 [1]

红绛舌多主热证，或为实热，或为阴虚，同时也是温病热入营血的重要诊断依据。严师临床所见红绛舌亦有属于阳虚、寒湿、痰阻、血瘀等证者。

痰瘀互结（冠心病）

病例1：某女性患者，78岁。退休干部。

1988年3月11日初诊。

5年来胸前区胀闷疼痛反复发作，经中西医治疗，病情如故。近半年自觉口中干涩难忍，为此四处求治。已服养阴清热、滋补肝肾、活血化瘀等方药，但疗效不佳遂转来严师处求治。

刻诊：患者虽言口中干涩，但不思饮，舌质红绛偏暗，滑润有津，舌面少苔。伴见胸前区胀闷疼痛，胃脘痞满，食欲欠佳，睡眠不安。阵阵头昏，形体消瘦，精神较差。不畏寒，无潮热盗汗，二便自调。脉弦劲有力。有高血压病史，心电图提示，左束支传导阻滞，西医诊断为高血压心脏病。

---

[1] 严石林，李正华. 红绛舌主寒、痰、湿、瘀验案四则［J］. 成都中医学院学报，1991，14（1）：32-33.

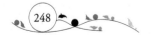

诊断：胸痹（痰瘀互结）。

治法：豁痰化瘀。选瓜蒌薤白导痰汤加减，方药如下。

半夏15克，茯苓15克，陈皮10克，枳壳10克，薤白10克，瓜蒌15克，郁金12克，丹参18克，川芎10克，赤芍15克，三七粉^{（冲服）}5克，炙甘草6克。

上方随证加减，服药40余剂后，口中爽快，已无干涩之感，舌质已不红绛，除时有胸痛外，余无不适。

寒凝血瘀（胃窦炎，十二指肠球部溃疡）

病例2：某男性患者，41岁，军人。

1988年7月14日初诊。

自述胃脘疼痛反复发作10余年。10余年来时感脘腹隐痛，饥时痛剧，得温痛减，但不喜揉按，经胃镜检查诊断为"胃窦炎，十二指肠球部溃疡"。数天前因食用生冷，而致病情复发。脘腹阵阵剧痛，每次持续数分钟至半小时不等。已服理中汤、半夏泻心汤之类未见明显好转，遂求治于严师。

刻诊：形体消瘦，体倦神疲，面色微黄，脘腹隐痛，不喜揉按，口干不欲饮。饮食尚可，不呕吐泛酸，二便正常。舌质红绛，苔少津润。

诊断：胃脘痛（寒凝血瘀）。

治法：温中散寒，活血化瘀。用小建中汤、良附丸、失笑散加减。

桂枝10克，白芍18克，党参24克，良姜10克，香附10克，五灵脂10克，生蒲黄10克，砂仁6克，甘草6克。

服药6剂，胃脘痛明显减轻，尚有轻度触压痛。前方去失笑散，加吴茱萸6克、当归12克、丹参15克，改丸剂，连续服用，3个月后复诊，胃脘时有不适，但疼痛消失，舌质正常。胃镜复查，12指肠溃疡已愈合，惟胃体尚有浅表性胃炎。

寒湿内停（慢性肾盂肾炎）

病例3：某女性患者，44岁。干部。

1987年12月6日初诊。

1年前患肾盂肾炎，经西药抗感染和服大剂清热利湿通淋中药后，尿频、尿急、尿

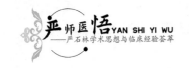

痛、尿血等症好转，尿常规亦正常。3个月前出现腰痛，并日渐加重。

刻诊：腰骶部酸胀隐痛，重坠不舒。平卧床上初觉痛减，久之疼痛如故，转侧困难。活动腰痛稍减，久坐或劳累后酸胀又明显。喜捶打揉按，口干苦，不欲饮水。自述服清热利湿药后，倍感困乏，腰痛有增无减。食欲欠佳，时有尿频。尿色微黄，但无灼热疼痛感，大便正常。月经30～40天一次，量少色暗红。形体胖，精神疲惫。舌质红绛，苔厚略黄，脉沉细弱。

诊断：腰痛（寒湿内停）。

治法：散寒除湿，用干姜苓术汤合四物汤加减。

干姜10克，茯苓15克，白术10克，肉桂10克，川芎10克，赤芍10克，当归12克，桃仁6克，红花6克，杜仲15克，独活15克，牛膝15克。

以此方加减治疗2月余，腰痛及其他症状明显好转，舌质亦恢复正常。

太阴虚寒（早期肝硬化）

病例4：某男性患者，35岁。医生。

1985年6月初诊。

右胁疼痛3年。患者于3年前患"无黄疸性肝炎"，曾服大量清热利湿、疏肝和胃、活血化瘀之剂未见明显疗效。近年来身体日渐消瘦，胁痛脘闷，前来严师处就诊。

刻诊：形体消瘦，神疲乏力，胃脘胀满，空腹尤甚。胁下不舒，心烦口苦，渴喜热饮，睡眠欠佳，食欲不振。大便稀溏，每日1～2次。舌质红绛，苔薄黄，脉弦细。据西医检查，肝在肋缘下3 cm，质中等硬度。肝功能亦有轻度异常。

诊断：胁痛，痞证（太阴虚寒）。

治法：温中健脾，用理中汤加减。用药如下：

党参30克，茯苓15克，白术10克，干姜10克，广藿香10克，白芍18克，丹参18克，甘草6克。

服此方20余剂诸症大减，未见任何不良反应。原方加入隔山撬15克、鸡血藤30克、土鳖10克，再服半年后自觉症状消失，舌质已不红绛。但肝功能检查无明显进步。其后回原籍上班，中断治疗，3年后死于肝昏迷。

按：病例1舌质红绛少苔，口中干涩，极易视为阴虚火旺。因其红绛而晦黯津润，

 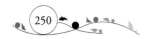

口干燥而不思饮，故诊为瘀血内停，津不上承。胸前区胀闷，脘痞脉弦为痰浊内阻，故诊断为痰瘀互结。

病例 2 寒象明显，关键在于舌质深红苔黄使人迷惑不解。根据病史漫长，误伤冷食，胃痛剧烈，恶冷喜温可诊断为寒凝阳郁，阴寒内盛；舌深红苔黄，但不乏津液，不可视为热象，乃是寒凝血瘀，气血不畅，郁积所致。

病例 3 因患肾盂肾炎服大剂清热利湿之剂，本病好转，寒凉过剂，变证丛生。腰酸重坠，舌质红绛为寒湿内停，气血阻滞之故。

病例 4 因症见舌绛苔黄，小便黄赤，口渴，均从湿热辨证，后经冉品珍教授指点，严师抓住脘腹胀满、大便溏稀的特点，诊断为太阴虚寒，服温中补虚之理中汤加减而获效，从中悟出此类红绛舌为服清利药太过，中阳受损，血行缓慢所致。

总之，红绛舌临床上多主热证是言其常，若舌上津润，颜色偏于晦黯者，应针对具体病症，结合病史，认真分析，不可概作热论。否则胶柱鼓瑟，必将延误诊治。

第六章 中医诊断学教研感悟

一、谈谈中医辨证体系的完整性

长期以来，人们一直认为中医没有一套完整的辨证体系，曾经提出许多创建新的辨证体系的设想。《中医诊断学》第五版教材总结前人不同的历史时期与疾病斗争的宝贵经验，提出八纲、病因、气血津液、脏腑、经络、六经、卫气营血、三焦等8种辨证方法[①]。由于未系统阐明相互之间的联系，每一种辨证方法都有不同的适用病证，常使人感到中医的辨证方法支离破碎、零星无序。用于临床，让人迷茫、不知所措。

通过无数前辈的不断努力，近年来的研究取得了长足的进展。表现在《中医诊断学》第六版教材[②]以后、包括新世纪一、二版[③④]，提出八纲，病性（六淫、阴阳虚损、气血、津液、情志），脏腑，其他辨证方法等4种。也有的演化为八纲，病性（六淫、阴阳虚损、气血、津液），病位（脏腑、六经、卫气营血、三焦）等3种[⑤]。朱文锋教授从证素的角度提出了崭新的辨证体系。认为证的要素，病位主要有心、肺、脾、肝、肾等，病性主要有气血阴阳虚、痰饮水湿、气滞血瘀等，总计53项。证素辨证揭示了辨证的普遍规律、实质与特点，为把握灵活复杂的辨证方法找到了执简驭繁的要领，这一新体系可涵盖以往诸种辨证方法的实质内容，可作为辨证的新方法、新体系[⑥]。

---

① 邓铁涛. 高等医药院校教材·中医诊断学［M］. 上海：上海科学技术出版社，1984.
② 朱文锋. 普通高等教育中医药类规划教材·中医诊断学［M］. 上海：上海科学技术出版社，1995.
③ 朱文锋. 新世纪全国中医药院校规划教材·中医诊断学［M］. 北京：中国中医药出版社，2002.
④ 朱文锋. 新世纪全国中医药院校规划教材·中医诊断学［M］. 北京：中国中医药出版社，2007.
⑤ 吴承玉. 全国普通高等教育中医药类精编教材·中医诊断学［M］. 上海：上海科学技术出版社，2006.
⑥ 朱文锋，张华敏. "证素"的基本特征［J］. 中国中医基础医学杂志，2005，11（1）：17.

这些新概念的提出，为创建完整的辨证体系立下了汗马功劳。尽管如此，上述观点仍然处于科学研究阶段，有待进一步完善。我们应从历史发展的角度，站在密切联系临床实践的立场，系统总结前人的研究成果，形成一套较为完整，又能有效指导临床实践，既符合传承，又有利于向现代方向发展的辨证体系。

　　总结多年来中医辨证体系的研究成果，除在归类划分上存在一定分歧外，具体的辨证方法和内容却没有多大差异。经过反复思考，严师认为，古往今来，无数著名的中医临床大师都是运用这些辨证方法有效地指导临床实践，收到了满意的疗效，说明其中已暗藏着一整套客观的辨证体系。第五版教材提炼总结出来的8种辨证方法已具备一整套辨证体系的雏形，只是缺乏一定的理论阐述。如果运用辨证思维原理，从逻辑学的角度对上述各种辨证方法重新进行梳理，8种辨证方法可归纳为"纲领证""基础证"和"常见证"3个层次。"常见证"中又可分为内伤杂病证（内伤证）、外感病证（外感证）2个方面，把过去看似杂乱无章的各种辨证方法串联起来，则可形成一套完整的中医辨证体系。

（一）"纲领证"

　　"纲领证"即八纲辨证。八纲中表里辨病位；寒热、虚实、阴阳辨病性，其中寒热是从阴阳盛衰的角度辨病性，虚实是从邪正盛衰的角度辨病性，阴阳是从疾病分类的角度辨别病性，这三者在诊病的过程中对指导立法、选方、遣药有十分重要的意义。权衡八纲在辨证中起到的主要作用，无非是辨病位和病性两大类，基本上包含了一个完整的证候诊断要素，也是辨证的最终目的。但是八纲辨证只适用于分析疾病共性，是宏观、笼统、抽象的辨证结论，还需要结合其他辨证方法进行深入细致的辨证，才能做出准确的诊断。由于八纲辨证具有提纲挈领的重要意义，所以八纲辨证在整个辨证体系中是纲领性的证候。

（二）"基础证"

　　"基础证"即病因、气血、津液辨证，或称为病性辨证。前者为第五版教材的提法，后者为第六版以后教材的共识。用病性来概括这类辨证方法，是立足于这些辨证方法所涉及的内容都是辨证的基本要素。这个观点毋庸置疑，特别是其中的气虚、血虚、阴虚、阳虚、气滞、血瘀、气陷、气逆、气闭、气脱、血寒、血热、痰饮、湿阻、水停，都是辨证中最常见的基础证候，内、外、妇、儿、骨伤、皮肤、针灸临床各科，无论内伤杂病还是外感疾病，都经常运用上述证候进行辨证以确定其病性。因此，这类证候属于辨证方

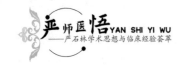

法中的"基础证"。用病性辨证来归纳这些辨证内容，表达是清楚的，概括也较为合理，在全国统编教材中已逐步接受这一观点。不过也有值得商榷之处。

1. 逻辑关系

从整个辨证体系的逻辑层面来看，八纲是辨证的总纲，是"纲领证"。病因、气血、津液、阴阳虚损等辨证是八纲辨证的进一步深化，属于下一个层次，如果用病性辨证来描述，难以与上一级相互包容，而用基础证来表达，逻辑层次更为清晰。

2. 概念属性

病性一词，具有广义属性，疾病、证候、症状均有病性。在辨证体系中八纲辨证寒、热、虚、实等已经用于辨别病性，再用病性来概括病因、气血、津液、阴阳虚损等辨证方法，容易造成概念的混淆。往往会引起疑问，病因、气血、津液、阴阳虚损等专辨病性，八纲所辨病性是指什么？

3. 涵盖内容

"病性"一词未必能全部概括病因、阴阳虚损、气血、津液、情志等辨证的内容。如气滞、气逆、气闭等证，是反映病机变化，寒、热、虚、实均可引起这类病机变化，很难判断其病性改变。此外，有的证候完全没有证候属性，如情志证候；有的证候性质模糊，如风淫证候表达何种病性；有的证候性质不清，如痰证、湿证，兼有寒热两种相反属性。故用病性一词来概括该类证候尚有不尽完善之处。如果用基础证来表达，不仅可以回避这类矛盾，还可提示这类证候十分重要，必须牢固掌握。

（三）"常见证"

"常见证"包括内伤证（脏腑辨证）和外感证（六经、卫气营血、三焦辨证）。是在各种疾病的辨证中运用最多的证型，而且是各种疾病的核心证。对于认识各种疾病的规律，指导临床辨证，具有普遍的指导意义。从逻辑的角度分析，是比"纲领证""基础证"更低的层面，是对疾病证候诊断的常见证型。

内伤证和外感证，是临床内外妇儿各种疾病最容易出现的证候，由无数古今医家结合大量临床实践，以异病同证的原理总结出来的最常见的证候。这样形成的证候概念，经过思维的概括、综合、归纳、抽象之后，仍然只能称为"理论证"。有人曾称之为"具体证"，如果用"具体证"的概念来描述，容易使人误解为可以针对临床某一具体患者而能直接施用的证候，造成概念和使用上的混淆，不如用"常见证"表达为好。

1. 内伤辨证

内伤辨证即脏腑辨证。有人称为具体证，或核心证。都是强调在整个辨证体系中运用最多的辨证方法。有人强调脏腑辨证是病位辨证，实际上是病位与病性的有机结合，形成完整的证候诊断。就目前总的医疗形势而言，虽然外感疾病很多，大多数人并不理解中医的治疗优势，而求治于西医，是因为错认为中医治疗对象大多为慢性疑难病证。因此，内伤杂病的治疗，脏腑辨证使用最多，是临床运用最多的常见证候。

2. 外感辨证

外感辨证即六经、卫气营血、三焦辨证。其中六经适用于伤寒一类病证辨证，卫气营血、三焦适用于温病辨证。传统中医总结了丰富治疗外感疾病的经验，形成了专门的辨证理论体系。当今，时令病的治疗，外感辨证运用很多，亦是最常见的证型。

用"纲领证""基础证""常见证"的分类方法，可将看似零星的各种辨证方法串联成一个有机整体，形成中医自身固有的、完整的辨证体系。无论面临何种疾病，从辨证程序上，按照先用"纲领证"辨明大的方向，次用"基础证"辨清基本性质，最后根据不同的病类，再用"常见证"判断具体的属性。有了这样逻辑思维程序，任何复杂的病证都可以逐渐得以辨清，临床辨证水平可不断提高。

二、中诊辨证内容授课模式探讨

授课模式是每位教师展示教学内容的重要手段，也是教学成败的关键所在。尽管中医诊断学[①]各种辨证方法在内容方面有一定差异，但是都从属于辨证这一共同目的，故可采用大体相同的授课模式。总结众多老师的教学经验，辨证章节的授课模式包含三个环节：首先是授课提纲，其次为授课重点，再之要注重分析方法。

（一）授课提纲

授课提纲是根据辨证部分的教学内容提出讲课纲领，辨证方法多种多样，各种辨证方法独具特色，但都是以证候特征为核心，均可以此提纲作为授课模式。

---

① 朱文锋．新世纪全国中医药院校规划教材·中医诊断学［M］．北京：中国中医药出版社，2007.

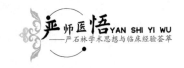

1. 证候概念

概念又称含义。每一个概念包含病因、病机、主要症状三个要素，有助于对该证候实质的理解和掌握。讲课时做一般性介绍。

2. 病因病机

病因病机又称成因。是阐述该证候为什么会引起这些临床表现，可以加深对该证候表现特征的理解和认识。有的老师像临床课讲授疾病那样，很重视这部分知识的讲解，对成因分析描述耗费时间太多，会影响教学进程。此处宜做粗略分析，不宜详讲。

3. 证候表现

证候表现又称临床表现。症状、体征是辨识证候、诊断证候的主要依据，也是教学的重点。有的证候在概念、病因病机的介绍方面很抽象或简略，脱离症状、体征的支持，很难得出证候诊断结论，故临床表现在诊断结论形成中具有关键性意义。

4. 证候分析

证候分析又称病机分析。症状、体征是病证的外在表现，一般情况下可以反映病证本质，有时也可能出现假象。故采用简单的症状类比，对号入座的方式形成诊断结论，不仅当患者症状、体征表现不全或不典型时有很大的难度，即使症状、体征具备，但以假象出现，诊断也难免不出错误。每一个症状、体征有多重病机[1]，只有通过病机分析的方式，才能排除假象，综合出该证候的本质。因此，辨识证候最核心的问题是审察证候病机[2]，病机分析是每个证候讲解的关键所在。有的老师放弃、回避或不重视证候分析，均不利于学生对证候的学习和掌握。

5. 审证要点

审证要点又称辨证要点、辨证依据、诊断要点。对证候的判断非常重要，是对证候表现的高度浓缩，归纳得好的审证要点便于记忆、掌握，教学中应有所强调。

6. 发展趋势

部分证候涉及中医发展趋势的内容，有利于学生从动态、发展的眼光来学习，可适当介绍。

---

① 赵金铎. 中医症状鉴别诊断学［M］. 北京：人民卫生出版社，1985：3.
② 刘家义，周大勇，王福庆. 论辨证论治首重病机［J］. 中国中医基础医学杂志，2007，13（11）：811.

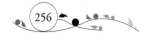

7. 常见证候

常见证候以八纲、气血津液等纲领证、基础证等部分证候可见，为今后学习临床各科打下基础，也可适当介绍。

8. 鉴别诊断

复杂证候、相似证候存在鉴别诊断，有助于学生加深理解，同时对临床疑难病证的鉴别诊断帮助很大，属于深层次的教学重点、难点，是老师课堂应该强调之处。

9. 病案分析

选择典型证候，进行适当的临床病案分析，既可提高学生综合运用能力，又能活跃课堂气氛，提高同学的学习兴趣，可灵活使用。

（二）授课重点

每一个证候的教学内容很多，在教学模式上不能平铺直叙，必须有主有次，突出重点。学习证候辨证是为临床运用，因此，从临床实用出发，在课堂教学中，每个证候的临床表现是最重要的讲解之处。

临床表现是证候诊断的客观标准，与临床诊断治病关系密切。对于这部分内容，必须熟记熟背，牢固掌握。不少老师要求学生死记硬背，以便于临床运用，这种要求无可非议。但是临床诊断，不可能完全对号入座，对于没有典型表现或"潜症"的患者不可能用类比的方法进行诊断。因此，学习证候诊断还要在理解的基础上灵活记忆。如何做到让学生永记难忘，又能灵活运用，是教学的难点。

有的老师上课时只把该证候表现念上 1 ~ 2 遍，不向学生做出任何解释或分析，草草了事，敷衍塞责，既不能帮助学生理解，又不能留下任何印象，照本宣科，贻害无穷。

有的老师主张把临床表现分为主症和次症介绍。这种方法就教学来看，条理清晰，有利于同学记忆、掌握。但存在的问题是，许多证候，主症、次症的确定，未经过临床调查，是靠经验或主观臆断推测而成，孰主孰次，很难划分。即使勉强划分，也不一定符合临床，不一定有利于学习、掌握。更重要的是倚赖主症加次症的诊断模式，有不少弊病，不利于临床辨证思维，故不提倡。

比较好的方法是将证候表现与证候分析有机结合，用分析病机的方式，在理解的基础上掌握证候的临床表现。

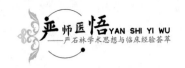
（三）分析方法

分析方法是强调在讲授证候临床表现时，不能停留于只简单介绍该证有哪些临床症状，应当重视对证候临床表现的分析方法。

首先，证候表现中的症状、体征，是构成和诊断证候的主要依据。当症状、体征以真象出现的时候，根据症状、体征做出的判断正确率较高，但任何症状、体征都可能表现不全，甚至会以假象出现，此时单纯依靠症状、体征很难做出正确诊断。也就是说，症状、体征有真有假，必须对症状、体征进行证候分析，才能去伪存真、认识证候本质。

其次，对证候表现出的症状、体征进行病机分析，把复杂的临床表现划成几个较小的症状团组，以病机分类为纲进行教学，既可让学生牢固记住教材中已规定的症状、体征，还可推导教材没有列出的可能发生的症状、体征，是一种理解基础上的记忆，能收到良好的教学效果。

下面介绍几种常用的证候病机分析方法。

1. 逐一分析法

对每一个症状、体征的病机逐一进行分析，如同教材内容的翻版，等于照本宣科，显得零碎杂乱，老师不愿讲，学生也难记。且千篇一律，令人乏味，课堂效果差。

2. 定位、定性讲解法

定位、定性讲解法适用于证候表现有定位、定性划分倾向者。此方法对症状、体征归类清晰，便于记忆掌握。不足之处，不利于对症状、体征的病机分析和推导。

3. 病机归纳法

病机为提纲，把证候的临床表现分为几组，既讲解临床证候表现，又用病机归类的方式进行证候分析，双管齐下，可获得满意的教学效果。

4. 举例说明

（1）八纲寒证：

①逐一分析法：阳气不足或外邪所伤，不能发挥其温煦形体的作用，故见形寒肢冷，蜷卧，面色㿠白；阴寒内盛，津液未伤，故口淡不渴；阳虚不能温化水液，以致痰、涎、涕、尿等分泌物、排泄物皆为澄澈清冷。寒邪伤脾，或脾阳久虚，则运化失司而见大便稀溏。阳虚不化，寒湿内生，则舌淡苔白而润滑。阳气虚弱，鼓动血脉运行之力不足，故脉迟；寒主收引，受寒则脉道收缩而拘急，故见紧脉。

②定位、定性讲解法：

冷：恶寒－畏寒－冷痛－喜暖－肢冷－脉紧。

稀：痰、涎、涕清稀－小便清长－大便稀溏。

淡：口淡－面色㿠白－舌淡－苔白。

润：苔润－口不渴。

静：脉迟－蜷卧。

③病机归纳法：

失于温煦：恶寒喜暖，肢冷蜷卧，冷痛，面色㿠白，舌质淡白。

津液未伤：口淡不渴，或渴喜热饮，痰、涎、涕清稀，小便清长，大便溏稀，舌苔白而润。

寒主收引：脉迟或紧。

（2）心气虚证：

①逐一分析法：心气不足，鼓动乏力，则心悸、怔忡；心居胸中，心气亏虚，胸中宗气运转无力，故胸闷气短；心神失养则神疲乏力；动则气耗，故活动劳累之后诸症加剧；汗为心液，心气虚则肌表不固，故自汗；气虚运血无力，气血不充，则面色淡白、舌淡苔白、脉弱。

②定位、定性讲解法：

定位症状－心悸怔忡。

定性症状－神疲乏力，面色淡白，自汗，动则尤甚（气虚证）。

舌脉－舌淡苔白，脉虚。

③病机归纳法：

鼓动无力－心悸怔忡。

宗气衰少－气短胸闷，自汗，动则尤甚。

气虚失养－神疲乏力。

血脉失充－面色淡白，舌淡，脉虚。

（3）肾阳虚证：

①逐一分析法：

腰膝酸冷、疼痛，畏冷肢凉，下肢尤甚——肾阳虚衰，温煦失职，不能温暖腰膝。

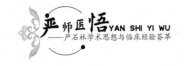

面色㿠白——阳虚不能温运气血上荣于面。

面色㿠黑——肾阳虚衰，阴寒内盛，气血运行不畅。

精神萎靡——阳虚温煦功能减弱，不能振奋精神。

头目晕眩——阳虚不能温运气血上养清窍。

性欲低下，男子阳痿、早泄、滑精、精冷；女子宫寒不孕——命门火衰，生殖功能减退。

久泄不止，完谷不化，五更泄泻——肾阳不足，火不暖土，脾失健运。

小便频数清长，夜尿频多——肾阳虚，气化失职，肾气不固。

舌淡苔白，脉沉细无力，尺脉尤甚——肾阳不足。

②病机归纳法：

阳失温煦：腰膝酸冷，下肢尤甚，畏寒肢冷，面色㿠白或㿠黑，头目眩晕，精神萎靡。

生殖减退：男子阳痿早泄，滑精精冷。女子宫寒不孕，性欲减退。

火不暖土：五更泄泻，久利不止，完谷不化。

气化不行：水肿，小便短少，或小便频数、清长，夜尿频多。

虚寒舌脉：舌淡、苔白。脉沉细无力，尺部尤甚。

综上所述，辨证方法是中医诊断教学的主要内容，严师根据多年的教学经验，从教学提纲、突出重点和注重分析三个方面对相关的教学模式进行了探讨，对该章节教学水平的提高有一定帮助。

三、病因及气血津液辨证教学重难疑点研究

病因及气血津液辨证是中医诊断学的重要教学内容，是对四诊获得的临床资料进行分析、处理，形成诊断结论的重要步骤。通过教学，如何使学生能够准确掌握、牢固记忆这部分辨证方法的内容，又能密切联系临床实践，使学生具备熟练的辨证技能，是从事中医诊断学的教师应当密切关注的问题。这里主要研究该部分的重点、难点、疑点，以提供教学参考。

（一）教学重点

病因、气血津液辨证内容很多，其中气虚证、血虚证、阴虚证、阳虚证、津亏证、亡

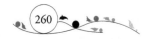

阳证、血瘀证、痰证、饮证、湿证、水停证，这些是辨证的基础证型，临床各科疾病的辨证中都要用其辨清证候性质，故应列入教学重点。

（二）教学难点

1. 阳虚所致"寒火"证

（1）"寒火"的概念：

"寒火"是指本质为寒，表面似火的证候。此证外表一派火热的症状，但本质只有一个，就是纯寒无热。"寒火"本质是阳虚，主要证候应为畏冷肢凉、口淡不渴、面色淡白、大便溏泄、小便清长、舌淡胖、脉沉迟无力等。然而，这只是阳虚证候的"一般"表现。其实，阳虚证候可见到不少热象。因为本质为寒，却表现出发热、面红、口渴、尿黄、便秘、舌红、苔黄、脉数等火热的症状，容易引起误诊，特称为"寒火"。

（2）实火的概念：

实火是指感受温热邪气，或其他邪气、病理产物停留郁而化火，或五志过极化火，或脏腑功能亢进，气有余则是火等原因所致的证候。实火是临床最常见的证候，凡口舌生疮溃烂，咽喉红肿疼痛、牙龈肿痛，面红目赤，鼻流浊涕，口苦口渴，舌红绛、苔黄燥，脉数、滑、洪等均属实火之候。实火表现为阳热亢盛，产热过多，激奋有余，是阳气绝对值超过正常水平，当用苦寒清热泻火药，除去偏盛。

（3）虚火的概念：

虚火有"阴虚火旺"和"阳虚火浮"之分。

"阴虚火旺"：多系热病伤阴，或汗、吐、下，或脏腑病证伤阴所致。病机为阴精亏损，阴不制阳，阳气偏旺，而致虚热内生。常见口燥咽干、五心烦热、潮热盗汗、颧红骨蒸、舌红少苔乏津、脉细数等症。当用养阴清热之法，除去相对亢盛之火。以上火证，虽然有虚实之别，但其性质终归属热。

"阳虚火浮"：是因为各种原因导致阳气损伤，形成阴盛于下（内），格阳于上（外），虚阳上扰（外）的证候。浮阳郁结之处，阳气相对有余，故表现出火热之象。此为假热，纯阴无阳，当用温阳散寒之法，宜用辛温燥热的药物治疗。"寒火"可见于虚火证，但绝非阴虚火旺，而是阳虚火浮。"寒火"不仅与使用养阴清热治疗的阴虚火旺证有别，也与既有真寒、又有真热，必须使用苦辛并用的方法治疗的寒热错杂证候有较大差异。

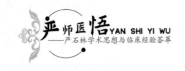

（4）"寒火"与"阴火"不同：

金元时期，李东垣提出"阴火"一词。由于含义不清，曾在二十世纪七十到八十年代中医期刊上展开很大的争论。不过从使用"甘温除热"的方法治疗来分析，大多数人仍认为"阴火"是气虚发热，与寒火证阳虚有寒的性质有着较大差异。

（5）"寒火"的存在：

疑难病证：在临床中，有的病证有多种致病因素，有的涉及多个脏腑，有的兼有多种病机，有的宿疾又加新病，致使证候性质复杂，本为寒证，却见热象的表现。

危重病证：疾病发展到阴盛至极的阶段，阴极似阳，以假象掩盖疾病本质，所谓真寒假热证。

（6）"寒火"的病机：

寒凝血郁。

（7）"寒火"的分类：

①脾阳虚衰：唇红肿痛，口干舌燥，口疮溃烂，吞酸吐酸，痰涕稠黄，吐血衄血。

②肾阳虚衰：身发大热，面红如妆，齿衄牙痛，咽喉疼痛，烦躁不宁，口中极臭，大便秘结，小便黄赤。舌红，苔黄，脉象滑数无力，脉大松散，脉实是浮取弹指，重按则乏力。

2.气虚证、血虚证、气血两虚证的鉴别诊断

（1）三证的临床表现：

①气虚证：气短声低，少气懒言，精神疲惫，体倦乏力，脉虚，舌质淡嫩，或有头晕目眩，自汗，动则诸症加重。

②血虚证：面色淡白或萎黄，眼睑、口唇、舌质、爪甲的颜色淡白，头晕，或见眼花、两目干涩、心悸，多梦，健忘，手足发麻，或妇女月经量少、色淡、延期甚或经闭，脉细无力等。

③气血两虚证：

气虚见症：气短声低，少气懒言，神疲乏力，自汗。

血虚见症：面色苍白或萎黄，头晕目眩，心悸失眠，舌淡而嫩，脉细弱。

（2）三证的鉴别诊断：

①气虚证与血虚证：

共同点：均有头目眩晕，面色淡白，舌淡，脉虚无力。

 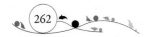

不同点：气虚以气短声低，少气懒言，神疲乏力，全身无力感为主。血虚以颜面、肌肤、眼睑、唇舌、爪甲色淡为主，伴心悸失眠。

典型的气虚证、血虚证不难区别，临床上可分别用独参汤、四物汤治疗。非典型的气虚证、血虚证有时难以截然区分。实际上气虚证也可见到面色淡白、唇舌色淡等血虚证的特点。从症状上来看，气虚证似乎只缺少心悸失眠的表现。但从病机分析，气虚不能充养心神，心神不得安宁，神不守舍，也可出现心悸失眠的症状。所以气虚证和血虚证在症状学方面很难做出分辨。另外在临床治疗上，补血方与补气方常兼用，最典型的当归补血汤是气血双补的处方。

②气虚证、气血两虚证的鉴别：

共同点：均有头目眩晕，面色淡白，舌淡，脉虚无力。

不同点：气虚以气短声低，少气懒言，神疲乏力，全身无力感为主。血虚的特征并不突出。气血两虚证既有气虚证身软乏力的特征，又有血虚证颜面、肌肤、眼睑、唇舌、爪甲色淡，心悸失眠的表现。

③血虚证、气血两虚证的鉴别：

共同点：头目眩晕，面色淡白，舌淡，脉虚无力。

不同点：血虚证以颜面、肌肤、眼睑、唇舌、爪甲色淡为主，不能出现少气懒言、倦怠乏力等气虚证的特征。气血两虚证则可见到气虚证与血虚证的特征。

3. 从成因分析血瘀证的临床表现

（1）离经之血：

①跌打外伤：外伤病史，皮下紫斑，肿块，刺痛，拒按，舌质紫暗，有瘀斑、瘀点，脉弦或细涩。

②血热妄行：身热夜甚，口不甚渴，甚或狂乱、神昏谵语，或咯血，吐血，尿血，衄血，出血色深红，或斑疹显露，舌绛，脉数疾。

③气不摄血：少气气短，倦怠乏力，面白无华，兼见吐血、便血、皮下瘀斑、崩漏等各种慢性出血，舌淡，脉细弱。

（2）血滞脉内：

①热壅血瘀：潮热，口渴，面赤，心烦失眠，躁扰不宁，或身体有固定部位疼痛，或体内包块，质硬，推之不移，或为疮痈，舌绛，脉滑数。

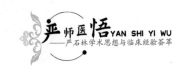

②寒凝血瘀：形寒肢冷，身体有固定部位冷痛，暴痛，遇寒加重，得温痛减，肤色紫暗，面色苍白或黧黑，舌淡或晦暗，脉紧或迟涩。

③气滞血瘀：性情急躁，胸胁胀满，或胸胁疼痛，胁下痞块，刺痛拒按。妇女可见经闭或痛经，经色紫暗，夹有血块，舌紫黯或见紫斑，脉涩。

④气虚血瘀：少气懒言，身倦乏力，面色淡白，胸胁或腹部刺痛，痛处不移，拒按，面色晦滞，舌淡黯或有紫斑，脉沉涩。

⑤阴虚血瘀：口干咽燥，五心烦热，潮热盗汗，颧红骨蒸，体内有包块质硬，疼痛拒按，舌紫无苔少津，脉细涩。

⑥血虚血瘀：面色淡白，唇睑色淡，体内包块质硬、压痛，或肢体麻木；或妇女痛经，闭经，经色紫暗、量少，有紫块，舌淡苔白，脉细涩。

⑦津亏血瘀：皮肤干枯无泽，口燥咽干，唇燥而裂，渴欲饮水，大便干结，小便短少，体内包块，刺痛，舌暗红少津，有瘀斑、瘀点，脉细数。

⑧湿热瘀阻：身热不扬，脘痞纳呆，口苦口腻，身体困倦，脘腹硬满、包块、疼痛、拒按，小便短黄、滞涩，便溏不爽，舌暗红或有瘀斑，苔黄腻，脉沉细滑或细涩。

⑨痰浊瘀阻：咳吐痰涎，色白量多，或形体肥胖，心胸闷痛、刺痛，面色紫暗，或皮下痰核、瘰疬、乳癖，舌暗红或有瘀斑，苔白腻，脉沉细涩。

⑩水停血瘀：水肿反复发作，时肿时消，全身或四肢水肿，下肢尤甚，皮肤瘀斑，腰部刺痛，或伴血尿，舌紫黯，苔白，脉沉细涩。

4.痰证、饮证的鉴别

共同点：有咳嗽、气喘、吐痰、脘痞不舒、头目眩晕等症。

不同点：

（1）概念：

痰证：指水液凝结，质地稠厚，停聚于脏腑组织经络之间的证候。

饮证：指水液凝结，质地清稀，停滞于脏腑组织经络之间的证候。

（2）发病特点：

痰证：可见于全身的任何部位，随着病位不同，症状表现复杂、怪异。

饮证：多见于胸腔、胃脘、腹部，病变部位相对集中，病性多属阳虚。

（3）症状差异：

痰证：以咳呕痰涎，神昏痰鸣，癫狂痴痫，肢麻不遂，瘰疬瘿瘤，痰核乳癖，喉中异物感，苔腻，脉滑为主要特点。

饮证：以吐清稀泡沫痰液，呕吐清水，水声漉漉，水肿，胸胁咳唾引痛，舌苔白滑，脉弦为主要特点。

5. 津亏、阴虚证的区别

共同点：均见口燥咽干、唇焦鼻燥、皮肤干枯、形体消瘦、小便短少、大便干结、舌红少津、脉细数等症。

不同点：

（1）概念：

津亏证：又称津液不足证。是单纯的津液亏损，失于滋润。

阴虚证：又称阴虚火旺证。不仅有阴虚失滋的病机，还有阴不制阳，虚热内生的表现。

（2）症状：

津亏证：只有各种口、鼻、咽、唇、皮肤津少失滋的干燥表现，不见热象。

阴虚证：不仅有各种干燥的症状，还可见到阴虚生内热引起的五心烦热、潮热盗汗、颧红骨蒸的虚热表现。

（3）关系：

阴虚可兼津亏，津亏不兼阴虚。

津亏以津伤为主，阴虚以虚热为主。

阴虚证可以包容津亏证的各种症状，津亏不见虚热表现。

（三）教学疑点

1. 病因辨证与病性辨证有别

病因、病性与病位、病势一般是针对疾病提出的概念，中医常引入到证候的辨识之中。

病因与病性的概念完全不同。病因是指疾病或病证发生的原始因素，如外感六淫、内伤七情、饮食劳倦等。

病性是指疾病或证候的性质。疾病的性质分类十分复杂，西医有从病程划分，如先天性、后天性，急性、慢性；有从病源划分，如细菌性、病毒性、真菌性；以病类划分，

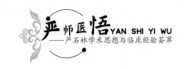

有代谢性、免疫性、营养缺乏性等不同提法。中医外感性、内伤性等都是提示疾病的本质属性。证候的属性，主要根据八纲属性、气血津液属性划分。

各种病因所致证候，也具有一定本质属性，如果从广义范畴而言归属于病性，又未尝不可。但与中医通常提到的阴阳气血、寒热虚实等基本属性有一定距离。病因辨证中六淫证候、七情证候毕竟使用范围狭窄，不具备共性特征，因此不宜列入病性辨证之中。

2. 亡阴证的临床表现

亡阴证是指体液大量耗损，阴液严重亏乏而欲竭所表现出的危重证候。

基本证候表现：以汗热味咸而黏、如珠如油，身热恶热，手足温，面赤颧红，虚烦躁扰，神志昏迷，皮肤皱瘪，口渴而喜冷饮，小便极少，呼吸急促，唇干舌红，脉虚数无力或细数疾。亡阴证可分为两大类：

（1）阴液大伤：

急性的大汗不止，大失血，大吐泻，或严重烧伤，或慢性病阴液亏损（脑血管病、糖尿病、恶性肿瘤、白血病、再生障碍性贫血）发展到阴液严重丢失。

证候表现：汗出而黏，手足温，口渴喜饮，身体干瘪，皮肤皱瘪，眼眶深陷，唇干齿燥，唇焦干燥，尿少尿闭，舌干红，苔薄而干，脉虚数无力或细数。

（2）热盛津伤：

外感温热疾病（如流行性出血热、流行性脑脊髓膜炎、流行性乙型脑炎、结核性脑膜炎、肺炎、心肌炎、化脓性胆管炎），内伤疾病热毒极盛（阳明腑实）等引起严重伤阴。

证候表现：身体灼热，汗热而黏，汗出如油，面赤颧红，肢温，气粗息高，口渴而喜冷饮，神昏谵妄，皮肤枯槁，唇红焦燥，舌红绛，脉细滑数疾而无力。

在引起亡阴亡阳的整个过程中，先出现亡阴，后出现亡阳。即亡阴是阴阳离决的前一阶段，亡阳是阴阳离决的最后阶段。由于阴阳互根，在阴津急骤丢失的开始阳气亦开始了散越，只不过前一阶段以阴津消亡为主要矛盾，尚未出现以阳气消亡为主的明显症状，因此称为"亡阴"。若未采取急救措施，阳气可因随阴津大量丢失而散越竭尽，患者则出现以阳气消亡为主要矛盾的症状，这时就称为"亡阳"。临床上二者可同时并存，出现阴阳双亡的证候。

附录一　严石林教授发表论文目录年编

本附录已列出严石林教授所发表全部论文的目录，故全书正文中涉及严石林教授署名论文内容，除特例外，均未再一一加注。其中＊为通讯作者。

2015 年（2 篇）

[1] YAN SHILIN.Depression aufgrund von Feuchtig-keitsakkumulation［J］.Naturheilpraxis, 2015, 7：40-42.

[2] 严石林，陶怡，王浩中，等.肾阳虚型高血压的病机及辨证治疗［J］.中华中医药杂志，2015，30（12）：4402-4403.

2014 年（5 篇）

[3] 于海艳，严石林＊.严石林教授辨治肾阳虚"寒火"证的病例探究［J］.中华中医药杂志，2014，29（5）：1509-1511.

[4] 崔珈铭，李炜弘，严石林，等.《金匮要略》竹叶汤证病机浅析［J］.云南中医学院学报，2014，37（1）：19-20.

[5] 王浩中，严石林，罗才贵.大骨节病常见证素分布状况分析［J］.时珍国医国药，2014，25（9）：2288-2289.

[6] 严石林，李炜弘，陶怡.对真寒假热证中"热象"的诊断意义评述［C］.世界中医药学会联合会中医诊断学专业委员会第一届学术年会论文集，2014：567-569.

[7] YAN SHI-LIN, TAO YI. Xiao Jian Zhong Tang (Minor Construct the Middle Decoction) : A Formula to Warm the Centre or Supplement Yin［J］? Journal of Chinese Medicine, 2014, 106：33-46.

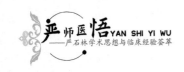

2013 年（6 篇）

［8］ 严石林，陶怡，曾跃琴，等.从辨证思维探讨中医证候量表存在的问题及对策［J］.中医杂志，2013，54（24）：2082-2084.

［9］ 于宏波，严石林*.严石林教授治疗脾胃病经验介绍［J］.新中医，2013，45（6）：187-188.

［10］ 于宏波，孙凤平，严石林，等.温阳活血法治疗早期糖尿病足肢冷症的理论初探［J］.辽宁中医杂志，2013，40（8）：1580-1581.

［11］ 沈宏春，罗永兵，王浩中，等.辨识畏寒与恶寒病机的关键是卫气［J］.南京中医药大学学报，2013，29（2）：109-110.

［12］ 沈宏春，王浩中，陶怡，等."同证异治"的源流与发展［J］.云南中医学院学报，2013，36（1）：22-25.

［13］ SHI-LIN YAN*，YI TAO.Contention on the "Ostensible Sign" in a Pathopattern of "Real-Cold-Pseudo-Heat"［J］.Journal of Acupuncture and Herbs，2013，1（2）：78-82.

2012 年（16 篇）

［14］ 严石林*，陈为，于宏波，等.同证异治的理论基础和意义探讨［J］.南京中医药大学学报，2012，28（6）：501-503.

［15］ 严石林，陶怡，王浩中，等.证候诊断标准研究存在问题的思考与对策［J］.成都中医药大学学报，2012，35（3）：6-8.

［16］ 严石林，沈宏春，王浩中，等.3 种疾病肾阳虚证"同证异治"的信号通路调控研究［J］.云南中医学院学报，2012，35（1）：5-9.

［17］ 严石林，于宏波，沈宏春，等.阳痿肾阳虚证转录组学特征研究［J］.成都中医药大学学报，2012，35（1）：5-8.

［18］ 严石林，沈宏春，王浩中，等.肾阳虚证的转录组特征研究［J］.华西医学，2012，27（4）：534-537.

［19］ 严石林，陶怡，汤朝晖，等.肾阳虚证细化分型证治研究［J］.云南中医学院学报，2012，

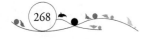

35（4）：1-3.

[20] 陶怡，王浩中，沈宏春，等.中医证候的临床运用表现形式探讨［J］.时珍国医国药，2012，23（12）：3081-3082.

[21] 雍小嘉，严石林，陈为，等.1262例病毒性肝炎患者临床症状的证素分布特征分析［J］.辽宁中医杂志，2012，39（1）：64-65.

[22] 沈宏春，罗永兵，王浩中，等.辨小便余沥不尽［J］.中医临床研究，2012，4（1）：95.

[23] 陶怡，邓瑞镇，王浩中，等.厚苔辨治方法探讨［J］.四川中医，2012，30（3）：22-23.

[24] 王浩中，严石林，罗建，等.大骨节病早、中、晚期舌象特点分析［J］.辽宁中医杂志，2012，39（3）：435-436.

[25] 张培海，于宏波，李俊涛，等.阳痿肾阳虚证同证异治浅析［J］.河南中医，2012，32（12）：1587.

[26] 李炜弘，曾跃琴，汤朝晖，等.少长壮老不同年龄段肾阳虚体质辨识差异的探讨［J］.时珍国医国药，2012，23（5）：1232-1233.

[27] 杨红亚，张天娥，鲁法庭，等."正常—脑瘫"脾肾两虚型双生子的基因表达谱研究［J］.时珍国医国药，2012，23（7）：1793-1795.

[28] 严石林，陶怡，陈为，等.真寒假热证的虚实病性及四种病机探讨［C］.全国第十三届中医诊断学术年会论文汇编，2012：259-261.

[29] 陈为，严石林.数据挖掘技术在中医证候研究中的应用［C］.全国第十三届中医诊断学术年会论文汇编，2012：179-182.

2011年（19篇）

[30] 严石林，雍小嘉，陈为，等.构建新的证素辨证设想［J］.中华中医药杂志，2011，26（12）：2782-2784.

[31] 严石林*，陶怡，邓瑞镇，等.从《伤寒论》探讨寒热错杂证候辨治［J］.中华中医药杂志，2011，26（10）：2202-2204.

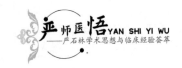

［32］ 严石林，沈宏春，王浩中，等.脾肾阳虚常见假热证辨析［J］.中国中医基础医学杂志，2011，17（9）：942-943.

［33］ 严石林，雍小嘉，陶怡，等.新的辨证"证素"症状判断指标研究［J］.成都中医药大学学报，2011，34（1）：1-4.

［34］ 严石林，陶怡，陈为，等.病因及气血津液辨证重难疑点研究［J］.云南中医学院学报，2011，34（2）：1-4.

［35］ 严石林*，陈为，于宏波，等.五官疾病中肾阳虚证的"同证异治"［J］.中医眼耳鼻喉杂志，2011，1（1）：41-42.

［36］ 严石林，沈宏春，王浩中，等.中医症状的辨证意义及辨识方法［J］.云南中医学院学报，2011，34（4）：1-3.

［37］ 陶怡，陈为，严石林*.四肢逆冷的病机研究［J］.四川中医，2011，29（5）：33-34.

［38］ 汤朝晖，李炜弘，陈为，等.从不同适用范围的证候描述看肾阳虚证的多重属性［J］.时珍国医国药，2011，22（5）：1220-1222.

［39］ 于宏波，张培海，邓瑞镇，等.漫谈阳痿肾阳虚证"同证异治"［J］.河南中医，2011，31（3）：292-293.

［40］ 沈宏春，邓瑞镇，王浩中，等.从妇科疾病探讨肾阳虚"同证异治"［J］.时珍国医国药，2011，22（1）：213-214.

［41］ 沈宏春，王浩中，邓瑞镇，等."寒热并用"治疗原理辨析［J］.辽宁中医杂志，2011，38（9）：1778-1779.

［42］ 于宏波，张培海，邓瑞镇，等.勃起功能障碍发病机制研究进展［J］.实用医学杂志，2011，27（3）：363-365.

［43］ 王浩中，严石林*，赵琼，等.从案例探讨阳虚型高血压的病机［J］.四川中医，2011，29（8）：31-32.

［44］ 邓瑞镇，许嗣立，王浩中，等.前列腺炎的辨治经验点滴［J］.四川中医，2011，29（4）：

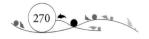

40-41.

［45］ 汤朝晖，陈宏标，李炜弘，等.老龄肾阳虚证候群流行病学调查与专家系统评定的比较研究
［J］.辽宁中医杂志，2011，38（4）：611-613.

［46］ 鲁法庭，张学娅，严石林，等.咳嗽之脾湿肺燥证中医辨治探讨［J］.辽宁中医杂志，2011，
38（10）：2004-2005.

［47］ 鲁法庭，杨梅，郑进，等.基于证机概念深入认识证相关理论［J］.辽宁中医杂志，2011，
38（9）：1763-1764.

［48］ 陶怡，王浩中，沈宏春，等."水极似火"论口干苦臭［J］.成都中医药大学学报，2011，
34（4）：1-2.

2010 年（35 篇）

［49］ 严石林*，于宏波，陈为，等.脏腑辨证细化分型探讨［J］.中华中医药杂志，2010，
25（6）：815-817.

［50］ 严石林*，于宏波，陈为，等.方证辨证临床运用评述［J］.中国实验方剂学杂志，2010，
16（11）：222-223.

［51］ 严石林*，陈为，赵琼，等.重新思考异病同治中证的内涵［J］.南京中医药大学学报，
2010，26（1）：7-9.

［52］ 严石林，许嗣立，沈宏春，等.从《中医内科学》探讨肾阳虚证"同证异治"的临床运用
［J］.时珍国医国药，2010，21（10）：2615-2616.

［53］ 严石林，陈为，于宏波，等.中医辨证与症状证候病机辨识［J］.成都中医药大学学报，
2010，33（4）：13-14.

［54］ 严石林，鲁法庭，于宏波，等.证候调查量表临床运用反馈问题分析探讨［J］.云南中医学
院学报，2010，33（5）：1-3.

［55］ 严石林，陈为，陶怡，等.试论中医独立完整的辨证方法体系［M］.中医药学传承创新与基
础理论研究.成都：四川科学技术出版社，2010：120-124.

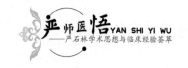

［56］严石林，于宏波，陈为，等.从《伤寒论》探讨"同证异治"［J］.四川中医，2010，28（8）：42-44.

［57］严石林，陈为，赵琼，等.从郑钦安《医法圆通》探讨肾阳虚真寒（假）热证的辨证规律［J］.中华中医药学刊，2010，28（1）：21-23.

［58］严石林.王叔和未病先防既病防变［J］.养生杂志，2010（6）：36.

［59］严石林，陈为，陶怡.姜桂附等温热药治疗口苦的临床体会［J］.中药与临床，2010，1（3）：44-45.

［60］赵琼，严石林*，陈为，等.论气阴两虚证发展源流［J］.中国中医基础医学杂志，2010，16（10）：853-854.

［61］赵琼，严石林*，李秀亮，等.小儿腹泻气阴两虚证理论初探［J］.新中医，2010，42（11）：5-6.

［62］王浩中，沈宏春，邓瑞镇，等.从方剂治法的分类论"同证异治"［J］.辽宁中医杂志，2010，37（10）：1913-1914.

［63］王浩中，沈宏春，邓瑞镇，等.肾阳虚证研究进展［J］.辽宁中医药大学学报，2010，12（7）：38-39.

［64］邓瑞镇，许嗣立，杨仁旭，等.老年人咳嗽的临床特点分析［J］.中国民族民间医药，2010，（10）：115-116.

［65］于宏波，陈为，赵琼，等.从《金匮要略》探讨"同证异治"［J］.浙江中医杂志，2010，45（8）：608-609.

［66］沈宏春，唐瑛，王浩中，等.论尺肤诊法［J］.南京中医药大学学报，2010，26（6）：404-406.

［67］李炜弘，严石林，汤朝晖，等.肾阳虚证辨证诊断标准的专家评价［J］.辽宁中医杂志，2010，37（7）：1194-1196.

［68］许嗣立，严石林，黄禹峰，等.从温病两方探讨感冒复杂证型的辨证论治［J］.四川中医，

2010，28（9）：28-29.

［69］赵琼，陈为，汤朝晖，等.水通道蛋白4与胃肠疾病［J］.辽宁中医药大学学报，2010，12（1）：36-38.

［70］鲁法庭，杨梅，严石林，等.关于在《中医诊断学》教学中培养医学生诊断逻辑思维能力的思考［J］.辽宁中医药大学学报，2010，12（5）：267-269.

［71］鲁法庭，张天娥，严石林，等.小儿脑性瘫痪中医证候规律研究思路［J］.辽宁中医杂志，2010，37（9）：1670-1671.

［72］严石林，陈为，于宏波，等.中医辨证与症状证候的病机辨识［C］.全国第十一次中医诊断学术年会论文集，2010：226-228.

［73］严石林，陈为，陶怡.病因气血津液辨证重难疑点研究［C］.全国第十一次中医诊断学术年会论文集，2010：405-408.

［74］陶怡，陈为，严石林 *.四肢逆冷的病机研究［C］.全国第十一次中医诊断学术年会论文集，2010：489-492.

［75］沈宏春，唐瑛，王浩中，等.论尺肤诊法［C］.全国第十一次中医诊断学术年会论文集，2010：200-203.

［76］王浩中，赵琼，李炜弘，等.生存质量量表评价温阳法对老年性肾阳虚型高血压疗效研究的必要性［C］.全国第十一次中医诊断学术年会论文集，2010：285-287.

［77］李炜弘，汤朝晖，黄禹峰，等.少、长、壮、老不同年龄段肾阳虚体质辨识差异的探讨［C］.全国第十一次中医诊断学术年会论文集，2010：228-231.

［78］陈为，严石林，陶怡.中医诊断学实验课教学探索与思考［C］.全国第十一次中医诊断学术年会论文集，2010：445-447.

［79］许嗣立，李炜弘，黄禹峰，等.阳虚生风刍议［C］.全国第十一次中医诊断学术年会论文集，2010：492-494.

［80］杨庆红，汤朝晖，杨文，等.基于历代文献症状描述的肾阳虚证候研究［J］.中医药信息，

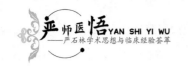

2010，27（6）：24-25.

［81］陶怡，陈为，严石林 *.多种方法结合开展《中医诊断学》教学的体会［J］.成都中医药大学学报（教育科学版），2010，（S1）：62-63.

［82］汤朝晖，高永翔，张新渝，等.关于中医新型师承教育模式的探讨［J］.成都中医药大学学报（教育科学版），2010（S1）：1-3.

［83］WEI WEI LIU，YONG XIANG GAO，LI PING ZHOU，et al. Observations on Copy Number Variations in a Kidney-yang Deficiency Syndrome Family. Evid Based Complement Alternat Med，2011：548358.

2009 年（21 篇）

［84］严石林，李炜弘，陈为，等.谈谈中医辨证体系的完整性［J］.中医教育，2009，28（2）：28-29.

［85］严石林，严梅，陈为，等.中诊辨证内容授课模式探讨［J］.成都中医药大学学报（教育科学版），2009，11（2）：24-25.

［86］严石林，于宏波，刘锋，等.诊病辨证的核心是辨识病机［J］.辽宁中医杂志，2009，36（7）：1090-1091.

［87］严石林，鲁法庭，陈为，等.肾阳虚真寒假热证鉴别方法探讨［J］.云南中医学院学报，2009，32（4）：4-6.

［88］严石林.寒热疑似证候的鉴别诊断.美中医学，2009，6（8）：34-38.

［89］严侢，严石林，陈为，等.从病位探讨脾虚气陷的辨证治疗［J］.陕西中医，2009，30（3）：383-384.

［90］于宏波，严石林 *，鲁法庭，等.论以病机为核心的中医辨证观［J］.辽宁中医杂志，2009，36（5）：720-721.

［91］WEI JUN DING，SHI LIN YAN，YING ZI ZENG，et al. Insufficient Activity of MAPK Pathway Is a Key Monitor of Kidney-Yang Deficiency Syndrome［J］. THE JOURNAL OF ALTERNATIVE AND COMPLEMENTARY MEDICINE，2009，15（6）：653-660.

［92］ DING WJ，ZENG YZ，LI WH，et al. Identification of Linkage Disequilibrium SNPs from a Kidney-Yang Deficiency Syndrome Pedigree［J］. Am J Chin Med，2009，37（3）：427-438.

［93］ DING WJ，YAN SL，ZENG YZ，et al. Insufficient activity of MAPK pathway is a key monitor of Kidney-Yang Deficiency Syndrome［J］. J Altern Complement Med，2009，15（6）：653-660.

［94］ 陈为，严石林. 对肾阳虚证诊断标准层次性的探讨［J］. 河南中医，2009，29（9）：868-869.

［95］ 陈为，严石林. 中医体质学说与"治未病"理论探析［J］. 亚太传统医药，2009，5（8）：161-162.

［96］ 陈为，严石林，赵琼，等. 从真寒、真热多属胃肠里证辨寒热真假［J］. 成都中医药大学学报，2009，32（3）：11-12.

［97］ 许嗣立，邓瑞镇，严石林. 口干口苦从脾脏虚寒论治初探［J］. 四川中医，2009，27（10）：26.

［98］ 严石林，陈为，赵琼，等. 方证辨证临床运用评述［C］. 中华中医药学会中医诊断学分会第十次学术研讨会论文集，2009：38-41.

［99］ 陈为，严石林，赵琼，等. 从肾阳虚证的基础证及细化分型探讨"同证异治"［C］. 中华中医药学会中医诊断学分会第十次学术研讨会论文集，2009：35-37.

［100］ 于宏波，严石林，汤朝晖，等. 历代文献肾阳虚证症状系列研究［C］. 中华中医药学会中医诊断学分会第十次学术研讨会论文集，2009：252-255.

［101］ 鲁法庭，严石林，赵琼，等. 78例脑瘫患儿证素提取及证候规律研究［C］. 中华中医药学会中医诊断学分会第十次学术研讨会论文集，2009：280-287.

［102］ 李炜弘，严石林，汤朝晖，等. 肾阳虚证辨证诊断标准的专家评价［C］. 中华中医药学会中医诊断学分会第十次学术研讨会论文集，2009：109-114.

［103］ 于宏波，张胜，陈为，等. 以病机为核心进行辨证的优势浅析［J］. 辽宁中医杂志，2009，36（11）：1883-1884.

［104］ 陈为，严石林，赵琼，等. 红舌主寒的病机及证治探讨［J］. 四川中医，2009，27（12）：37-38.

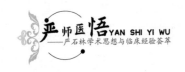

2008 年（12 篇）

［105］ 严石林，汤朝晖，鲁法庭，等.从"一证多方"探讨"同证异治［J］.中华中医药学刊，2008，26（7）：4831.

［106］ 严石林，汤朝晖，鲁法庭，等.从"火神派"观点探讨肾阳虚证的临床表现［J］.成都中医药大学学报，2008，31（4）：17-18.

［107］ 严石林，鲁法庭，陈为，等.重新思考"异病同治"中"证"的内涵［C］.中华中医药学会第九次中医诊断学术会议论文集，2008：12-15.

［108］ 汤朝晖，鲁法庭，严石林.从中医辨证论治的层次看"异病同证"和"同证异治"［J］.辽宁中医药大学学报，2008，10（1）：22-23.

［109］ 汤朝晖，李炜弘，严石林，等.老龄肾阳虚证的差异表达基因谱研究的意义探讨［J］.辽宁中医杂志，2008，35（2）：311-312.

［110］ 鲁法庭，刘家强，王米渠，等.中医基因组学的建立阐释［J］.辽宁中医杂志，2008，35（6）：835-836.

［111］ 杨梅，鲁法庭，严石林，等.从脏腑层次证候多重性及辨证层次性看脏腑辨证细化分型［J］.辽宁中医药大学学报，2008，10（9）：5-6.

［112］ 陈为，严石林，赵琼，等.小便黄赤非热证［J］.辽宁中医药大学学报，2008，10（10）：37-38.

［113］ 汤朝晖，李炜弘，严石林，等.肾阳虚证治发展的历史渊源初探［J］.辽宁中医药大学学报，2008，10（10）：35-36.

［114］ 鲁法庭，张学娅，严石林，等.小儿脑性瘫痪中医辨证分型研究现状及评析［C］.中华中医药学会第九次中医诊断学术会议论文集，2008：201-203.

［115］ 鲁法庭，张学娅，杨梅，等.试论现代自然科学背景下的中西医理论的结合与融合［J］.云南中医学院学报，2008，31（5）：53-56.

［116］ 陈为，严石林，赵琼，等.黄苔可主寒的证治探讨［J］.江苏中医药，2008，40（11）：49-50.

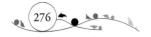

2007 年（10 篇）

［117］ 严石林，汤朝晖.从虚实辨证探讨肺病便秘治疗规律［J］.中华中医药学刊，2007，25（1）：17-18.

［118］ 严石林，鲁法庭，汤朝晖，等.“同证异治”的理论基础和意义探讨［C］.中华中医药学会中医诊断学分会 2007 年会论文集，2007：11-14.

［119］ 严石林，汤朝晖，鲁法庭，等.肾阳虚证“同证异治”细化分型研究［C］.四川省中医药学会学术交流会文集，2007：30-32.

［120］ 陈为，严石林.从中医体质学说浅谈痛风病的预防［C］.四川省中医药学会学术交流会文集，2007：38-40.

［121］ 鲁法庭，严石林，王学梅，等.声诊研究现状及开展中医咳嗽证型声诊客观化研究的设想［C］.中华中医药学会中医诊断学分会 2007 年会论文集，2007：80-82.

［122］ 鲁法庭，严石林，汤朝晖.同证异治研究现状［J］.江西中医药，2007，38（7）：79-80.

［123］ 许嗣立，严石林.小议痤疮从肝阳虚论治［J］.四川中医，2007，25（6）：27-28.

［124］ 严俨，严石林，汤朝晖，等.从肝辨析便秘［J］.江西中医药，2007，39（6）：13-15.

［125］ 鲁法庭，严石林，汤朝晖，等.试论脏腑辨证细化分型之必要性［J］.江西中医学院学报，2007，19（3）：21-22.

［126］ 丁维俊，王米渠，严石林，等.家族性肾阳虚证转录组研究：理论基础探讨［J］.中国中医基础医学杂志，2007，13（8）：565-567.

2006 年（18 篇）

［127］ 严石林，汤朝晖，王米渠，等.肝气郁结气郁生痰的病机辨识及辨证治疗［J］.现代中西医结合杂志，2006，15（14）：1862-1863.

［128］ 严石林，汤朝晖，王米渠，等.忧思抑郁引起大便秘结的病机探讨［J］.现代中西医结合杂志，2006，15（16）：2151-2152.

［129］ 严石林，汤朝晖.脏腑辨证细化分型初探［C］.中华中医药学会中医诊断学分会成立暨学

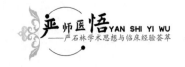

术研讨会论文集，2006：42-46.

［130］ 严石林，汤朝晖."阴证似阳"论"寒火"［J］.辽宁中医杂志，2006，33（11）：1396-1397.

［131］ 王米渠，严石林，陈聪，等.新加坡、成都及乐山中医门诊七情背景及事件的比较研究［J］.现代中西医结合杂志，2006，15（1）：1-2.

［132］ 王米渠，严石林，孙丽婷，等.慢性心理疾病的中医综合调治及临床观察［J］.现代中西医结合杂志，2006，15（5）：553-554.

［133］ 李炜弘，严石林，丁维俊，等.冠心病血瘀证家族史背景与疗效相关性初探［J］.四川医学，2006，27（11）：1106-1107.

［134］ 汤朝晖，严石林，严俨，等.阴虚血瘀的病机及临床辨证运用探讨［J］.中医药学刊，2006，24（11）：2080-2081.

［135］ 陈聪，刘明，严石林，等.孕妇七情背景及七情生活事件的研究［J］.现代中西医结合杂志，2006，15（3）：277-278.

［136］ 汤朝晖，张新渝，严石林，等."思伤"对青年女性月经期心理状态影响的2355例调查分析［J］.现代中西医结合杂志，2006，15（6）：691-692.

［137］ 汤朝晖，周志彬，严石林，等.论七情致病中"思所伤"的中心地位和作用［J］.现代中西医结合杂志，2006，15（15）：2005-2006.

［138］ 高锋，陆明，严石林，等.肾阳虚辨证因子的聚类分析探讨［J］.现代中西医结合杂志，2006，15（15）：2007-2009.

［139］ 袁世宏，王米渠，王天芳，等.聚类分析对肾虚症状的探索性研究［J］.北京中医药大学学报，2006，29（4）：254-257.

［140］ 师建梅，袁世宏，王米渠，等.肾虚证的流行病学研究［J］.山西中医学院学报，2006，17（3）：32-33.

［141］ 高锋，何文锦，陆明，等.肾阳虚证14例的辨证因子与证候诊断分析［J］.现代中西医结合杂志，2006，15（5）：555-556.

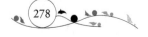

［142］　李炜弘，严石林，高泓，等．81项辨证因子归纳及其在糖尿病辨证中的应用［J］．中国中医药信息杂志，2006，13（11）：89-91.

［143］　王米渠，曾祥国，王冬梅，等．先天恐惧的肾虚鼠的神经内分泌研究［J］．现代中西医结合杂志，2006，15（22）：3027-3028.

［144］　陆明，丁维俊，严石林，等．中医肾阳虚量表的信度和效度研究［J］．辽宁中医杂志，2006，33（10）：1220-1222.

2005年（9篇）

［145］　严石林，陆明，丁维俊，等．温阳活血法对肾阳虚家系肢冷症的疗效分析［J］．四川中医，2005，23（1）：16-18.

［146］　严石林，林辰青，宋旭明．顽固性黄腻苔的病机及辨治探讨［J］．辽宁中医杂志，2005，32（11）：1118-1119.

［147］　严石林，徐惠成，林辰青．寒象主热证的辨治规律浅析［J］．中医药学刊，2005，23（5）：773-775.

［148］　严石林，林辰青，陈銮香．脾阳虚"寒火"的辨证治疗探讨［J］．中医药学刊，2005，23（9）：1555-1556.

［149］　徐慧成，严石林，林辰青．对脾气下陷证的病机及辨证治疗规律探讨［J］．四川中医，2005，23（4）：27-28.

［150］　潘玲，王米渠，严石林，等．祖孙三辈肾阳虚在家系中的特征分析［J］．中国中医基础医学杂志，2005，11（1）：52-54.

［151］　王米渠，薛嘉莲，王刚，等．"恐伤肾"基因心理学的前沿研究［J］．中国中医药现代远程教育，2005，3（1）：35-37.

［152］　王米渠，温万芬，严石林，等．谈蔬果的寒热营养保健［J］．现代中西医结合杂志，2005，14（10）：1255-1257.

［153］　陆明，严石林，丁维俊，等．家族性肾阳虚寒证与糖、蛋白、脂质代谢相关性探讨［J］．现代中西医结合杂志，2005，14（6）：701-702.

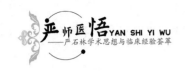

2004 年（11 篇）

［154］ 严石林 *，李炜弘，高峰，等.中晚期原发性支气管肺癌寒热病性倾向性的研究［J］.癌症进展，2004，2（2）：131-134.

［155］ 严石林，高锋，吴斌，等.肾阳虚证半定量化操作标准的研究［J］.现代中西医结合杂志，2004，13（6）：701-702.

［156］ 严石林，吴斌，高峰，等.肾阳虚"寒火"证的辨证规律研究［J］.现代中西医结合杂志，2004，13（19）：2519-2520.

［157］ 严石林.中焦"寒火"的辨证治疗［C］.2004年全国中医诊断学教学及学科建设研讨会论文汇编，2004：62-64.

［158］ 高锋，严石林，何文锦，等.肾虚头痛辨治举隅［J］.四川中医，2004，22（3）：50-51.

［159］ 吴斌，严石林，王米渠.浅谈系统性红斑狼疮的基本病机［J］.现代中西医结合杂志，2004，13（12）：1539-1540.

［160］ 吴斌，王米渠，严石林，等.从肾为先天之本论系统性红斑狼疮遗传素质［J］.现代中西医结合杂志，2004，13（3）：281-282.

［161］ 吴斌，王米渠，严石林，等.典型虚寒证的辨证统计分析［J］.现代中西医结合杂志，2004，13（5）：561-562.

［162］ 吴斌，高峰，严石林，等.肾阳虚证的辨证因子规律初探［J］.现代中西医结合杂志，2004，13（14）：1819-1820.

［163］ 高弘，严石林，王米渠，等.易理遗传因素的诊断与调理［J］.新加坡中医杂志，2004（18）：72-74.

［164］ 王米渠，吴斌，严石林，等.虚寒证的辨证统计分析［J］.福建中医学院学报，2004，14（1）：4-5.

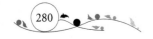

2003 年（16 篇）

［165］ 严石林，李炜弘，班秀芬，等．"气寒血凝"失血证治探讨［J］．中医药通报，2003，2（2）：69-71．

［166］ 严石林，李炜弘，郑丰勋，等．反饱作胀的辨证分型治疗辨析［J］．中医药学刊，2003，21（2）：185-186．

［167］ 李炜弘，严石林，王米渠，等．试用积分法进行寒证诊断及疗效判定［J］．中医药研究，2003，19（1）：260-261．

［168］ 王米渠，严石林，吴斌，等．虚寒证辨证因子等级量化标准的研究—分子中医研究系列报道（2）［J］．辽宁中医杂志，2003，30（4）：249-250．

［169］ 王米渠，严石林，吴斌，等．谈中医对肿瘤的分子生物学研究［J］．现代中西医结合杂志，2003，12（21）：2265-2266．

［170］ 王米渠，吴斌，严石林，等．脾胃的藏象系统分子生物学研究举略［J］．现代中西医结合杂志，2003，12（4）：337-338．

［171］ 王米渠，林乔，吴斌，等．论基因的阴阳属性［J］．现代中西医结合杂志，2003，12（6）：561-564．

［172］ 班秀芬，周志，严石林．衰老的辨证因子评判操作标准研究［J］．浙江中医杂志，2003（3）：118-119．

［173］ 郑丰勋，李炜弘，严石林，等．便秘从肺论治［J］．国医论坛，2003，18（2）：16-17．

［174］ 王米渠，吴斌，严石林，等．论虚寒证基因芯片及生物信息的高起点切入研究——分子中医研究系列报道（1）［J］．辽宁中医杂志，2003，30（3）：169-171．

［175］ 王米渠，冯韧，严石林，等．基因表达谱芯片与中医寒证的 7 类相关基因［J］．中医杂志，2003，44（4）：288-289．

［176］ 王米渠，吴斌，严石林，等．简论中医血三个方面的分子生物学研究进展［J］．现代中西医结合杂志，2003，12（19）：2033-2034．

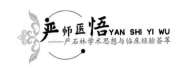

［177］ 丁维俊，王米渠，胥方元，等.一个典型虚寒证家族的体温及植物神经系数研究［J］.福建中医药，2003，34（2）：3-5.

［178］ 王米渠，林乔，吴斌，等.论"恐伤"心理的基因定势表达［J］.天津中医学院学报，2003，22（2）：13-15.

［179］ 王米渠，冯韧，严石林，等.5例寒证的宏观疗效及基因表达谱芯片分析研究［J］.浙江中医学院学报，2003，27（6）：60-63.

［180］ 王米渠，吴斌，冯韧，等.1个虚寒家系的调研报告［J］.现代中西医结合杂志，2003，12（22）：2385-2386.

2002 年（11 篇）

［181］ 严石林，李炜弘，王米渠，等.寒证辨证因子等级量化操作标准的研究［J］.中国中医药信息杂志，2002，9（8）：64-66.

［182］ 严石林，王米渠，吴斌，等.肾虚与补肾的基因研究态势分析［J］.中医药学刊，2002，20（5）：627-628.

［183］ 严石林，李正华.从心辨证治失眠［J］.成都中医药大学学报，2002，25（3）：59-61.

［184］ 严石林，李炜弘，王米渠，等.分子流行病学在中医药研究中的应用前瞻［J］.成都医药，2002，28（2）：70-71.

［185］ 王米渠，严石林，李炜弘，等.寒热性中药对 SD 大鼠的实验研究［J］.浙江中医学院学报，2002，26（6）：43-45.

［186］ 李炜弘，严石林，郑丰勋，等.便秘从肝论治［J］.成都医药，2002，28（6）：350-351.

［187］ 王米渠，吴斌，严石林，等.论中医遗传学的分科切入［J］.现代中西医结合杂志，2002，11（20）：1986-1988.

［188］ 王米渠，吴斌，袁世宏，等.气之作用的功能基因举例略论［J］.中医药研究，2002，18（5）：3-5.

［189］ 王米渠，吴斌，王刚，等.温肾补阳方的基因研究进展［J］.辽宁中医杂志，2002，

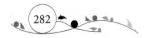

29（12）：702-704.

[190] 王米渠，吴斌，严石林，等.从分子生物学的角度探讨中医藏象学说的内涵［J］.广州中医药大学学报，2002，19（4）：314-315.

[191] 王米渠，林乔，吴斌，等.运气与寒暑的基因研究切入［J］.甘肃中医学院学报，2002，19（4）：4-6.

2001 年（4 篇）

[192] 严石林，张连文，王米渠，等.肾虚证辨证因子等级评判操作标准的研究［J］.成都中医药大学学报，2001，24（1）：56-59.

[193] YAN SHILIN.The discussion on pathomechanical changes of heart-spirit disease pattern from the vacuity detriment of heart［J］.Clinical Acupuncture and Oriental Medicine，2001，2（4）：199-205.

[194] YAN SHI LIN.Differentiation of cold and heat patterns：ambiguities in diagnosis［J］.Clinical Acupuncture and Oriental Medicine，2001，2（2）：102-110.

[195] 严石林，李正华，王米渠."寒火"辨析［J］.中医杂志，2001，42（增刊）：203-204.

2000 年（1 篇）

[196] 邢玫，孔德明，严石林，等.消渴病辨证分型和血浆内皮素关系探讨［J］.中国医药学报，2000，15（4）：27-30.

1999 年（1 篇）

[197] 严石林，严俨，钟思冰，等.精神病与内科病七情证候辨析研究［J］.成都中医药大学学报，1999，22（4）：19.

1998 年（4 篇）

[198] 严石林，李正华，漆明泉.论小便失调与肺失肃降的关系［J］.成都中医药大学学报，1998，21（3）：9-10.

[199] 李正华，严石林.心气亢盛的病机变化探析［J］.中医函授通讯，1998，17（5）：4-5.

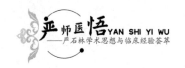

［200］ 王米渠，丁维俊，曾祥国，等.造模先天肾虚证对子代鼠睾丸病理形态初报［J］.浙江中医学院学报，1998，22（2）：33-34.

［201］ 王米渠，林乔，刘绍唐，等.先天肾虚证造模种鼠子代行为的遗传实验研究［J］.中医杂志，1998，39（9）：560-562.

1997 年（3 篇）

［202］ 严石林.中医诊断学问题解答［J］.四川自考，1997，（1）：43-48.

［203］ 严石林，李正华.从《金匮要略》探讨恶寒病机［J］.中国医药学报，1997，12（4）：10-11.

［204］ 王米渠，马向东，段光周，等."肾为先天之本"行为遗传中关于"恐伤肾"的表征［J］.中国中医基础医学杂志，1997，3（4）：23-25.

1996 年（2 篇）

［205］ 严石林.肾与膀胱病辨证述要［J］.四川自考，1996（1）：13-16.

［206］ 严石林.舌象辨识及临床意义［J］.四川自考，1996（3）：33-36.

1995 年（5 篇）

［207］ 严石林，邓勇.浅谈《中医基础理论》试题特点及解题方法［J］.四川中医，1995（12）：52-53.

［208］ 严石林，李正华.升肝举脾法治疗前后二阴慢性病证［J］.中国医药学报，1995，10（5）：39-40.

［209］ 严石林.试论肝脾气陷性痛证的辨证与治疗［J］.成都中医药大学学报，1995，18（4）：30-33.

［210］ 严石林.怎样学习《中医诊断学》［J］.四川自考，1995（1）：30-37.

［211］ 严石林.从病机发展探讨肝病的辨证［J］.四川自考，1995（3）：20-28.

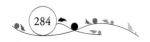

1994 年（5 篇）

［212］ 严石林.中医诊断学难点释疑（一）［J］.四川自考，1994（1）：51-56.

［213］ 严石林.中医诊断学难点释疑（二）［J］.四川自考，1994（3）：6-10.

［214］ 严石林.中医诊断学难点释疑（三）［J］.四川自考，1994（5）：42-46.

［215］ 严石林.中医诊断学难点释疑（四）［J］.四川自考，1994（7）：21-25.

［216］ 严石林.肝脾不调证候探微［M］.中国当代中医论坛.成都：四川科学技术出版社，1994：
123-126.

1993 年（4 篇）

［217］ 严石林.冉品珍调理脾胃治疗疑难杂病的经验［J］.四川中医，1993（1）：1-2.

［218］ 严石林，李正华.川南名医张君斗［J］.四川中医，1993（11）：1-2.

［219］ 严石林.八纲辨证重难点解析［J］.四川自考，1993（1）：14-17.

［220］ 严石林.辨证证候及鉴别诊断浅析［J］.四川自考，1993（3）：43-47.

1991 年（1 篇）

［221］ 严石林，李正华.红绛舌主寒、痰、湿、瘀验案四则［J］.成都中医学院学报，1991，
14（1）：32-33.

1989 年（1 篇）

［222］ 李正华，严石林.对耳压配合猪蹄脂餐排出假胆结石的初步调查［J］.成都中医学院学报，
1989，12（1）：23-24.

1988 年（4 篇）

［223］ 严石林，李正华.从脾胃升降论舌苔生成与变化原理［J］.云南中医杂志，1988，9（2）：
10-12.

［224］ 严石林."饥不欲食"辨析［J］.浙江中医学院学报，1988，12（4）：8-9.

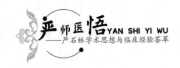

[225] 严石林.怎样学好《中医诊断学》[J].中医函授通讯,1988(5):34-35.

[226] 严石林.脉诊识要[J].四川自考,1988(7):29-31.

1985 年（1 篇）

[227] 李正华,严石林.运用《伤寒论》方治疗胃脘痛八法[J].陕西中医,1985,6(10):464-465.

1984 年（1 篇）

[228] 严石林.试论"肝脾气陷"[J].成都中医学院学报,1984(3):7-9.

附录二　严石林教授出版著作目录

1. 担任主编

［1］《肾病之病机》，美国标登出版社（Paradigm Publications），2011 年。

［2］《肺病之病机》，美国标登出版社（Paradigm Publications），2010 年。

［3］《脾病之病机》，美国标登出版社（Paradigm Publications），2009 年。

［4］《中医经典导读丛书·脉经》，四川科技出版社，2008 年。

［5］《肝病之病机》，美国标登出版社（Paradigm Publications），2007 年。

［6］《心病之病机》，美国标登出版社（Paradigm Publications），2005 年。

［7］《中华大典·医药卫生典·诊法总部》，巴蜀书社，2005 年。

［8］《中医诊断学解题指导》，成都科技大学出版社，1997 年。

［9］《中医基础理论考试大纲》，高等教育出版社，1997 年。

［10］《中医基础理论考试参考书》，中央广播电视大学出版社，1997 年。

2. 担任总编

［11］《高等教育自学考试中医专业辅导用书·解题指导》（11 册），成都科技大学出版社，1992 年。

3. 担任主审

［12］《中医四诊技能训练规范》，中国中医药出版社，2006 年。

4. 担任副主编

［13］《中医经典导读丛书·素问》，四川科技出版社，2008 年。

［14］《中医经典导读丛书·难经》，四川科技出版社，2008 年。

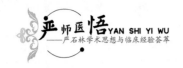

［15］《中医经典导读丛书·易经》，四川科技出版社，2008 年。

［16］《中华自然养生保健》，青海人民出版社，1997 年。

5. 担任编委

［17］《实用中医诊断学》，上海科学技术出版社，2013 年。

［18］中医药学高级丛书《中医诊断学》（第 2 版），人民卫生出版社，2011 年。

［19］《景岳全书译注》，黑龙江人民出版社，2008 年。

［20］新世纪（第二版）全国高等中医药院校规划教材《中医诊断学》，中国中医药出版社，2007 年。

［21］新世纪全国高等中医药院校创新教材《中医诊断学》（供中医药类专业研究生用），中国中医药出版社，2007 年。

［22］全国普通高等教育中医药类精编教材《中医诊断学》，上海科学技术出版社，2006 年。

［23］新世纪全国高等中医药院校规划教材《中医诊断学习题集》，中国中医药出版社，2003 年。

［24］新世纪全国高等中医药院校规划教材（七版）《中医诊断学》，中国中医药出版社，2002 年。

［25］高等中医药规划教材教与学参考丛书（六版）《中医基础理论》，中国中医药出版社，2002 年。

［26］高等医药院校协编教材《中医学基础》，上海科学技术文献出版社，2001 年。

［27］中医药学高级丛书《中医基础理论》，人民卫生出版社，2001 年。

［28］新版高等中医药类规划教材教与学参考丛书《中医基础理论》，中国中医药出版社，1999 年。

［29］《国际中医遗传学与中医心理学论丛》，新加坡医药卫生出版社，1998 年。

［30］《中国中医药年鉴》，中国中医药出版社，1998 年。

［31］1997 年全国各类成人高等学校专科起点本科班招生（非师范类）考试评析，中央广播电视大学出版社，1997 年。

［32］西南西北片区高等中医院校试用教材《中医诊断学》，贵州人民出版社，1988 年。

后 记

追忆恩师，星辉闪耀

严石林教授为吾恩师，身兼三任，为医则精研医理，悬壶济世，解万千苍生之疾苦；为学则潜心学术，著作等身，在中医诊断学界声名远播；为师则传道授业解惑，桃李满天下，为中医药之传承倾尽一己之力。《严师医悟——严石林学术思想与临床经验荟萃》由严石林教授夫人、中医内科专家李正华审阅，爱女严梅，学生鲁法庭与笔者等收集严老亲笔所撰或严老指导学生所撰的学术论文，整理编撰而成，文集归纳汇总了严老从事医疗、教学、科研工作50余年来，在中医诊断、临床辨证、疑难杂症诊疗、中医教学等方面的学术思想、临床经验和教学成果。

辨证论治是中医学的基本特色，也是中医诊断学的核心，在众多的医家流派中，严老主张摒弃流派之见，倡导以"病机为核心的中医诊断观"，出版了"五脏病机"系列专著，形成了以病机为核心辨证论治的学术思想。寒火之交错源于临床复杂疾病诊疗中的生寒与化热并存的复杂病机；辨证细化分型的核心是病机细化的差异；对精准临床辨证的不懈追求是中医个体精准化治疗最恰当的反应，但必须通过对病机本质的精准挖掘来实现；证候客观化标准的制定不乏争议，围绕病机这一核心设计的证候半定量化诊断量表为科研和临床提供了可资参照和肯定的标准；以病机统领的一组症状与体征的有机组合清晰地刻画了同质的证候样本，使证候的生物学基础研究成为可能；而在教学中，以病机为核心的辨证诊断观为培养学生中医思维打下了坚实的基础。以病机为核心的中医辨证诊断观不仅贯穿在严老的医疗、教学、科研工作中，在中医诊断学界也日益受到重视，并衍生了系列成果。

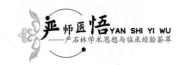

掩卷追忆恩师在医疗、教学、科研工作上的学术思想和专业论点，蓦然念及奥地利传记作家斯蒂芬·茨威格的名作《人类群星闪耀时》，严老在中医诊断学领域的学术贡献和学术成就也在中医学术的传承中闪耀着点点星辉。千百年来，正因为有着严老这样的医家学者，秉持着对生命健康的信仰与维护、对学术的追求与执着，中医学才在历史的长河中源远流长。

唯愿此文集与诸同道共飨，并弘扬光大以慰恩师。

李炜弘